临床护士
服务礼仪

LINCHUANG HUSHI FUWU LIYI

主编：邱玉梅 胡 军 杨佳澄 仲 秋

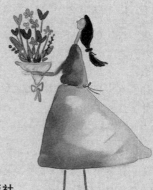

 甘肃科学技术出版社

（甘肃·兰州）

图书在版编目（CIP）数据

临床护士服务礼仪/邱玉梅等主编. -- 兰州：甘肃科学技术出版社,2016.5（2023.12重印）
ISBN 978-7-5424-2323-8

Ⅰ.①临… Ⅱ.①邱… Ⅲ.①护士－礼仪 Ⅳ.①R192.6

中国版本图书馆CIP数据核字（2016）第097458号

临床护士服务礼仪

邱玉梅　胡　军　杨佳澄　仲　秋　主编

责任编辑	陈学祥		
封面设计	黄　伟		

出　版　甘肃科学技术出版社
社　址　兰州市城关区曹家巷1号　730030
电　话　0931-2131572（编辑部）　0931-8773237（发行部）

发　行　甘肃科学技术出版社　　印　刷　三河市铭诚印务有限公司
开　本　880毫米×1230毫米　1/32　印　张　19.5　插　页　1　字　数　500千
版　次　2016年5月第1版
印　次　2023年12月第2次印刷
印　数　1001~2050
书　号　ISBN 978-7-5424-2323-8　　定　价　175.00元

前　言

　　通过开展护士服务礼仪知识学习、建立良好的护士服务礼仪规范,可增进护士与患者及医院其他工作人员的交流合作,有利于医护、护患关系的融洽,进而提高患者与其他工作人员对护士的满意度,加强合作,提高护理质量和工作效率。提升医院的整体形象和在公众的社会地位,护士礼仪在护理工作中占有非常重要地位,对改善医患关系,提高医院服务质量具有积极意义。

　　护士礼仪是建立在公共礼仪基础上的特殊礼仪,是一种职业礼仪,它是医院文化建设中不可缺少的重要组成部分,对提高护理服务质量起到积极的促进作用。近年来,随着护理模式从“以疾病为中心”向“以人为中心”的转变和优质护理服务的开展与实施,人们对护士角色的期待越来越高,不仅要求为病人提供优良的护理技术,还包括更为广泛的优质服务内涵。护士作为专业技术性服务人员,在为病人提供服务时更需要体现优雅的气质,特别是言谈、举止要符合当代社会对护士角色的要求。为了适应新形势下护理学发展的需要,根据护士临床工作的需要,组织编写了《临床护士服务礼仪》一书,希望广大护理工作者借鉴。

全书共两部分内容,第一部分4章15节,第二部分8章33节,主要内容包括护士职业礼仪规范、各部门护士日常工作服务规范、临床常用护理技术操作服务规范、护患沟通技巧等内容,其中副主编尹小莉撰写12万字;包宝、梁永敏、金转兰、方云霞、刘红伟、杨红云等报撰写6万字。

编者虽经反复修改,但由于水平和能力有限,书中难免有些疏漏和不妥之处,敬请有关专家和同仁们批评指正。

邝小梅

2015 年 11 月 30 日

目 录
CONTENTS

附　录

第一部分

护士临床服务规范

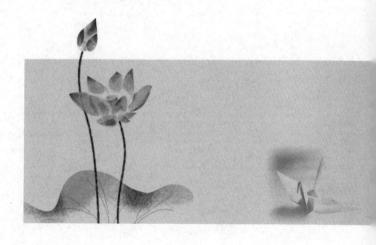

第一章 概 述

护士这一概念不同于护士职称序列中的护士，而是作为一门职业从业人员的统称。护士作为护士职业的从业人员，在医疗、预防、保健和康复工作中有着重要作用，1909年中华护士会正式成立。1914年第一届全国护士会议在上海召开，会议上首次将 nurse 完整的译为中文"护士"。"护"即保护、养育、爱护、乳母之意；"士"是指从事此职业的必须有专门的学问和科学知识。这一创译得到了大会的通过。从此，护士作为一个职业从业人员的统称一直沿用至今。1922年，国际护士大会在日内瓦召开，正式接纳中华护士会为第十一个成员国。

护理工作是医疗卫生工作的重要组成部分。护士工作是平凡而伟大的、高尚的职业，护理学科是一门既古老又年轻的学科。说他古老是因为自从有了人类就有了护理活动的萌芽；说他年轻是因为直到1960年，英国护士南丁格尔(1820—1910)在伦敦圣多马医院创建了第一所护士学校，护士在深度和广度上有了长足的进展，才使护理专业走向正规化。南丁格尔说过："护理工作的对象，不是冷冰冰的石块、木片和纸片，而是有血和生命的人。"护士工作的基本内容不仅仅是测量体温、铺床发药、消毒打针、备皮导尿，而且还应该有社会、心理的护理服务内容。

第一节　护士基本行为规范

一、仪表

基本要求:规范、整洁、职业化。

工作服整洁、无污渍、勤换洗,适体平直,有破损或脱纽扣的情况及时缝补。衬衣不露在工作服外,不卷裤挽袖,男士夏天不穿短裤上班,女士不穿拖鞋上班。正确佩戴服务标志牌(左上衣口袋)。上班时间女士不戴墨镜、太阳镜、手镯、戒指、有坠耳环,不留长甲,不染指甲,头发不披肩,化淡妆。男士头发整洁。

二、仪态

基本仪态应体现文雅、庄重、健康、大方得体。

1. 站姿

躯干:挺胸、收腹、紧臀、颈项挺直、头部端正、微收下颌。

面部:微笑、目视前方、面部肌肉放松。

四肢:两臂自然下垂,两手伸开,手指落在侧裤缝处或交叉轻放于小腹处,右手在左手上方。两腿绷直,脚间距与肩同宽,脚尖向外微分。

忌:抬头傲视、谑浪笑傲、身体颠晃、手卡着腰、轻佻或佝偻。

2.坐姿

上身端正挺直,两肩稍后展,女性还要两腿并拢后收。入座离座动作要轻,避免座椅倾倒震动或发出响声。双脚着地,两腿内收、两脚平行。

忌：身体扭曲、趴在桌上；双胳膊架在椅背上,跷二郎腿;脱鞋,将脚放在桌上或凳上。

3.行姿

上身保持正确的姿势,身体重心不偏不倚,两臂前后自然均匀摆动,女性前摆时还要肘微屈,不甩手臂,后摆时不甩手腕,昂首、挺胸、收小腹、步速略快,行走时步伐适中,女性宜小步,不宜大步流星或在走廊内奔跑,或脚拖着地行走,几人同行,不要大声嬉笑,或并排行走,以免影响患者通行,狭窄处主动为患者让道,不可抢行,走路时,不可哼歌曲、吹口哨或跺脚,走廊、楼梯等公共通道员工靠左而行,不宜在走廊中间大摇大摆,工作需要快步行走时,上半身保持平稳,两脚步幅不过大,频率不过高,舒展自如,略带轻盈。

第二节　护士职业行为规范

护士是作为一门职业从业人员的统称。护士是对患者生命的关爱、尊严的维护,是对人类自我的关怀,是人文精神的典型代表,护士工作必须由具备护士资格的人来承担,白衣天使是对这份职业最好的注解。

近年来,各级各类医疗机构不断加强管理,为进一步规范从业人员行为,提高其职业素质和服务水平,保证深化医改顺利进行,卫生部和国家中医药管理局印发了《医疗机构从业人员行为规范》,对医疗机构从业人员的行为规范作了明确规定和具体要求。其中护士行为规范内容如下:

第一条　不断更新知识,提高专业技术能力和综合素质,尊重、关心、爱护患者,保护患者的隐私,注重沟通,体现人文关怀,维护患者的健康权益。

第二条　严格落实各项规章制度，正确执行临床护理实践和护士技术规范，全面履行医学照顾、病情观察、协助诊疗、心理支持、健康教育和康复指导等护士职责，为患者提供安全优质的护理服务。

　　第三条　工作严谨、慎独、对职业行为负责。发现患者病情危急，应立即通知医师；在紧急情况下为抢救垂危患者生命，应及时实施必要的紧急救护。

　　第四条　严格执行医嘱，发现医嘱违反法律、法规、规章或者临床诊疗技术规范，应及时与医师沟通或按规定报告。

　　第五条　按照要求及时准确、完整规范书写病历，认真管理，不伪造、隐匿或违规涂改、销毁病历。

第二章　护士语言服务规范

　　语言是人类特有的交流工具，它是一切文章宣事达理、表情写意的工具和手段。在社会交往中，语言是信息的第一载体，离开了语言，任何深刻的思想、丰富的内容、精巧的结构、美丽的设想都无法体现出来。作为思维外壳的语言是人类文明的重要标志。

第一节　语言的基本形态

　　人类的语言按照表达方式的不同有三种基本形态：口语、态势语和书面语。

　　口语是通过语音来传递意义，是人类社会体态最广泛应用的工具；态势语是用表情、姿态、动作来传递意义，也叫体态语言，是作为口语的补充；书面语是用文字符号来传递意义，是文字记录的口头语言，是在口语的基础上发展起来的。

　　狭义的语言只是指交谈的口语和书写的书面语。广义的语言还包括态势语言、空间语言、物体语言等，因为它们既无法写出来又无法说出来,所以又称为非语言的语言。

第二节 语言在护理工作中的重要性

随着护理学的不断发展和整体护理模式的推进,语言在护理工作中的重要性越来越被人们所重视,一名护士如果不懂得如何正确运用语言将严重影响护理工作。

一、语言是护理工作中的重要工具

护士的服务对象是病人,护士与病人进行交流与沟通更是离不开语言。病人对护士的期待、要求、思想上的顾虑、疑惑等都要通过语言方式表达,护士在各项操作中又必须用良好的语言取得病人的理解、合作,并用美好的语言促进病人增强治疗的信心,以便病人得到心理上的满足,以利于身体上的早日康复。

例如:责任护士从她与新入院病人的相互认识到建立和谐信任的护患者关系,再到完成各项护理操作进行健康指导,有大量的工作是通过语言来完成的,如果护士只会机械地打针、输液,进行各项操作,又何谈护患沟通呢?而这其中应用最广泛的口语交谈,是有声语言,对于一些特殊病人如聋哑、气管切开、口腔疾患、不能说话者还应使用手势、表情、动作、文字等无声语言。还有医院的一些制度、规章、各种记录、交班报告、病历、处方等使用严谨、规范的书面语言。因此护士要做好工作就离不开语言的学习和修养。

二、护理工作中语言的双重功能

语言既可以治病,也可以致病,这是人人皆知的。古希腊著名医生希波克拉底曾说过:"医生有两种东西能治病,一是药物,二是语言。"护士也同样。护士工作的对象是人,人是有感觉、知觉、思维、情感心理活动的。护士的语言无疑会使病人产生心理反应,从而引起情绪上的变化。良好的语言能抚平病人心理上的创伤,带给病人幸福、温暖、信心和力量,而不适当的语言则会加重病情。正如人们常说的:"良言一句三冬暖,恶语伤人六月寒。"如果护士能针对病人的不同心理特点,通过谈话给病人以启发、开导、劝说、鼓励,用科学的道理解决病人的精神负担和顾虑,有时能收到药物起不到的效果。例如:一位老人身体消瘦、食欲不振、失眠,医生开了药,随口说了句:"年纪大了,总是这样,要想像年轻人那样吃得香睡得好怎么可能?你想开点,想吃什么就多吃点。"引起病人疑心,越想越以为自己得了不治之症。于是渐渐卧床不起,不思饮食,如此恶性循环,终于造成不良后果。如果病人真遇到这么一位说话随意的医生,不加重病情才怪呢?

三、掌握语言的艺术性是提高整体护理质量的保证

病人是来自四面八方、各行各业、各个层次的,他们把个人的素质和各种社会信息带到医院,同时也把医院的情况传播给社会,医院就如同社会的缩影,护士的语言不仅是自身思想情操、文化修养的反映,同时也反映出一个医院乃至一个国家、一个民族的精神面貌、社会风尚和道德水准。所以护士语言的艺术性是护士美好心灵的体现,对形成良好的社会环境都起着积极的推动作用。

在整体护理模式下,人是具有生物属性和社会属性的统一体,需要护士应用护理程序和语言技巧去了解病人各个方面——政治的、经济的、文化的、社会的、心理的等因素对身体的作用与影响,从而通过交谈、表情、态度和行为去劝说、影响、指导、暗示病人,建立健康的生活方式,恢复健康状态,以达到最佳健康水平。护士重视语言的学习是提高整体护理的有力保证。

四、语言是护士美的体现

护士美是人们在实施医学美的创造活动中,以维护和塑造人体美为目标的一系列护士审美行为、效果、评价等。

护士善良的心灵、美好的职业形象,精湛的护理技术,优美的语言、温馨的护理环境等都是护士美的种种体现。特别是护士的语言可以体现出护士对职业的真挚热爱,忠于职守;对病人关心体贴、高度负责;对同行的相互尊重,团结协作。如果护士步履轻盈,气质得体,举止大方让人想到白衣天使;如果护士声音甜润、语言坦诚,微笑常在,让人感到快乐,这不正是护士美的体现吗?它可以在潜移默化中美化人们的心灵,唤起人们对美好生活的追求。

第三节 护士规范性语言的要求

语言是人际交往的工具,不仅仅取决于我们说了什么,还取决于我们怎么去说,词汇的运用,语调的高低都决定着说话人投入情感的多少,护士与患者的交流,不仅仅是护理工作的需要,还是心灵的交汇与沟通。与健康人相比,患者对于医务人员的语言显得更加敏感,如果我们能合理地运用语言技巧,不仅会使患者感受到温暖、愉快,而且还有利于疾病的康复。同时,语言往往可以较全面地反映出一个人的知识水平、文化素养和精神风貌,无疑也是护士素质的外在表现,护士的整体形象有赖于全体护士用良好的语言来加以维护。

一、语言的规范性要求

1.语言规范性的要求

语言是丰富生动、千变万化的，但语言的使用必须遵守其基本的规范性。任何一种语言都是经过使用该种语言的人群约定俗成的。语言不规范就不可能为人们所接受，"语法"就是一种语言构词造句的规范。所以我们应该学好语法知识，遵循语法规范，运用高雅、规范的语言进行沟通交流。

2.语言准确性的要求

语言表达得清晰、准确才不致被人误解，特别是书面语言经过了浓缩加工，更要讲究准确、严谨、稳定，使语言突破时间和空间的限制，利于知识和信息的交流传播与储存。例如："下雨天留客天留人不留"这十个字根据表达运用的不同，可以理解为"下雨，天留客，天留人不留。"和"下雨天，留客天，留人不，留！"两种意义。

3.语言文明性的要求

语言也是一个人文化素养的体现。在语言交往中最忌讳粗话、脏话。无论在家庭、公共场合以及社会的其他场所，都有不同的语言修饰，并且应用要考究，切不可乱用，要时刻体现出文明、平等、真挚、坦诚之意。我国有"礼仪之邦"的美誉，待人接物中语言的文明性更是非常重要，讲究"文雅、和气、谦虚"。所谓文雅，即文明雅致，不脏不俗；所谓和气，即平等待人，口气和蔼热情，措辞委婉贴切，不用高声调、急促语言说话等；所谓谦虚，即尊重对方，诚恳待人，措辞朴实，注意使用尊称、敬辞、谦辞，不骄横、不强词夺理、不恶语伤人。

4.语言艺术性的要求

语言的艺术性是语言的最高要求，就是体现出语言的美和魅力,例如表达的简明,反应的机敏,语气的谦和和幽默等。这与人的文化知识修养、思维理解水平、应急应变素质、能言善辩的口才、驾驭语言文字的能力紧密相关。例如:日常生活中两个人见面了,你就不应该对一个矮胖的人直呼,"呀,你怎么又胖了?"而应礼貌地说:"几天没见,又发福了！"在临床工作中面对一位久病不愈的病人,如果你毫不介意地说:"这么久了还不出院这病真难缠"。说者无心,听者有意,如此生硬冰凉的话,无形增加了病人的心理负担。而相反地说:"你住院时间长了点,但病情慢慢被控制、好转,很快就可以出院了。病来如山倒,病去如抽丝嘛!"这样病人会感到特别温暖,从而减轻了心理负担。因此语言表达要有日常生活的修养,又要有较强的科学性、灵活性,从而体现出语言的艺术性。

5.语言发展性的要求

语言是伴随人类的进步产生的, 也是随着人类文明的进程不断发展的。一些字词原有的本意逐渐改变,一些字词又被赋予了新的含意和用法。从简单的符号到完整的语系,从五四运动时的"文言"与"白话"之争,再到今天改革开放,信息社会交流的日趋广泛,都使得新的词汇不断出现,新的用法不断涌出。如现在年轻人常说的 "帅呆了"、"酷毙了" 以及新出现的 "迪厅"、"网吧"、"VCD"、"VCR"等词都是社会进步对语言发展性要求的体现。

二、语言优质服务基本要求

语言选择:根据患者的语言习惯,医务人员应尽量采用相同的语言或方言与患者交流,让患者有一种亲切感、亲近感,有利于在诊疗过程中得到患者的配合与支持,同时也树立患者对医院的良好印象,提高患者对医院的满意度与信任度。

语速:语速适中,节奏感要强,对于老年患者和语言有障碍的患者,要更耐心的倾听,交流语速尽量缓慢。

音调:语音要轻柔,吐词要清楚,语调呈升调,让患者从语调中体会到你的热情。忌一句话前半部分清楚洪亮,后半部分声音模糊微弱。

第四节　常用护士规范语言

一、常用礼貌用语

1.常用交谈用语

问好类:欢迎、欢迎您、您早、早上(中午、晚上)好。

道歉类:请您稍候,请您等一下/让您久等了,对不起;实在对不起、抱歉、实在抱歉/请不要着急、慢慢说,有事我们尽力会为您解决。

接待类:请问,有什么需要帮忙吗?请坐、请到这边来/您哪里不舒服,我马上就过来/让您久等了。

道别类:不用客气,这是我应该做的;请您按时吃药,有疑问随时和我们联系;您某月某日需要复诊,到时候请您来找我;请您按时来复诊,慢走、再见! 祝您健康! 祝您早日康复!

特殊问候:如"新年好"、"节日快乐"、"生日快乐"。

2.常用的合理称呼用语

一般合理称呼:先生、女士、同志、师傅、老大爷、阿婆、老伯、阿姨、小朋友等。不要直呼患者的床号。

特殊合理称呼：首长、经理、主任、老师等。

第五节　态势语言的妙用

态势语言是交际艺术的重要组成部分，人与人交往不但要"听其言"，而且要"观其行"。所谓态势语言就是能够传达信息的面部表情、举止神态、手势和身体的姿态与动作，也称人体语言或动作语言。非言语信号是人们通过自身表情、眼神、手势、仪表和姿势等载体来传递信息和表达情感的一种形式。管理心理学的研究成果表明，人们之间的大部分情感和信息都是通过非言语信号交流。

一、目光接触

目光接触是态势语言沟通的主要信息通道。眼睛所表达的是一种无声的语言，它可以表达传递感情，显示个性特征。在与人沟通中，这无声的语言能加深语气，起到对有声语言推波助澜的作用，有时甚至超过有声语言所表达的感情深度。所谓"眉目传情"、"怒目而视"等等，都说明了眼睛在表达感情的强烈和所起到的特殊功效。一个护士要获得病人的尊重，应懂得传神的目光给人以魅力；宁静的目光给人以稳重；快乐的目光给人以青春的活力；诚挚的目光给人以信赖。与人交往不要以轻蔑和鄙视的目光看人，与人交谈时眼睛要注视着对方，不要东张西望，表现出心不在焉的样子。眼神要自然、温和、稳重，使患者感到亲切，可以信赖。

二、面部表情

人的面部表情是人内心的晴雨表,在传达信息方面起着重要的作用。在护理工作中,要尽量用好面部表情,使听者受到极大的感染,收到事半功倍的效果。

1.保持面部表情的基调,即端庄中有微笑,严肃中有柔和。

2.面部表情要有灵敏感,应当迅速、敏捷地反映出内心的情感。

3.面部表情要具有鲜明性,所表达的感情不仅要准确,而且要明朗化。

4.面部表情要有真情实感,要让对方从你的面部表情中看到你真实的内心世界。相反,装模作样、矫揉造作的表情会令人反感及厌恶。

5.面部表情要得体、有分寸,表情应恰如其分,与谈话内容协调一致。

面部表情除了有助于语言沟通之外,还应给对方一种美的享受。除了注意自己的面部表情外,护士还应注意病人的面部表情,从中寻找信息,了解病人的心理状态。

三、肢体接触

恰当的肢体接触会产生良好的效果,如握手、抚摸、拥抱等,在医院这种场合,只限于和儿童接触。而对于成年病人,可以采取拍背、翻身、变换体位、搀扶等有益的接触沟通方式。对于悲痛欲绝的人,我们用手拍拍他的肩膀,紧紧握住他的手,是一种理解安慰的表示,比语言更能显示其特殊的意义。

四、沉默的应用

沉默也是一种沟通方式，善于应用沉默有时可以收到比交谈更理想的效果。如何使沉默利于沟通呢？第一，在病人十分悲痛、孤独、悲观失望的情况下，护士尽可能地在病人身边多待一会，给病人以温暖和力量。第二，当病人烦躁，心情激动，怒气冲天，措辞强硬时，除了必要的提醒、制止外，最好的办法就是沉默。对病人的各种责问、不满，任其发泄，不做正面回答，这样很快使事情冷下来。相反，对答、解释、争辩会进一步激化情绪，加深矛盾。第三，某些难以回答或不能回答的问题，如隐私或需保密的问题，护士都可以用笑而不答的办法处理。有时沉默可给对方思考的时间，反而令人感到舒适和温暖。当对方有焦虑时，或对有些敏感的问题不愿答复时，若能保持一段时间的沉默，对方会感到你很能体谅他的心情，真心听取他的意见，自己也受到了尊重。

总之，要使你与病人的交谈取得圆满结果，使病人得到心理上的满足，护士应重视语言的学习和修养，掌握语言沟通艺术，才能收到预期效果。

第三章　各部门护士服务规范

第一节　导医台护士服务规范

一、导医护士服务规范

导医台是医院的服务窗口,也是医院的门面。导医护士是患者对医院的第一印象,其服务态度、言行举止、工作表现直接影响患者对医院的总体评价。

（一）基本要求

面带微笑,规范坐姿站姿,热情礼貌,接待患者时站立,耐心回答患者询问,正确引导患者到各科就诊。

随时观察门诊大厅及门口的人流动态,主动搀扶年老体弱患者,为行动不便的患者提供轮椅,协助挂号,必要时协助就诊、取药、检查等,勤动口勤动手,维持大厅门诊的良好秩序。

（二）护士服务规范

表 1-1

项　目	语　言	礼仪动作
患者进入门诊大厅	您好!（或您早、上午好、下午好、晚上好）	双手自然下垂交叉于小腹,表情自然,面带微笑
抢救病人（或家属）	(对家属)您不用难过,我们会尽最大的努力。	搀扶家属,轻拍肩背以示安慰

项　目	语　言	礼仪动作
急诊病人	有什么需要我帮忙吗？	轻快准确地协助患者拿药和行李
老年、行动不便患者	(合理称呼)，小心路滑，不用急，慢慢走。	上前搀扶，送到大门口或电梯口
门诊患者离开	慢走，再见！祝您早日康复。	面带微笑，友善
患者来办理住院	(合理称呼)住院部在后楼，办理入院手续在住院部二楼，您住院的科室在×楼层。	搀扶老年病人，帮助拿行李
出院病人离开	(合理称呼)祝您早日康复!您有什么疑问可与您的管床医生联系。我们医院有 24 小时服务热线，电话号码见您的出院小结。	搀扶老年病人，帮助拿行李
有闹事争吵的患者	(合理称呼)一切都会解决的。您冷静一下，我马上帮您联系。您在这儿坐一坐，喝点水，我马上帮您协调解决。	以柔克刚，以情动人，及时联系相关科室协调解决，忌在大厅内僵持不下

第二节　门诊护士服务规范

一、基本服务要求

(1)提前 30 分钟上班做诊前或治疗前准备，做好接诊、分诊、测量血压等工作。

(2)巡视候诊患者，维护秩序，全面掌握本科医师应诊时间，优先安排老、弱、残、高热、传染患者就诊，及时发现重、危、急患者并积极配合医生抢救。

(3)对需住院或留观的患者给予联系，视病情陪伴患者，用车床、轮椅护送患者办理入院手续，直至到病区。

(4)操作认真规范、关心体贴、扶助行动不便的患者,特殊部位的治疗注意遮挡。

(5)不推诿患者,做治疗不挂"停做"牌。

(6)不得关门离岗。

(7)遇情绪波动的患者,根据不同情况妥善处理、避免冲突,不能置之不理,冷漠对待。

(8)功能检查合理安排次序。患者较多时,做好解释安抚工作,避免患者烦躁争吵。

二、接待护士服务规范

表 1-2

项　目	语言沟通	行为礼仪
患者来就诊	(合理称呼)、请问您挂哪一位医生的号,请您去××诊室。	主动迎上问候,指明方向
患者东张西望,不知如何就诊	(合理称呼),您好!请问您看什么病?跟我来,我带您到医生那儿……让我告诉您本院的就诊次序……	微笑热情,领患者到诊室门口候诊椅上就座,并将病历放在医生桌上
接待询问患者时	(合理称呼),您好!(回答相应的询问问题)	主动热情的解答患者的疑问和指引患者要去的地方
患者挤满诊室时	请各位到外面稍候,医生会按顺序叫您的姓名	微笑示意,安排到诊室门外等候
需躺在床上做治疗	(合理称呼),您好!现在帮您做××治疗,请您脱鞋上床躺下,做治疗时有什么不舒服请告诉我,不要紧张,治疗过程中可能出现……(将可能的症状和感觉告诉患者,让患者有心理上的准备)。	扶患者上床躺好

项 目	语言沟通	行为礼仪
需脱衣(裤)治疗	(合理称呼),您好! 现在为您做×治疗,请解松衣(裤),您觉得冷吗? 很快就好请别紧张。	拉好屏风、窗帘,尽量少暴露患者
做完治疗后	(合理称呼),治疗做完了,您有什么感觉? 如果您需要继续治疗,请××时间再来,慢走。	扶患者下床,协助穿衣、穿鞋、微笑、点头、示意再见
手持各种检查单询问护士时	(合理称呼),您好! 我来一项一项教您怎么做。	热情耐心指导患者预约、交费、如何收集标本准备工作、注意事项(帮助患者将手中的化验单、处方分类)
在送入院的路上	(合理称呼),您有什么不舒服吗? (并对病人办理入院手续和对病人前往科室进行介绍)	观察病情,小心推车,注意保暖
送患者到病房后	(合理称呼),您就住在这个病区,这里的医生、护士会仔细给您检查治疗的,请放心,祝您早日康复。	协助过床并做好交接班
测量血压	(合理称呼),您好!我现在给您测血压,请坐好(或躺下),很快就好的,您的血压是××。	帮患者卷起衣袖,测定后帮患者拉好衣袖或盖好被子
测量体温	(合理称呼),您好! 您需要测体温,请坐(躺)好,体温计易碎,请您夹好,10分钟后我会来看结果的,请不要走开。	帮患者夹好体温计10分钟后取出体温计
患者对常规检查拒绝(如量体温)	你来医院最好全面检查,即使您自己感觉没有这方面的症状,排除一下不是更好吗? (可以赢得患者家属的配合,协助说服)	没有得到患者的理解支持前,不可强行执行,引起患者反感
病重需送入院	(合理称呼),您好!根据病情您需要住院治疗,现在我送您去办住院手续,需要通知您家属吗? (到病区后,向住院病人交代病情)	扶患者上轮椅或车床,协助办理住院手续送至病房(需要时打电话通知家属)

续表 1-2

项　　目	语言沟通	行为礼仪
指引入院患者	(合理称呼),您好! 根据您病情需要住院治疗, 在入院前请您带上 3000~5000 元或记账单一张, 连同病历、住院卡, 到入院处办入院手续	态度和蔼可亲, 指引入院位置
入院护士接待	(合理称呼),您好! 请问您是来办入院的吗? 让我为您测量体温、脉搏、呼吸、血压、体重	立即起立, 迎向前, 面带微笑, 接过患者入院卡和门诊病历, 或放置好行李。认真给患者测量生命体征,身高、体重
入院询问登记	(合理称呼),您好! 请问您有没有在我院住过院? 请告诉我您的住址和联系人方法, 您的行李可暂放在这里保管, 请您放心。请到对面出院处交押金,办完后我会送您到病区。多谢配合!	认真查找患者的住院号,详细询问登记有关内容, 指引患者到出院处
入院患者较多时	(合理称呼),您好,对不起!请您先坐在门外等候, 我们会尽快为您办理登记手续。请放心。	微笑,接过患者的门诊病历、入院卡。按顺序摆放桌面,尽快办理。(急重患者先办理)
送入院患者到电梯口(或病区)	(合理称呼),您好! 您住院在××科室、××楼层, 探病时间是××, 请注意保管好自己的财物,祝您早日康复。	关心体贴,搀扶患者,帮拿行李,详细做好入院介绍、病区位置、走向,送患者至电梯口(或病区)
功能检查预约时	(合理称呼),您好! 请让我看看您做什么检查, 请您按这张单上的时间和要求准时到这里(指门诊患者)。万一不能来检查,请您提早一天电话通知我们,我们科的电话是××,谢谢,慢走。	详细告诉患者检查日和检查前注意事项

项　目	语言沟通	行为礼仪
取功能检查报告时	(合理称呼),您好!请问您叫什么名字,何时做的检查?请等等,这是您的检查结果,请连同病历一起拿给开单的医生看,请慢走。	患者走过来时要点头示意,患者离开时要微笑道别。若患者向护士打听结果是否正常,如对于比较熟悉的项目应耐心解释,对于不熟悉的项目,应带患者去找医生
做喷喉(喷鼻)治疗时	(合理称呼),您好! 请您拿好吸管,将喷嘴含在嘴里(或对准鼻孔),将气雾吞下(或深呼吸)。喷喉(鼻)时间大约为 15 分钟,若有不适请告诉我,请放心。	指导患者配合治疗,如果患者前期没见过这种治疗,可为患者示范
做颈椎、腰椎牵引治疗时	(合理称呼),您好!请您坐在牵引椅上,请放心,现在给您做颈牵引治疗,时间是 20 分钟,若有不适请随时告诉我,不用紧张。	微笑安顿患者坐好,调节牵引重量和时间,观察患者情况
做妇科冲洗上药时	(合理称呼),您好! 请上×号床后脱下一侧裤腿,两腿分开。放松不要紧张,不会疼痛的,若感到不适可做深呼吸,很快就好了。谢谢配合。	冲洗干净,上药动作要轻柔,观察患者情况
做妇科灌肠治疗时	(合理称呼),您好! 请上×号床,请将裤子退至大腿,侧卧。灌肠后可能会有便意,可做深呼吸,请尽量忍耐,以利于药液经肠吸收。请隔天再来,慢走。	灌肠动作轻柔,灌肠液保持适当温度

三、门诊咨询服务护士服务规范

表 1-3

项　目	语　言	礼仪动作
患者向自己走来	(合理称呼),您好!请问贵姓?您做了哪些检查项目呢?请看看是否全部做完?	起身,微笑,为患者找化验单
如果患者说不出检验项目,前来找化验单	(合理称呼),您好! 请把病历给我看看好吗?您的验单已找到,请放好,看病时给医生参考,请慢走。	看了病历后即找化验单
如果病历有项目记录,而未找到化验单	对不起,请坐下,稍等候,我去检验科(中心实验室)查找,看是否有结果。	立即电话查询或亲自去查找
如已做了检验但丢了化验单	(合理称呼),您好!对不起,您的验单不见了,我陪您去检验科查底单,补发结果给您好吗?请随我来。	陪患者到检验科查底单,补发化验单,表示歉意
如检验结果尚未出报告时	(合理称呼),您好!对不起,此项检查是×科的,请到×科接诊处拿。×科在×楼,可乘电梯去,请慢走。	详细指引患者去拿化验单
外地来的患者取不到检验单时	(合理称呼),您好! 对不起,您的检验结果还未出,需要邮寄,请写好详细通讯地址,待检验有结果时,我会寄给您的,祝您一路平安。	拿出登记本让患者登记通讯地址,并进行核实:看邮编、地址是否详细、字迹是否清晰可辨
电话查询结果时	您好! 请问您叫什么名字,您的化验单已出结果,可随时来我处取/对不起,您的化验单暂时没有出结果,应该在×号会出结果,请到时再打电话或来取结果,再见。	查找化验单,若患者想知道结果,可简略地告之,建议来拿结果

项 目	语 言	礼仪动作
发放患者意见征询表	(合理称呼),您好,打搅您了,占用您一点时间 给我们的医务人员和医院提一点宝贵建议好吗? 谢谢!	发表给患者,及时收回
患者询问检验结果	①(合理称呼),您的化验结果正常,请放心。②(合理称呼),您的化验结果显示偏高(偏低),别担心,请到医生那儿, 根据临床具体分析再作治疗好吗?	微笑,语言诚恳,眼睛看着患者

四、接待投诉语言行为规范

表 1-4

项 目	语 言	礼仪动作
患者敲门进入说明来意	(合理称呼),欢迎您多为我院提出宝贵意见,您坐下来慢慢说,我来做记录。	给患者安排座位,倒水,并找出《患者投诉记录表》详细登记
当患者情绪激动时	(合理称呼),您不要着急,慢慢说,我给您倒水,您放心,我们医院特别重视患者的意见, 只要我们能够解决的,我将尽力为您解决。可先与患者聊一下无关紧要的事情,分散其注意力(如年龄、籍贯、和老年人谈子女、与年轻人谈小孩)平息其情绪。	行为同上,先平息患者的情绪,再就事论事的进行解决
当患者要求马上给予答复或赔偿时	(合理称呼),我们会以最快的速度联系相关科室人员调查,很快就会得出结论并给您答复。一定会拿出令您满意的处理意见。	诚恳真挚,以商量的口气征得患者的同意,让患者觉得合情合理
当患者提出投诉证据时	(合理称呼),您提供的这些资料对我们来讲很重要,我将这些材料复印一份后附于您的笔录材料的后面,供院长办公会讨论时参考。	示意患者稍等片刻,将材料复印

续表 1-4

项 目	语 言	礼仪动作
当患者要求见院长时	院长每天的工作非常多,每周专门抽出时间来处理患者的反馈意见,我会将您的情况详细反映,并给您一个满意的答复。	说服患者后将患者送至电梯口,确认患者离开后回办公室
当患者大吵大闹时	(合理称呼),您的心情我完全能理解,您不要激动,先喝点水,(如果无法平息患者的激动情绪,可上报有关负责人出面,一般换一个面孔患者也会给自己台阶)。如果我的答复不能让您满意,我会请医院的××来为您解释一下。	给患者倒水,示意患者坐下,同时与相关的人士联系
当患者在住院期间投诉抱怨时:①受条件制约,不能解决(如装修噪声);②能完全解决	(合理称呼),由于我们的服务不周给您带来不便,我们深表歉意,只要在我们能力和条件范内能办到的,我们尽力办到。①不能解决,一定要耐心向患者解释(门前装修让您晚上休息不好,×医生也反映过您的情况);②您的建议很好,感谢,我们会马上与有关部门联系,协助解决,欢迎您以后也能多为我院出谋划策。	立即与有关人员部门联系,给出解决的方案,让患者感受到医院严谨高效的的企业形象
当患者对收费有疑问时:①核对无误;②有误	(合理称呼),您好!您先坐一下,我马上打电话为您复核,(立即与计价处联系)……①您这几个项目的收费情况是×,总计×,如果您还是不太放心,我带您到计价处重新输单;②实在对不起,由于我们的工作疏忽,在某项计价上出现了漏洞,我们马上给您更正,谢谢您为我们提出宝贵意见。	如患者提出要求,带患者到相关科室或部门核实,并给予解决

第三节　急诊科护士服务规范

一、接诊护士服务规范

(1) 实行 24 小时值班制,每班提前 5 分钟接班。

(2) 负责急诊接诊、分诊工作,按本岗职责先为患者测量生命体征,并根据病情需要吸氧,输液,清创包扎止血等应急处理,然后再让家属挂号,如无家属陪同,则派护士协助。

(3) 按轻、重、缓、急安排就诊次序。

(4) 坚守岗位,如因故必须暂时离岗,向护士长或主任请假,待安排其他护士补位后方可离开,并及早返岗。

(5) 工作时间集中精神密切留意大厅及接诊台四周患者的来往情况,主动、热情接待每一位来诊或咨询的患者。

(6) 危重患者来诊必须在 5 分钟内做出处理,开放绿色通道,先抢救再交费取药。如有"急诊"检验(检查)及时追踪结果。

(7) 接到 120 电话认真做好各项登记工作,迅速通知有关人员出车,白天 3 分钟内出车;夜间 5 分钟内出车。

二、注射室、静脉输液室服务规范

(1) 早上 8 点准时开门接待患者,安置好座位。

(2) 优先处理危重紧急或特殊治疗的患者。

(3) 静脉穿刺力求一次成功,切忌进针后在皮下反复穿刺,如果穿刺失败,应向患者道歉,并总结失败原因,吸取教训。若第二次穿刺仍失败,应换另一护士,以免增加患者痛苦。

(4) 密切观察患者情况,发现病情变化及时处理。

（5）经常巡视,注意滴速局部有无肿胀,液体是否已输完等,时刻注意患者的呼叫,如工作很忙,一时不能应答,应向患者道歉。

（6）空闲时不得扎堆聊天、看书报、电视等。

（7）患者较多时,向主任或护士长报告,及时调配人力。对等候时间较长的患者,应反复道歉并抓紧时间处理。

（8）到了进餐时间,主动询问患者是否需要帮助买饭。

（9）输液患者去洗手间时,需要护工或护士护送。

（10）留观区参照病房要求。

三、急诊科护士语言行为服务规范

表1-5

项　目	语言沟通	礼仪动作
急诊患者来诊	(合理称呼),您好! 请问您那里不舒服?(按病情予以初步处理)请您随我来,我现在帮您测量血压(或测T.P.R等)请您稍等片刻,我马上叫医生来。	主动询问患者,和颜悦色语言亲切。给患者测量T.P.R、BP。根据病情需要给予输液、吸氧、清创、包扎等处理
白天院长代表暂离和夜间咨询患者	(合理称呼),您好! 有什么可以帮助您的吗?(按照患者咨询的内容详细答复)	护士要耐心热情的解释指引,对于一些较为复杂的问题可请示主任、护士长或值班医生
"120"专线电话响起	(合理称呼),您好! 某某医院。(按要求记录相关内容)我的工号是……我们马上出车,谢谢!	话语简短精练,放下电话,马上通知有关人员,尽快出车
患者需转住院部治疗	(合理称呼),您好! 根据您的病情我们已经为您联系好住院的床位。有什么事需要帮忙吗?例如通知您的家人、单位。现在,我将带您去办理入院手续,送您到病区。	视病情需要安排轮椅,车床护送,并酌情安排护士或护工护送,途中观察患者神态,到病区后,视患者情况做简短交接

项　目	语言沟通	礼仪动作
为患者做清洁灌肠	(合理称呼),您好!现在帮您灌肠。现在肛管已插入肛门,您有什么不舒服请告诉我;现在开始输入灌肠液了,如果您觉得有便意了,请张口呼吸,尽量憋着,很快就会完成的。好了,现在我已经拔出肛管了,请您尽可能忍耐 10 分钟后再排大便。谢谢您的配合。	关好治疗室门窗,备齐用物,另备便盆一个供患者急用,协助患者上治疗床,侧卧协助患者露肛门。动作轻柔,输入灌肠液过程中要密切观察患者反应,如患者憋不住,随即拔管让患者去排便
为患者做中段尿培养	(合理称呼),您好! 现在帮您取标本,首先,我帮您进行清洁,请您不要紧张,清洁完成了,请您先排一点小便,然后再往治疗碗内排一点小便……好了,标本取好了,您可以继续把剩下的小便排干净。	关好治疗室门窗,备齐用物,协助患者上治疗床,脱裤,向患者解释中段尿培养的目的、意义及具体做法,护士的动作迅速而轻柔,帮患者取好标本后立即穿好裤子并按要求送检
敷药、换药	(合理称呼),您好!现在帮您换药、敷药,请不要紧张,我会很小心的,如果有什么不舒服,请告诉我。	关好治疗室门窗,协助患者露出敷药部位,向患者解释,动作轻柔。换药后要向患者解释有关的注意事项
清创缝合	(合理称呼),您好! 现在帮您清洁伤口,请您不要紧张,冲洗伤口时会有一点不舒服,请忍耐一下,……伤口清洁好了,请您安静躺好。 (合理称呼),现在医生帮您缝合伤口,在伤口周围会注射麻醉药止痛,可能有点疼痛,请忍耐一下。如果您有什么不舒服,请告诉我们,我们会尽力为您解决问题的。	向患者做好解释工作,术中关心、体贴患者,密切观察病情变化,术后向患者交代有关事项,必要时,提供热水等服务

续表 1-5

项　目	语言沟通	礼仪动作
接待患者到观察室	(合理称呼),您好!根据医生的意见,您需要在观察室观察一段时间,等病情稳定后方可离开。如果您要通知家人或单位,我可以帮您打电话,您还有其他事情需要帮忙的,请告诉我,我们会尽力帮助您。现在我带您到病床。"这是××床,请您在床上休息一会,医生很快会来看您的。我叫××,您有什么需要请随时提出,我们一定尽量办到。如果我们工作忙,没有及时过来,请您按呼叫仪,我们会尽快来到病房"。	告诉患者卫生间的地点,向患者解释呼叫仪的使用方法,以及留观的有关规则
请家属交费	(合理称呼),您好!这是患者用药的处方和检查单,请您上×楼计价收费窗口交费,然后到药房取药。药取回来后,我会详细告诉您各种药的用量和用法。	耐心细致向患者家属解释:指引家属交费和中西药房取药(如果无家属陪同,可由护士或护工协助办理);如留观患者需在本院煎药,护士应填好煎药证,连同处方交给家属送往煎药房,如果无家属,则由护士或护工办理

第四节　病房护士服务规范

一、病房护士服务基本要求

1.患者入院到病区时应起立微笑,主动招呼并带患者到病床,如暂时没有床或床位未确定时,先安排患者坐下。

2.主管护士对新入院患者应做好自我介绍和入院宣教。住院期间做好心理护理和健康教育。

3.合理称呼患者使用礼貌用语不能直呼床号,入病房前先敲门。

4.听到呼叫铃声,马上接听并及时处理(响三声内接听)。

5.经常巡视病房,及时解决病房中的问题,满足患者(合理的)需求。

6.功能检查有人护送(重病护士送,轻病护工送),及时为空腹检查后可进食者提供热食。

7.住院期间,向患者发放爱心联系卡、节日卡、生日卡。

8.遇天气变化应提醒患者增减衣服,主动询问是否需要增减被褥。

9.患者进行空腹检查前,将其早餐由配餐员放置配餐室保温,待患者检查回来后将热早餐送至床边。

10.帮助有需要的患者热饭菜和中药。

11.新入院患者超过开餐时间,要为患者解决进餐问题。

12.按专科健康教育小册子,护士对每个住院患者的健康教育不少于3次,包括术前术后、检查前后注意事项,饮食、服药、功能锻炼、生活起居、心理护理、出院指导等。

13.对可能增加患者痛苦的操作,应操作前向患者说明,让患者有心理准备,操作时动作轻柔、熟练、准确,尽量减少患者痛苦,同时注意患者的反应,随时调节。操作不成功时向患者道歉,查找原因,切忌鲁莽操作。

14.对可能造成不安全的操作如输液滴空瓶、照射灯、激光治疗等,护士应多加巡视,尤其是中午时间。

15.操作护士应详细讲解控制滴速的重要性,尤其年老、体弱、重病、心肺功能较弱的、特殊用药者,必须交代清楚,使患者自觉配合。

16.为了不干扰患者休息,早上6:30后到病室操作,先入小房后入大房,先打招呼后操作(提前一晚给患者打招呼)尽量缩小干扰范围,减少噪声。

17.将出院患者服药的剂量、次数、服药时间写在带出院的药盒上,让患者明白服药方法。

18.晚上熄灯时帮患者盖好被子。

19.抽血及注射后由护士给患者按压针眼,不应把棉签交给患者自己按压。

20.如给行动不方便的患者进行注射或操作时,协助患者解系衣扣或裤带。

21.给新入院患者第一次发药或更换药物、新开药物时均应向患者说明药物作用及服法等(健康教育内容之一)。

22.抽血及各种功能检查完成后,告知患者大概出报告结果的时间。

23.及时转达患者对医院各部门及职工的意见或建议,并反馈给患者。

24.患者出院时,护士将出院带药送至患者床边,并再次向患者讲解用药注意事项,再次介绍爱心联系电话。患者离院时送至电梯口道别。

二、病房护士日常用语

1.病人对自己的病情有疑问:"您的病在进一步检查中,检查结果出来我会及时告诉您的。请您安心养病,不要想得太多。"

2.病人活动不便："您要到外面看看吗？我来扶您去走走。多呼吸些新鲜空气,身体会恢复得快些。您行动不方便,我可以用轮椅推您到外边去。您有什么不舒服,请及时告诉我。"

3.对有特殊习惯和少数民族病人："您在住院期间生活上有什么困难,饮食上有什么要求,请告诉我们,我们尽力协助解决。"

4.对没有按时服药病人："同志,您应当按时服药。否则影响疗效,我给您倒水,水温正合适,请您吃药吧。"

5.对外出未按时归来的病人："同志,您住院期间应当注意休息,这是疾病康复的需要,有什么事情我们可以帮您办理或转告您的家属办理。休息不好,对您的治疗和健康不利,希望您下次注意遵守医院规定。"

6.对不注意医院公共卫生的病人:

(1)"同志,请您协助我们保持病房的清洁卫生。"

(2)"请您把果皮、纸屑扔在纸篓里。"

(3)"请您不要随地吐痰,整洁的环境对我们大家都有好处,也是靠大家共同维护的。"

(4)"请您把您的物品放整齐,不需要的东西请暂时寄存起来或拿回家去。物品杂乱不仅影响病房卫生,而且容易拿错、丢失,请您下次一定放好。"

7、催促探视者离去："请原谅,探视时间结束了。请你们下次再来,病人身体还很虚弱,需要安静休息。我们会尽力照顾好病人,请大家放心回去吧。"

三、病房护士语言行为规范

表 1-6

项　　目	语言服务	礼仪动作
接待入院	(合理称呼),您好!您是来我科住院治疗的吧!我看看您的住院手续。请随我来,这是给您安排的床位。您先休息,医生很快会来给你检查的。	起立迎接患者,帮患者拿行李,扶患者入病房休息,介绍住院规则和环境,并作自我介绍
	暂时没有床位:(合理称呼),对不起,原患者刚出院,床铺还未消毒好,请坐下来休息一会,我们尽快铺好床。	搬凳扶助患者坐下,介绍住院规则和环境。
	患者未办入院手续已到病区时:(合理称呼),您好!您是来我科住院的吗?对不起,您还未办入院手续,我先给您安排床位(放好行李)带患者到出入院处办理入院手续,您有什么困难吗?是否需要帮忙?	查看入院卡是否属于住本院区,详细告知患者或家属如何办理入院手续
主管护士发爱心联系卡	(合理称呼),您好!我是您的主管护士××,这张卡是我院为方便您与我们联系而特制的,上面有科主任、主管医生、护士长、主管护士、护士的姓名和开诊时间,请您保存好,出院后可按这个时间回来复诊,平时有什么事可随时找我们。	将爱心卡交给患者,介绍卡 内内容,并做简短介绍
清早留取各种标本或治疗护士时	您好!昨晚休息好吗?感觉怎么样?在给你做××(操作)。	早上 6:30 病室操作,注意"四轻",先打招呼后操作
每天第一次见面	早上好!	微笑、点头
患者按呼叫仪	(合理称呼),您好!请问有什么需要帮忙?请稍候我马上就来(铃响三声以内接听)。	按患者需要马上去做

项　　目	语言服务	礼仪动作
给患者做治疗	(合理称呼),不好意思,现在占用您一点时间给您做××治疗;操作完成了,谢谢您。(操作前解释,操作中询问,操作后交代)	按操作规程执行。整理患者床铺,注意患者反应
配餐车到病房	(合理称呼),您好!现在是吃饭时间了,请让我帮您洗手,铺餐巾……饭菜合口味吗?请慢慢吃。	协助患者进餐,观察患者用膳情况,膳后整理台面
采血	(合理称呼),您好!现在帮您抽血,请不要紧张,一会就好了,从昨晚 8 点后至今有没有吃东西、饮水啊……抽完血了,谢谢。	轻轻帮患者卷起衣袖,整理床铺,盖好被。若患者已进食则不能抽血,向患者解释清楚。抽完血后用棉签压针眼 1~2 分钟
皮试	(合理称呼),您好! 现在帮您做××药的皮试,请问您曾经用过这种药吗?有没有药物过敏的史?吃过饭没有?注射后请您不要离开,20 分钟后,我来看皮试结果,如有不舒服,请随时通知我们。	同上
注射	(合理称呼),您好!现在帮您打针,请转过身去,把裤带解开,请不要紧张,不会很疼的。	进针拔针快,推药慢,注射后,帮助患者整理好床铺
输液	(合理称呼),您好!现在帮您输液,需要大小便吗?请不要移动注射部位,以免针头脱出或药物溢出;输液的滴数我已帮您调整好,请不要自行改变,若有什么不舒服或需要帮忙,请随时告诉我们。	将呼唤仪按钮放至患者手边,把注射肢体放至舒适位置
静脉留置针	(合理称呼),您好! 我现在给您用的是留置针,这个针的好处是可以保留 3~5 天,不用每天穿刺,可减少穿刺的痛苦,但是您要小心,不要弄湿,也不要碰撞,以免针头脱出。	按操作规程执行

续表 1-6

项　　目	语言服务	礼仪动作
静脉穿刺不成功	(合理称呼),对不起,穿刺不成功,增加了您的痛苦,实在对不起。……实在抱歉,血管不是太清楚,这一次穿刺还是没有成功,为了减轻您的痛苦,我将请××护士来为您穿刺。	按操作规程进行第二次穿刺,若第二次仍不成功,换有经验的护士来穿刺,如发现局部肿胀或出血应立即处理。不要因穿刺失败而显得慌张、急躁或不耐烦
发现患者自己调输液速度	(合理称呼),您好!我们已根据您的病情,调好滴速,如果调速太快(太慢)都会影响您的治疗,请您不要自己调速,多谢合作。	按规定重新调节滴速并根据患者情况有针对性的解释。
吸氧	(合理称呼),您好!现在的病情需要吸氧,请不要紧张,感觉怎么样?	按操作规程执行。嘱咐同病房患者和家属不要在病室内吸烟,注意观察病情
留大小便常规	(合理称呼),明天早上您需要留大小便检查,请按我所教的方法去做。我讲解的方法,您听明白了吗?	发留取标本容器瓶或盒,详细讲解留取方法,注意事项和放置地点,直至患者明白为止,如果是重患者,护士必须亲自做
发药	(合理称呼),您好!现在到吃药时间了,请您吃药,我帮您……(合理称呼),您好!这是××时候的药,请在餐后(或餐前)半小时服,现在请您服用,我会再过来看您的,谢谢!	教会患者如何服食片剂、水剂、粉剂、胶囊、喷剂等交代注意事项,倒好开水。必要时协助患者吃药
发现患者未按时吃药	(合理称呼),您好!您应在××时间吃药,还没吃是吗?现在我帮您倒水吃药好吗?为了取得治疗效果,最好按时服药,多谢合作!	倒水,拿药给患者,协助患者服药
测体温、脉搏、呼吸	(合理称呼),您好!现在帮您测体温,请夹好,我10分钟后来您的体温正常。	帮助患者夹紧体温计,10分钟后取出体温计,待患者穿好衣服后,整理床铺
若发热	(合理称呼),您有点发烧,觉得哪儿不舒服吗?我会报告医生处理的,请多喝些水。	帮患者倒开水

项　　目	语言服务	礼仪动作
测血压	(合理称呼),现在帮您测血压,请躺好(或坐好),很快就好。您的血压是××。	观察患者有关情况并立即报告医生
整理床铺	(合理称呼),您好!现在请让我帮您整理一下床铺,您会觉得舒服些。杂物多时:(合理称呼),您台面杂物多,为了使环境整洁,请您将物品放在规定的位置,多余的用物让家人带回去,好吗?	按操作规范整理。一边帮患者收拾,一边教会患者用品的定位放置
卫生宣教	(合理称呼),您好!病房内有氧气装置,为了大家的安全和健康,请勿在室内抽烟保持环境整洁,不要随地吐痰,丢杂物,请注意公共卫生。	做宣传时,可边介绍,边示范,增强患者的印象
做健康教育	(合理称呼),您好!我是您的主管护士××,现在请让我为您介绍一些有关您这种病的卫生、健康、饮食知识……这些也叫健康教育,您明白了吗?	详细介绍,通俗易懂。如情志活动、饮食、服药、康复锻炼,注意事项,预防知识等
帮患者翻身	(合理称呼),您现在躺的体位已有一段时间了,时间太久会影响血液循环,请让我帮您更换一下体位好吗?这样的体位您觉得舒服吗?	按规范操作帮助患者翻身
帮患者做口腔护理	(合理称呼),现在帮您清洁口腔、牙齿,使您感觉舒服些,我会很小心的,请……	按操作规范
劝探视者离院	(合理称呼),现在是患者休息时间,请您先回去,以免影响患者休息,欢迎您下次探病时间再来!	微笑、劝说
睡前护理	(合理称呼),现在是休息时间,请早点休息,晚安。	整理床铺,放好蚊帐,关闭电视和电灯
中午、晚上休息时间,患者或家属仍看电视	(合理称呼),您好!现在是患者休息时间,请您把电视关上,按时休息多谢合作!	关熄电视,帮患者盖好被子,关上电视、电灯,轻轻带上病房门

续表 1-6

项　目	语言服务	礼仪动作
影像检查	（合理称呼），明天上午您需要做××检查，请您不要离开，届时我们会派人送您去……（合理称呼）您现在到××科做检查，有没有什么不舒服？	对重患者一定要有医护人员护送；若因特殊情况暂不能检查，要向患者解释原因。在送检途中，向患者介绍该项检查的目的和意义
通知禁食	（合理称呼），明天您需要做××检查，为了检查的准确性，请您今晚 8 时后不要吃东西和饮水。	到患者床边解释，征得患者同意后再离开，不可站在门前或在走廊叫喊
手术前	（合理称呼），明天××医生为您做手术，您有什么疑问吗？请不要害怕，手术准备很仔细，像您这样的手术医生做过很多次，手术前会打麻醉药，手术时不会很痛，今晚早点睡。	详细介绍手术前注意事项，检查手术部位及其他准备工作交代准备工作，让患者做到心中有数
手术后	（合理称呼），您感觉怎么样？有无腹胀，有无肛门排气？有哪儿不舒服？有需要我帮忙的地方吗？	详细检查伤口渗出情况，引流管是否通畅及其他有关情况
术后患者诉疼痛	未带止痛盒:（合理称呼），您痛得厉害吗？麻醉过后伤口会有些痛，请忍耐一下。如果实在不能忍受，我们会为您注射止痛针的，但尽可能不要用，因打多了止痛针对身体不好，您认为怎么样？带止痛盒:（合理称呼），您痛得厉害吗？让我检查一下您带的止痛盒，对不起，止痛盒有点毛病，我会想办法解决的，请放心。	详细检查局部或肢体情况，放正确位置。仔细检查止痛盒有无故障，如有故障设法排除，若不能排除则请麻醉师来，直至解决问题为止
术后禁食	（合理称呼），您觉得肚子饿吗？现在您还不适合吃东西，我们会给您输液，可以保证营养，请您坚持一下。	讲解禁食的重要性，让患者明白其中的道理，主动配合，否则，患者只是口头上同意，而私下吃东西
术后三天内 T38.5℃以下	（合理称呼），您有点发烧，这可能是手术后的正常现象，一般三天后会好的，请不要紧张，我们会随时观察。	趁工作空闲时，到病房讲解手术后为什么会发烧，消除患者的紧张情绪

项　目	语言服务	礼仪动作
术后可以下床活动的患者	(合理称呼),要注意早期活动,在床上多翻身,然后下床活动,可防止并发症,有利于身体的康复。	详细介绍活动的好处,扶助或协助患者坐好、下床,注意让患者勿着凉
征求患者对服务质量的意见	你们好!住院的期间,有哪些地方觉得不太满意?我们哪方面的工作还需要进一步改进呢?多谢您的宝贵意见,我们一定会不断改进的,占用大家时间,非常感谢。	按工会程序做好宣传和了解患者意见
抢救患者时与家属交谈	(合理称呼),他(她)的病情较重,我们会尽力抢救。	凝重、镇定
安慰年老久病死者家庭	(合理称呼),请不要太难过,老人家年寿已高,你们作为家属已尽了应尽的责任,我们在治疗上已作了最大努力,请节哀顺变,好好保重身体。	安抚死者家属,扶助坐下,有需要时递纸巾,斟茶水
安抚目前尚无法治疗的死者家属	(合理称呼),不要太难过,他所患的病目前国内外尚无特殊疗法,我们都尽了最大努力,请不要过分悲痛。请节哀顺变,好好保重身体。	同上
安抚意外伤亡者的家属	(合理称呼),请不要太难过,想开一些,坚强一点。节哀顺变,保重身体。	同上
做血透时	(合理称呼),您好!请问您叫什么名字,现在给您做血透,需要 4 小时,现在您需要大小便吗?穿刺时有些痛,请您耐忍一下。请不要移动这侧手,以免针头脱出,若有什么不舒服或需要帮忙,请随时告诉我们谢谢。	协助患者躺下,语言温柔体贴,穿刺动作利索,摆好穿刺部位,血透期间随时观察患者,以免发生意外,如有病情变化应及时抢救
血透结束时	(合理称呼)您好!血透结束了,有什么不舒服吗?若有头晕呕吐是正常现象,请勿紧张,休息一会就会好的,这边的手(穿刺)回去请不要用力,要注意针口有无渗血,若有什么不舒服可来电询问或回院就诊,下次做血透是××时间,请慢走。	协助患者坐起(或过床),语言温柔、体贴,做好术后护士指导,针口拔针后按压 15 分钟

续表 1-6

项　　目	语言服务	礼仪动作
等候做血透患者	(合理称呼),您好!真对不起,由于暂时没有空床,请您稍休息一下,有什么不舒服吗?	安排患者坐下或躺好
接待探视者	(合理称呼),您好!请问找哪位?请等等,我马上帮您查查,××在××房,请往那边走(或)我带您去。若不在本病区:对不起,××不在我病区,待我帮您查问清楚。	主动协助查明患者所住的病区,并详细指引
接待参观客人	(迎)您好!欢迎指导!请多多指教。(送)客人走时:谢谢!慢走。	起立,微笑迎接,向客人介绍情况时语言诚恳谦虚,(送)客人,微笑服务。
通知出院	(合理称呼),您好!您的病情已经稳定(治愈),您可以出院了,请到出院处办出院手续,办完后告诉我们。	指引出院处位置
患者出示出院回条	您好!您的出院手续已办好,这是您的药和病历,请按医生的交代吃药,有需要时带上爱心卡回来复查。	作好出院卫生宣传、康复指导
发给住院费单	(合理称呼),您好!这是×天的住院费用单,请您看看看,如有疑问,欢迎您提出(您可到电脑查询处查询)。	每天主动向患者出示住院费单,让患者放心。发现有误应诚恳向患者道歉,并立即改正。
患者正在输液,又想去打电话时	(合理称呼),您好!您现在想去打电话吗?我和您一起去,我帮您拿输液瓶,手请放好,请慢慢走,小心!	协助患者下床,帮患者拿输液瓶,叮嘱患者小心,注意观察病情及补液情况
饭前协助患者洗手	(合理称呼),您好!很快就要吃饭了,请先洗手,好吗?	把盆、水端到患者床边,协助患者洗手并擦干
患者或家属在病房吸烟	(合理称呼),您好!为了您的病情能尽快恢复,请您不要吸烟,吸烟会对身体及疾病恢复不利;另外,病室内有氧气装置,为了您及大家的安全,还是请您不要吸烟,多谢合作!	耐心、细致解释,语言体贴、恰当

项 目	语言服务	礼仪动作
儿童的心理护理	儿童天性活泼好动,但到医院后可能会出现 恐惧、惊慌、消沉等精神表现,在护理过程中,应亲切安抚,态度和善,与小孩建立亲密的关系。	对于各年龄段特别需要心理护理的患者,护理人员根据患者年龄、心理状态、疾病类型,列出心理护理方案,作为护士交班的一项内容
无家属陪伴、精神面貌较差的老年人的护理	医务人员应开展心理治疗;为老人安排适当的娱乐活动或通过交谈;消除他们的心理顾虑;积极与老人的家属联系,指导家属给予老年人更多的关心,抚慰。	
送患者出院	(合理称呼),您好! 祝贺您康复出院,回家后按时服药,注意饮食调理,多休息,如有什么不舒服及时回来就诊。(电梯到了,请进电梯),慢走!	帮患者拿行李,扶患者,送患者到电梯口

第五节 手术室护士服务规范

一、基本要求

1.手术前一天到病房与手术患者交流,指导术中配合,消除紧张情绪。

2.手术日负责到病区接手术患者入手术室,按手术需要摆好体位,并做好手术部位核查工作,注意保暖。

3.手术时态度严肃,不讲与手术无关的事。

4.术中患者诉痛,应耐心安抚解释,不能简单地说:"手术肯定有痛的! "

5.术后协助患者穿好衣裤,并护送之 ICU 或病房,做好交接记录。

6. 急诊手术患者,不能因手术前准备工作未做好,而把患者推出手术室,应抓紧时间在手术室内继续完成术前准备。

二、手术室护士语言行为规范

表1-7

项 目		语言服务	礼仪动作
手术前一天	到病区了解患者	(合理称呼),您好!我是手术室护士×××,明天您要做××手术,我是配合做手术的护士,这种手术我们做得比较多,而且都很成功,请您不要担心。为了保证手术过程的顺利,你需要练习这个体位(示范手术体位),术前准备病区护士会帮您做的,请您今晚早些休息,明天我会接您入手术室。	问候礼,指导患者做手术时的体位,并示范
	见到手术患者	您好!(早上好/下午好)	问候礼,微笑服务,点头礼
接患者者	查对患者(在病房)	合理称呼,请问您叫什么名字,住几号床,做什么手术,哪个部位,昨晚8点至今有没有吃东西、饮水?请您不要担心,像您这样的手术,医生做过很多,而且经验很丰富。(合理称呼),您有没有携带贵重物品?有没有假牙?如有请取下交给家属(或交给病区护士长)暂时保管好吗?需要小便吗?	检查术前准备是否到位,协助患者上车,将患者双手放胸前,推起安全护栏,盖好被,推至手术室
	接患者途中	(合理称呼),现在我们一起去手术室,如有不适请及时告诉我们。	观察病情,小心推车,注意保暖(推车礼仪)
	进入手术室前对患者家属	(合理称呼),您(们)的亲人现在就进入手术室做手术,请您(们)不必担忧,我们会很好照顾他的,请坐在等候区等候,以便手术中有事及时联系	手指向凳子,微笑着向患者家属
	进入手术间	(合理称呼),请您不要紧张,我会一直陪在您的身边,我们已开了空调,如太热或太冷,请告诉我们。	细心照顾患者使患者处于舒适状态

项　目		语言服务	礼仪动作
巡回工作	再次查对患者	(合理称呼),请问您叫什么名,是哪一个病区的,住几号床,做什么手术,哪个部位?您今早是否打过术前针?是否需要小便?	态度和蔼,避免使用诱导语言提问
	麻醉护士	(合理称呼),现在这位麻醉师负责为您麻醉,需要解松裤带(衣袖),打了麻醉,做手术时就不痛了(合理称呼),现在开始打麻醉了,坚持一下。	需要时帮患者解松裤带(衣袖),协助摆好体位注意保暖
	输液时	(合理称呼),现在麻醉药已经打完了,我准备给您输液,您再坚持一会儿好吗。输液过程中有什么不舒服,请告诉我们,我们会帮您解决的。	严格执行输液操作规程,并运用无痛注射法。
	输液未一针见血或外渗了	(合理称呼),对不起,穿刺失败了,增加了您的痛苦,实在很抱歉。	流露出歉疚的表情,再次为患者穿刺,使患者处于舒适状态
	摆体位时	(合理称呼),现在我们要为您摆适当手术的体位,您如果疼痛不适就告诉我们,好吗?	动作轻柔,表情亲切
	放置电极板	(合理称呼),为了减少手术过程中的出血量、我们在手术中会使用高频电刀,为了您的安全,请不要随便移动体位,也不要紧张。	安全地放置好电极板,检查电极板和连接线
全麻醉	当患者害怕时	(合理称呼),请您别担心,全麻是很安全的,当麻醉师帮您用麻药后,您就好像睡着了一样,手术过程中一点也不觉得痛,当醒来时,手术已经结束了。	以自信的目光鼓励患者
	气管内全麻时	(合理称呼),您有没有戴有假牙?如有,请您取下(或)我帮您取下,暂时由我们代您保管,等手术结束时再还给您的家属。	检查患者是否戴有假牙及牙齿有无松动,帮患者取下假牙并保管好
	使用约束带时	(合理称呼),我们就要为您做全麻了,为了您的安全,我们需要约束带将您的手和脚固定好,谢谢您的合作。	用约束带安全地固定好患者手脚,松紧适宜

续表 1-7

项 目	语言服务	礼仪动作
医生进行消毒时	(合理称呼),现在医生要对您×区皮肤进行消毒,消毒液有些凉,请您不用紧张。	按照清毒程序消毒
手术进行时	(合理称呼),现在正在进行手术,有什么不舒服吗?如果有,请及时告诉我们。	站在手术床头,并轻抚患者头部,给患者安全、信任感
手术进行时,患者诉疼不适,如输血反应疼痛等	(合理称呼),您是否痛得很厉害,如果可以忍受,请再坚持一下,手术很快就结束,因为麻醉药用多了对身体不好,如果实在不能忍受,我们就让麻醉师加点麻醉药,好吗?	表情亲切,用非语言信息与患者交流
手术进行中患者躁动不安时	(合理称呼),请不要动,稍微坚持一下,手术很快做完了,医生做得很仔细,请放心。	同上
手术结束时	(合理称呼),您的手术现在已做完了,我们现在护送您到 ICU 或病房,回病房后好好休息。	对患者露出喜悦的微笑,并按操作规程整理。

第六节 肿瘤专科护士规范服务

肿瘤是生物、理化因素与心理、生活条件、生活习惯、自然环境、遗传因素等相互影响、综合作用所导致的疾病。病人一旦意识到或被确诊为肿瘤后,会产生一系列心理变化,如焦虑、恐惧、悲伤、失望、抑郁,甚至绝望等,严重影响其治疗效果和生活质量。

一、肿瘤病人的特点

恶性肿瘤已成为一种严重威胁人类生命的疾病。在各种疾病中,很少如癌症给人以巨大的精神压力。患者被告知癌症诊断时,往往会马上与死亡联系在一起。肿瘤治疗过程中往往出现一系列不良反应,造成机体免疫功能下降,身体形象改变,这些又加重了患者的焦虑、抑郁、无望、恐惧的情绪反应。

（一）生理特点

肿瘤病人的生理变化特点主要包括以下几方面:

1.疼痛。肿块的膨胀性生长、破溃或感染等可侵犯和刺激神经组织，引起局部疼痛或放射痛，空腔脏器癌症引起梗阻时可致绞痛。晚期肿瘤病人疼痛剧烈,常难以忍受。

2.不适。空腔脏器梗阻、放化疗副反应以及各种治疗方法,如静脉插管、引流管安置等可引起腹胀、恶心呕吐、头晕、心慌及引流管道刺激痛等不适感。

3.睡眠障碍。当得知患有癌症后,尤其是进入疾病晚期或治疗无效时,病人会产生不同程度的紧张、焦虑、恐惧、愤怒、抑郁等不良情绪反应,加之不良的环境刺激,可严重影响病人的睡眠质量,甚至出现睡眠障碍。

4.营养不良。由于肿瘤引起的高消耗状态,以及感染、食欲减退、空腔脏器梗阻、出血等因素的影响,加之不良情绪的干扰,中晚期癌症病人可出现严重的营养不良,表现为消瘦、乏力、体重下降、贫血、腹水、四肢水肿等全身衰竭症状。

5.自理能力下降。癌症晚期病人体质极度虚弱,加之手术创伤、疼痛不适,尤其是晚期剧烈的癌性疼痛和放化疗不适反应等因素的影响,可出现自理能力明显下降,甚至只能完全依赖医务人员和家属照顾。

（二）心理特点

肿瘤是威胁人们生命健康的大敌,"谈癌色变"并非夸张。不同的人会对肿瘤表现出不同的反应,在对待治疗用药上,也会表现出许多截然不同的态度,这是人们心理承受能力的差别。

1.对疾病的心理反应。肿瘤病人对疾病常见的心理反应包括确诊前和确诊后两个阶段的心理反应过程。①确诊前的心理反应。由于医学知识日益普及以及人们警惕性的提高,如果一个人身上发现肿物,他便会首先想到是否患了癌症。这种预感会引起病人的焦虑和恐惧,并促使他求医。在医生检查和确诊期间,病人常常踌躇于两种观念之间:"是癌?"、"不是癌?"这使得病人时而感到焦虑、恐惧,时而又怀有希望。在这个阶段病人害怕的是经检查后被确诊为癌症,希望的是最终检查结果证实自己不过是虚惊一场。这样的心理状态可一直持续到病人获知或由种种迹象猜测到真相为止。②确诊后的心理反应。在得知自己确实患癌症前,病人的情感变化不大。但是在获知患癌后,病人往往会产生一系列的心理变化,主要表现为恐惧、情绪低落、急躁易怒、焦虑、猜疑、情感淡漠、悲泣、恍惚、幻觉、谵妄、反应迟钝、神经衰弱症等,甚者可有自杀倾向。病人在获知患癌实情后,一旦失去求生欲望、出现病情恶化或失去治疗希望时,其病情便急转直下,可出现性格变坏、急躁易怒等表现。

2.对治疗的心理反应。进入治疗阶段后,病人情绪往往随病情发展而变化。当病情因治疗而好转时,病人的心中升起希望之光,焦虑、恐惧与抑郁情绪可以暂时缓解;如果治疗未见效,则希望破灭,焦虑、恐惧再次占据心头。用化学药物、放射线或手术治疗癌症所伴随的副反应常可构成暂时或持久的心理冲击。病人的心理反应取决于对治疗的躯体反应及对其自尊心冲击之间复杂的相互作用。癌症手术治疗创伤比一般手术大,对病人身体功能损害也大;化疗与放疗大多有严重的毒副作用或治疗反应,如恶心呕吐、脱发和消瘦等。病人对接受这些治疗常常顾虑多端,易陷入严重的趋避式冲突之中,难以解脱。治疗反应与挫折会加剧病人的情绪反应,甚至使病人失去继续治疗的信心。

二、肿瘤患者的心理变化期和护理要求

当患者被告知诊断后,其心理反应可分为以下 6 个阶段。

1.体验期。当患者得知自己患癌症时,往往会感到顿时呆住了,脑子里一片空白,甚至思维麻木,即所谓"诊断休克"。该期往往比较短暂,可持续数小时或数日。此期的主要护理目标是与患者建立信任关系,提供信息,提供支持,向患者表达情感上的安慰和关心。往往在体验期的患者尚无力主动表达内心的感受和痛苦,对他人的帮助会表示拒绝。护士则应动员家人为患者做出具体实际的帮助,例如陪伴,握住患者的手或拥抱患者,使患者有安全感,护理人员的体态语言很重要, 不能在患者面前表情紧张, 而应保持镇静、温和,使患者在该期受到积极的影响。

2.怀疑期。在该期的患者对诊断结果会极力否认,四处求医,甚至以患者家属的身份找医生咨询,以便得到不同方面的信息。患者的这种否认态度是在应激下正常的心理反应,属于保护性、防预性反应,可降低患者的恐惧程度,缓解痛苦的体验,逐渐适应打击。在该期患者自己往往并未意识到自己的回避, 因此护士不需急于让患者接受现实,尽可能使患者不至于一下子受到太大的打击。这时应采用适合该患者的策略,帮助患者逐渐了解事实真相,让患者尽情表达内心的感受和想法,最终接受治疗方案。在说服过程中,应始终让患者感到自己是主人,并尽力维护患者自尊,满足患者在治疗、心理等方面的需要,提供能支持患者的精神力量。

3.恐惧期。当患者确认了癌症的诊断后,会产生恐惧,包括对死亡的恐惧,对离开家人朋友的恐惧,对疼痛和治疗反映的恐惧,对身体将发生缺损的恐惧。患者出现恐慌、哭泣、冲动性行为。对该期的患者,护士通过与患者交谈,倾听患者的感受,进行有关的健康教育,纠正患者的一些错误认识,或让其他病友讲述成功应对该类恐惧情绪的经验,可使患者增加安全感。

4.幻想期。处于幻想期的患者往往已经初步经历了患病治疗的一些体验,能够正视现实,但往往存在很多幻想,如希望能够出现奇迹,或等待新药的出现,根治自己的疾病。应该说,幻想让患者产生希望,可以支持患者与疾病抗争,增强信心,提高应对能力,并出现良好的遵医行为。但要正确引导这类患者,预防患者一旦幻想破灭,完全丧失信心,甚至走向极端,出现自杀念头。

5.绝望期。当各种治疗方法均不能取得良好效果时,当病情进一步恶化时,当出现严重并发症时,当发现肿瘤复发时,当出现难以忍受的疼痛时,患者都会出现绝望的情绪。这时患者听不进医护人员、家人、朋友的劝说,产生对立情绪,治疗依从性很差。此时应多给予抚慰,允许患者发泄愤怒,让患者最亲密的家人陪伴在身边。

6.平静期。患者已经能够接受现实,情绪平稳,配合治疗,对死亡也不太恐惧。当病情发展到晚期时,患者常处于消极被动应付状态,不再考虑自己对家庭与社会的义务,专注于自己的症状,处于无望、无助的状态。在该阶段,护士应与患者密切的接触,满足其生理、心理、精神、社会交往等方面的要求,为其提供充满生活希望的信息,激发其生活的信心,与患者及家属共同制定康复计划。

应注意, 不同个性特征的患者在心理变化分期方面存在很大差异,各期持续时间也不尽相同,出现顺序也有所不同,因此,在护理上应因人而异,注意个体差异。

三、对癌症病人的安慰性用语

病人资料:患者董某,女,56岁,会计,因贫血原因待查入院确诊为结肠癌。

护士:"董阿姨,您怎么了?有什么心事吗?您一言不发坐在这里已经很久了。"

病人:"为什么。"(用手擦眼睛,可以看出刚刚哭过)

护士:"我看得出,您今天心情不好,您愿意和我谈谈吗?或许我可以帮您?"(护士的语气热情、亲切、柔和)(病人终于抑制不住哭了出来)

病人:"护士,早上查房时,大夫说我的肠镜报告出来了,大夫没有直接告诉我结果,但我知道我得的是结肠癌。"

护士:(把手放在病人胳膊上以示安慰)"我也很难过,医生还说了些什么?"

病人:"他们说要马上手术切除。"

护士:"您怎么考虑呢?"(鼓励病人做出决定)

病人:"我的两个孩子还没成家,孩子的父亲身体也不好,糖尿病、高血压,我又得了这个病……"(哭泣)

护士:"我能理解。结肠癌手术危险性一般不大,切除一小段有肿瘤的肠管,手术有治愈的希望。您的病发现很及时,为了孩子和家人,您应该积极配合治疗。"

病人:"我有点担心,谢谢,和您讲了几句心里话,现在感觉好多了。"

护士:"董阿姨,您隔壁26床李老师也是结肠癌,手术很顺利,今天拆线,明天就要出院了,我请她和您谈谈好吗?"

病人:"太好了,谢谢,谢谢。"

护士:"不用谢,我很高兴为您做这些事。"

三、肿瘤化疗患者护理规范

(一)化疗前护理服务规范

1.服务流程

(1)了解病人的治疗方案及抗肿瘤药物的分类,毒性反应。

(2)评估病人病情、一般情况、心理状态、合作程度、对化疗的知识水平。

(3)床前自我介绍。

(4)以恰当的方式为患者及家属讲解化疗可能出现的毒副反应。

(5)指导、帮助病人掌握一般自我护理知识,使其在尽可能稳定情绪下接受化疗。

2.服务用语

(1)"您好,我姓×,根据您的病情,医生决定给您做化疗,我向您介绍一下化疗的注意事项,可减少一些并发症的发生,希望您配合我们,谢谢。"

(2)"为减轻化疗导致胃肠道反应,请进食清淡易消化饮食……"

(二)化疗中护理服务规范

1.服务流程

(1)了解化疗药的给药途径,常规剂量,熟练掌握给药方法、顺序、用药注意事项及出现各种情况的处理方法。在用每种新化疗药之前详细阅读说明书。

(2)静脉为化疗最常用的给药途径,应按静脉输液护理规范实施。

(3)评估病人的一般健康状况,心理状态,给予心理辅导。

(4)随时观察化疗毒副反应及程度,配合医生处理。

2.服务用语

(1)"您好,现在为您做化疗,您有不适感觉请随时告诉我。"

(2)"为避免药物外渗,输注化疗药物时请尽量避免活动肢体。"

(3)"为预防口腔黏膜炎,请多漱口,如果恶心、呕吐等胃肠道反应较重,请随时告知,谢谢合作。"

(三)化疗后护理服务规范

1.服务流程

(1)评估病人病情,一般状况,副反应程度,心理状态。

(2)讲解化疗后注意事项。

3.服务用语

(1)"您好,您的化疗已结束,整个过程您配合很好。"

(2)"为了预防继发性感染,应常规每周检查血象,如果白细胞及血小板低于正常低限,医生会做相应处理。"

(3)"有什么不适,请告诉我们,我们会及时帮助您解决。谢谢您的配合。"

四、放疗患者护理服务规范

(一)放疗前护理服务规范

1.服务流程

(1)了解病人的放疗方案:治疗时间、疗程、射线种类、照射部位及副作用。

(2)评估病人病情,一般状况,合作程度,心理状态,对放疗的知识水平。

(3)床前自我介绍。

(4)以恰当的方式为患者或家属讲解放疗的副作用及需配合的事项。

2.服务用语

(1)"您好,我姓×,根据您的病情及医疗方案,您需要放射治疗。"

(2)"我先向您介绍一下放疗可能出现的副作用和注意事项,希望您配合我们,谢谢。"

(二)放疗中护理服务规范

1.服务流程

(1)评估病人病情,定期检查血象变化。

(2)做好照射野皮肤的护理以及饮食护理。

(3)随时观察病人的局部和全身副反应,配合医生处置。

2.服务用语

(1)对病人:"您好,您的放疗已经开始,请您保护好照射野的皮肤,如:禁用肥皂擦洗、日光曝晒……"

(2)对家属:"×××家属,您好,在您的家人放疗期间,希望您能让他多饮水,注意饮食的色、香、味,少量多餐。"

(3)"治疗中有什么不适,请告诉我,我们会给您妥善解决。"

(三)放疗后护理服务规范

1.服务流程

(1)评估病人病情,一般状况,全身程度,放疗副反应严重程度。

(2)随时观察病人局部及全身反应消退情况。

(3)向病人讲解照射后局部或全身仍可能出现后期的放射反应。

2.服务用语

(1)"您好,您的放疗已经结束,整个过程您配合得很好。"

(2)"请您继续保护好照射野的皮肤。"

(3)"有什么不适,请告诉我们,我们会及时帮助您解决。"

(4)"出院后,请定期复查,谢谢合作,祝您早日康复。"

第四章　临床常用护理技术操作沟通规范

第一节　护理技术操作体态要求

一、面带微笑，动作舒展

无论为病人进行何项护理操作，都要保持身体的自然松弛，动作熟练舒展，面容温和微笑。如果肌肉紧张，表情僵硬，头歪颈斜，长时间低头不仅会使病人感到紧张、不舒适，也会使自己因紧张而劳累。因此对于一些较长时间才能完成的工作，应在工作前有足够的思想准备，有意识而合理的调整体态，以减轻因过度疲劳而导致的不雅体姿。

二、双腿直立，注意收腹

在一些站立进行的护理操作中，双腿一定要挺直，双脚要摆放适当，短时间操作，可有意识的收缩腿部肌肉，长时间的操作可通过调整站姿重心来缓解紧张与疲劳，但不可双膝弯曲。在操作中，还要随时注意收腹、立腰、提臀，否则会给人以疲惫、懒散的感觉。

三、鞋、袜合适，领、袖合体

护士每天工作的 8 小时中，至少有一半的时间是在行走和站立中渡过的，因此，为了减轻疲劳，应选择质地有弹性、做工平整、柔软轻便、舒适吸汗的鞋。工作衣领、袖的尺寸要合适，尤其是袖口，不可过紧或过松，过紧会影响手部血液循环，增加疲劳感，过松会影响具体操作。

总之，护士在护理操作中，不仅要严肃认真、严谨、严格的遵守操作规程，而且要显现端庄、优雅的气质风度，给病人一种安全、可信、充满活力的形象和美的享受。当然这一切不是一天就可形成的，要经过长时间的文化熏陶，全面的锻炼和刻意地培养。因此要成为一名合格的护士，不仅要有丰富的专业知识和较强的操作技能，还要不断扩大自己的知识面，增加自己内在的文化修养，做到风度优雅，语言得体，举止大方，体态端正。

第二节　临床常用护理技术操作沟通规范

护理工作的内容十分丰富，包括对病人进行生活方面照顾和疾病、身心各方位的全面护理以及健康教育等工作。而护理技术操作在整个治疗护理以及患者康复过程中起着非常重要的作用。在此仅对临床常用护理技术操作沟通规范进行详细阐述。

一、无菌技术操作规范

表 1-8

用物准备:

(一)无菌持物钳(摄)、盛放无菌持物钳的容器。

(二)无菌持物钳、盛放无菌物品的容器。无菌容器:无菌容器有无菌盒、罐、盘等,无菌容器内盛治疗碗、棉球、纱布等。

操作程序	语言沟通	非语言沟通
自我介绍,并说明操作项目	尊敬的评委老师好!我是××,现在进行无菌技术操作。首先评估环境及用物。	护理基础站姿。普通话标准,语速均匀、声音洪亮。
评估环境及用物汇报评估内容	环境安静整洁、光线明亮、操作前半小时停止打扫,符合操作要求。	
(一)无菌持物钳(摄)的使用方法 准备 检查 开盖取钳 使用 放钳	衣帽整洁、修剪指甲、洗手、戴口罩,环境符合 无菌持物钳的名称、有效期。 将浸泡无菌持物钳的容器盖打开。 手持无菌持物钳上 1/3,闭合前端,将钳移至容器中央,垂直取出,关闭容器盖。 保持前端向下,不可倒转向上。 用后闭合前端,打开容器盖,快速垂直放回容器,松开轴节,关闭容器盖。	容器深度与持物钳长度比例适合。 六步洗手法(认真、仔细)。 遵守无菌操作原则。 基础站姿,上身前倾,面带微笑。 遵守无菌操作原则。
(二)无菌容器的使用方法 个人准备 检查 开盖	到远处取物时,应将持物钳和容器一起移至操作处。不可用无菌持物钳夹取油纱布,防止油粘于钳端而影响消毒效果,不可用无菌持物钳换药或消毒皮肤,以防被污染。无菌待物钳一经污染或可疑污染应重新灭菌。 衣帽整洁、修剪指甲、洗手、戴口罩,环境符合无菌操作原则。 检查无菌容器的名称、灭菌日期,无菌容器应定期消毒灭菌。	遵守无菌操作原则。患者六步洗手法操作规范 操作规范、动作轻柔

操作程序	语言沟通	非语言沟通
取物 关盖 手持容器 整理用物 洗手记录	取物时,打开容器盖,内面向下置于稳妥处或拿在手中,手指不可触及无菌容器和盖的内面及边缘。 用无菌持物钳从无菌容器内夹取无菌物品。 取物后,立即将盖盖严。 手持无菌容器(如治疗碗)时,应托住容器底部。	

二、穿、脱隔离衣操作规范

表 1–9

用物准备:隔离衣一件,手刷 1 个,泡手桶(2 个),小毛巾或干手设施一台。		
操作程序	语言沟通	非语言沟通
自我介绍、并说明操作项目 评估环境及用物汇报评估内容 操作前个人准备	尊敬的评委老师好!现在我将进行穿、脱隔离衣操作,首先需要对环境及用物进行评估。 我对环境评估如下:环境宽敞明亮、安静整洁、操作前半小时停止打扫,符合操作要求。 戴好口罩及帽子、修剪指甲、取下手表,卷袖过肘(冬季卷过前臂中部即可),洗手。	基础站姿。双目平视前方,普通话标准,语速均匀声音洪亮,吐字清晰。 六步洗手法(认真、仔细)。
(一)穿隔离衣 取衣 穿衣袖 系衣领	手持衣领取下隔离衣,将隔离衣清洁面朝自己,污染面向外,衣领两端向外折齐,对齐肩缝,露出肩袖内口。 一手持衣领,另一手伸入一侧袖内,举起手臂,将袖穿好,换手持衣领,依上法穿好另一袖。 两手持衣领,由前向后理顺领边,扣上领扣。	基础站姿。(笑容自然)

续表 1-9

操作程序	语言沟通	非语言沟通
扎袖口 系腰带	扣好袖口或系上袖带。 自一侧衣缝腰带下约 5cm 处将隔离衣逐渐向前拉,见到边缘捏住,再依法将另一侧衣边捏住。两手在背后将衣边对齐,向一侧折叠,按住折叠处,将腰带在背后交叉,回到前面打一活结系好。	
(二)脱隔离衣 解腰带 解袖口 消毒双手 解领口 脱衣袖 挂衣	解开腰带,在前面打一活结。 解开袖口,在肘部将部分衣袖塞入工作衣袖内。 同手的消毒。 解开领扣。 一手伸入另一侧袖口内,拉下衣袖过手(遮住手),再用遮住的手在外面拉下另一衣袖,两手在袖内使袖子对齐,双臂逐渐退出。 双手持领,将隔离衣两边对齐,挂在衣钩上,不再穿的隔离衣,脱下后清洁面向外,卷好投入污物袋中。	患者基础站姿。

三、铺备用床操作规范

表 1-10

用物准备:1.床、床垫、床褥、棉胎或毛毯、枕芯。 　　　　2.护士车,大单、被套、枕套、床刷(床刷套)。		
操作程序	语言沟通	非语言沟通
自我介绍、并说明操作项目 个人准备	尊敬的评委老师好!现在我将进行铺备用床,首先需要对环境及用物进行评估。	站姿

操作程序	语言沟通	非语言沟通
携用物至床旁 移开床旁桌。 翻转床垫 移开床旁桌离床约20cm,移椅至床尾正中,离床尾15cm。将用物放于椅上。	按使用顺序备好用物放置护理车上,推车至床旁。	步履轻快,推车礼仪 有脚轮的床应先固定,调整床的高度。
铺床褥于床垫上,上缘紧靠床头 铺大单	将床褥从床头至床尾湿扫干净,卷放在椅上,翻转床垫。 ①将大单放于床褥上,正面向上,大单中线与床中线对齐,分别展开,先铺近侧床头大单,一手托起床垫一角,一手伸过床头中线,将大单包塞于床垫下。 ②包折床角:在距床头约30cm处,向上提起大单边缘,使其同床边垂直,呈一等边三角形,以床沿为界将三角形分为两半,上半三角覆盖于床上,下半三角平整地塞于床垫下。斜角铺法:将上半三角翻下塞于床垫下,使之成为一斜角。 直角铺法:将上半三角形底边直角部分拉出,拉出部分的边缘与地面垂直,将拉出部分塞于床垫下,使之成一直角。 ③至床尾拉紧大单,同法铺好床角,包于床垫下。 ④两手拉紧大单中部边缘,双手掌心向上。将大单平塞于床垫下,转至对侧,同法铺好大单。	基础站姿。双目平视前方,普通话标准,语速均匀声音洪亮,吐字清晰。 六步洗手法(认真仔细)。 操作时动作要轻稳,有患者进餐或治疗时应暂停操作。 应用节力原则,固定、调整床的高度,以免床移动。

续表 1–10

操作程序	语言沟通	非语言沟通
铺盖被 套枕套 移回床旁桌椅 整理用物 洗手记录	(1)"S"形式: ①取已折叠好的被套,齐床头放置,开口端向床尾,中线与床中线对齐,正面向外平铺于床上。 ②拉开被套开口端上层,将折好的"S"形的棉胎或毛毯置于被套开口处,底边同被套开口边平齐。 ③拉棉胎上缘至被套封口处,再将竖折的棉胎向两边展开与被套平齐,对好两上角,被头与床头平齐。 ④至床尾逐层拉平被套和棉胎,系带。 ⑤将盖被边缘向内折叠与床沿平齐,折成被筒,被尾折叠于床尾平齐。 (2)卷筒式: ①被套正面向内,平铺于床上,开口端向床尾。 ②将棉胎平铺于被套上,上缘与被套封口边齐,将棉胎与被套一并自床头卷至床尾,自开口处翻转至床头,拉平各层、系带。 ③余同"S"形式铺好盖被。 将枕套套于枕芯上,系带,拍松枕芯,开口背门,放于床头盖被上。 污染物品清洗消毒备用。	操作者双脚分开,身体靠近床边,上身保持直立,两腿间距离与肩同宽。 两膝稍屈,使用肘部力量,动作平稳有节律,连续进行。 鞠躬礼,礼貌告退

四、铺麻醉床操作沟通规范

表 1-11

用物准备：大单、被套、枕套、橡胶单或一次性中单各一条、床刷、床刷套。		
操作程序	**语言沟通**	**非语言沟通**
自我介绍、并说明操作项目 个人准备 评估用物及环境	尊敬的评委老师好！现在我将进行铺麻醉床操作，首先需要对环境及用物进行评估。 按使用顺序备好用物置护士车上，推至床旁，查对床号、姓名。	基础站姿。双目平视前方，普通话标准，语速均匀声音洪亮，吐字清晰。
携用物至床旁 1.洗手、戴口罩。 2.移开床旁桌。 3.检查床设备，再将床褥铺上。 4.铺近侧大单(同备用床铺法)。 5.转至对侧，按同法依次铺好大单、橡胶单和中单。 6.铺盖被。 7.套枕套。 8.床旁桌放回原处，椅子放于折叠被同侧。 9.洗手记录。	移开床旁桌约20cm移椅于床尾正中，距床尾约15cm，将用物放于椅上，撤除原有枕套、被套、大单等放入污衣袋内。 将床褥从床头至床尾湿扫干净，卷放在椅上，翻转床垫。 铺第一块橡胶单、中单，其中线与床中线对齐（上缘距床头45~50cm），床缘下垂部分一起平整塞入床垫下。根据病情和手术部位的需要，铺另一橡胶单及中单，分别对好中线，铺在床头或床尾。铺床头时，上端平整齐床头，下端压在中部橡胶单及中单上，边缘下垂部分塞入床垫下。铺床尾时，则下端齐床尾，余同上。同备用床法套好被套。被头齐床头或距床头15cm，两侧边缘内折与床垫齐，被尾端向内折叠与床尾齐，将盖被呈扇形三折，叠于一侧床边，开口处向门。将套好的枕头，开口背门，横立于床头，以防患者躁动时，头部碰撞床栏而受伤。 污染物品清洗消毒备用。	六步洗手法(认真仔细)。 推车礼仪，步履轻快 操作时动作要轻稳(同病室中有患者进餐或治疗时应暂停操作)。 应用节力原则，固定、调整床的高度，以免床移动。 操作者双脚分开，身体靠近床边，上身保持直立，两腿间距离与肩同宽。 两膝稍屈，使用肘部力量，动作平稳有节律，连续进行。 天冷时可在盖被上加盖毛毯,热水袋置于盖被与毛毯之间。 鞠躬礼，礼貌告退

五、卧床患者更换被单操作沟通规范

表1-12

用物准备：

1.清洁大单、橡胶中单、一次性中单、被套、枕套、床刷(床刷套),需要时备清洁衣裤和便器(上盖便器巾)。

2.护士车和污衣袋。

操作程序	语言沟通	非语言沟通
自我介绍,并说明操作项目 洗手、戴口罩。 评估患者,病情许可时,放平床头或床尾支架。	尊敬的评委老师好！现在我将进行卧有病人更换床单操作,首先需要对患者、环境及用物进行评估。××您好,我是您的责任护士×××请问您叫什么名字,我可以核对一下您的腕带信息吗?(患者姓名,性别,年龄,住院号)。	基础站姿。双目平视前方,普通话标准,语速均匀声音洪亮,吐字清晰。 六步洗手法(认真仔细)。
携用物至床旁 仔细核对 换床单法:侧卧换单法 移开床旁桌距床约20cm,将椅放于床尾,将用物按顺序放于椅上。 松开床尾盖被,一手托住患者头部,枕移向对侧置于患者头下,按移动患者法协助患者翻身侧卧,背向护士。 安置妥当各种引流管(如患者身上带有引流管,应先从没有的一侧开始更换)。 松开各层床单,将污单卷入患者身下,扫净橡胶中单,搭于患者身上,再将污大单向上卷入患者身下,从床头至床尾扫净床褥上的碎屑并拉平。	按使用顺序备好用物置护士车上,推至床旁,向患者解释操作目的及配合方法,酌情关闭门窗或拉挡屏风。	推车礼仪、步履轻快 操作时动作要轻稳(同病室有患者进餐或治疗时应暂停操作)。 (适用于卧床不起,病情允许翻身侧卧的患者)。 保证患者安全,体位舒适,注意保暖。

操作程序	语言沟通	非语言沟通
将清洁大单的中线和床的中线对齐,正面向上,将靠近侧的半幅大单展开,另半幅塞于患者身下,自床头、床尾、中间按序铺好。		随时观察患者病情变化,询问患者有无不适。
放平橡胶中单,铺清洁中单于橡胶单上,一半塞于患者身下。将近侧橡胶单、中单一起塞入床垫下铺好。		应用节力原则,固定、调整床的高度,以免床移动,意识不清者,设床护栏、拉起床旁护栏,以防患者坠床。
移枕至近侧,协助患者翻身侧卧于清洁床单上。面向护士,妥善安排各种引流管。		
转至对侧,松开各单,将污中单卷至床尾,扫净橡胶中单上的碎屑后。搭于患者身上,将污大单由床头卷至床尾,与中单一并放入污衣袋内。		操作者双脚分开,身体靠近床边,上身保持直立,两腿间距离与肩同宽。
更换被套:自床头向床尾扫净床褥上的碎屑,依顺序将清洁大单、橡胶中单、中单逐层拉平,同上法铺好。		
移枕协助患者仰卧。		
解开被套尾端系带,从开口处将棉胎一侧纵行向上折叠 1/3,同法折叠对侧棉胎,手持棉胎前端,呈"S"形折叠拉出,放于椅上或置床尾,将清洁被套正面向上平铺于污被套上,同备用床法套好被套后,撤出污被套放入污衣袋内,整理盖被,叠成被筒,被尾向内折叠与床尾齐。		两膝稍屈,使用肘部力量,动作平稳有节律,连续进行。
更换枕套:一手托住患者头部一手迅速将枕头取出,在床尾或护士车上更换枕套,置于患者头下,开口背门。		随时观察患者病情变化,询问患者有无不适。
床旁桌椅放回原处。		
酌情开门窗通风换气,整理用物,将污被单送洗。		
洗手记录。		

六、口腔护理护士操作沟通规范

表 1-13

用物准备:

(1)治疗盘内置:口腔护理包 1 个(治疗碗 1 个、消毒棉球不少于 16 个、纱布块不少于 2 块、弯盘 1 个、弯血管钳 1 把、镊子 1 把、压舌板 1 把、棉签、治疗巾 1 条)、润滑油、口杯、吸水管、手电筒,需要时备开口器、舌钳。

(2)外用药:视患者口腔情况准备漱口溶液和局部用药。如液状石蜡、冰碱、锡类散、西瓜霜、金霉素甘油、制霉菌素、甘油等酌情使用。

(3)常用漱口溶液。

操作程序	语言沟通	非语言沟通
自我介绍,并说明操作项目 洗手、戴口罩。 评估患者。 讲解目的。 取舒适体位。 携用物至床旁。 铺治疗巾。 润唇并检查口腔。 协助漱口。	尊敬的评委老师好!现在我将进行口腔护理操作,首先需要对患者、环境及用物进行评估。 ××您好,我是您的责任护士×××,请问您叫什么名字,我可以核对一下您的腕带信息吗?(患者姓名,性别,年龄,住院号)。 您今天感觉怎么样,医生给您开了口腔护理,可以保持口腔及牙齿清洁、预防口腔感染,防止并发症,同时观察口腔黏膜和舌苔有无异常,便于观察病情变化。 您这个卧位舒适吗?那您休息,我去准备我们待会见! 协助患者侧卧或头偏向一侧,面向护士,治疗巾围于颌下,弯盘置于口角旁,先湿润口唇、口角。 嘱患者张口,一手持手电筒,一手用压舌板轻轻撑开颊部,观察口腔黏膜有无溃疡、出血等现象。 协助患者用吸水管吸水漱口。	六步洗手法(认真仔细)。 拿输液卡到床尾核对,蹲姿标准(大褂不能着地)。微笑(态度和蔼,下颌微收,注视患者)基础站姿(上身微微前倾)。 擦洗时,及时更换棉球,每个棉球只擦洗一处,擦洗时须用血管钳夹紧棉球,每次 1 个,防止棉球遗留在口腔内,棉球不可过湿以免引起吸入性肺炎(挤压棉球时应保持清洁镊子在上方,药液入弯盘),擦洗前后应清点棉球个数,前后一致,以免遗留口腔内。

操作程序	语言沟通	非语言沟通
按顺序擦洗牙齿。	嘱患者咬合上下齿，用压舌板轻轻撑开一侧颊部，用血管钳夹湿棉球自上向下擦洗上牙，从臼齿到门牙的外侧面，第二个棉球自下向上擦洗下牙，从臼齿至门牙的外侧面，第三个棉球擦洗颊部黏膜，同法擦洗对侧。	擦洗时动作要轻稳，以免损伤黏膜，昏迷患者或牙关紧闭者，需用开口器时，应从臼齿处放入，用力不宜过猛，以免造成损伤，舌后坠时，用舌钳拉出。
擦洗完毕，漱口。	嘱患者张口或用压舌板分开上、下牙，检查上腭部、咽部有无溃疡，依次夹湿棉球自上向下擦洗一侧上牙，从臼齿到门牙的内侧面及咬合面，再自下向上擦洗下牙，从臼齿至门牙的内侧面及咬合面，同法擦洗对侧。	
再次检查口腔，涂抹石蜡油。	夹湿棉球擦洗硬腭部及舌面，擦洗完毕，意识清醒者，帮助患者漱口，漱口后用纱布拭去患者口角处水渍。	擦洗舌面及硬腭时，勿过深，防触及咽部，引起恶心。
清点棉球整理用物。	口腔黏膜如有溃疡、真菌感染，酌情处理，口唇干裂者可涂液状石蜡。有活动假牙者，应先取下，用冷开水冲洗刷净，待患者漱口后戴好，暂时不用时可浸泡于清水中，每日更换清水，禁用热水或消毒液浸泡。	
取舒适体位。		
洗手取口罩。	撤去治疗巾，清点棉球，清理用物，协助患者取舒适卧位，整理床单位。	传染病患者的用物按隔离消毒原则处理。
勾签医嘱。	勾签医嘱。	

七、床上洗头操作服务规范

表 1-14

用物准备:脸盆、搪瓷杯 2 个或马蹄型垫,大、中、小毛巾各 1 条,橡皮单,纱布,棉球 2 个,洗发膏或肥皂,梳子,内盛热水(40℃~45℃)的水桶,污水桶。必要时准备电吹风。

操作程序	语言沟通	非语言沟通
自我介绍,并说明操作项目 洗手、戴口罩。 评估患者病情。 告知目的。	尊敬的评委老师好！现在我将进行床上洗头护理,首先需要对患者、环境及用物进行评估。 ××您好,我是您的责任护士×××请问您叫什么名字,我可以核对一下您的腕带信息吗?(患者姓名,性别,年龄,住院号)。 为了促进您身心健康,我来帮您在床上洗头吧,这样可以除去污垢和头屑,保持头发清洁,预防和去除头虱、蚧、防止头皮继发感染,按摩头皮,刺激头部血液循环,促进头发的生长和代谢,使您感到舒适、美观。	拿输液卡到床尾核对,蹲姿标准(大褂不能着地)。微笑(态度和蔼,下颌微收,注视患者)基础站姿(上身微微前倾)。 护士身体尽量靠近床边,保持良好的姿势,避免疲劳。
协助患者取仰卧位。	按需给予便盆,根据季节开门窗,移开桌椅,将热水桶和搪瓷杯放在椅上,另一搪瓷杯扣放脸盆内,杯底部用折好的小毛巾垫好(折成 1/4 大)。	
洗发过程中注意调节水温与室温,操作时防止水流入耳、眼内,避免沾湿衣服及床单。	协助患者仰卧。头移至床边,屈膝,使患者安全、舒适,松开患者衣领向内反折,将中毛巾围于颈部,以安全别针固定。置小橡胶单、大毛巾于枕上,移枕于肩下,将头下放脸盆,将头部枕在扣杯上或马蹄型垫垫于患者后颈部,头部置于槽中,马蹄型垫的下端置于污水桶中。	面带笑容,态度和蔼。
洗发时,用指腹按摩头皮,避免指甲接触头皮。	取下发夹,双耳塞棉球,用纱布盖患者双眼或嘱患者闭上双眼,梳通头发。	动作轻柔,爱伤观念强。

操作程序	语言沟通	非语言沟通
洗发时随时观察病情变化,如有异常变化应立即停止操作。	用热水将头发湿透,再用洗发膏揉搓头发,反复揉搓同时用指腹轻轻地按摩头皮,然后用温水冲洗至干净为止,脱发置纸袋中。盆内污水过多时,用右手托起患者头部,左手将扣杯放于橡皮单上,将盆内污水倒净后,将患者头部枕在扣杯上,也可利用虹吸原理将污水排出(将橡皮管放在盆内灌满污水,用止血钳拉出一端放于污水桶内,污水即自动流至污水桶)。	洗发后及时擦干或吹干头发,注意保暖,防止受凉。
取出耳内棉球及眼罩。操作完毕,礼貌告退。	解开颈部毛巾,擦干面部后包住头发,撤去脸盆或马蹄型垫,将肩下枕头移至头部,使患者头睡在大毛巾上,协助患者躺卧床中央。用大毛巾轻揉头发、擦干,用梳子梳顺、散开,必要时可用电吹风吹干头发。	动作轻稳
清理用物,整理床单位。洗手、记录。	将用物分类处理。报告评委老师,操作完毕	行鞠躬礼仪,礼貌告退

八、床上擦浴法服务规范

表 1-15

用物准备:面盆 2 个、水桶 2 个(一桶盛 50℃~52℃热水,另个一桶接盛污水用)、浴巾 1 条、毛巾 2 条、浴液、梳子、指甲刀、50%乙醇、护肤用品,清洁衣裤和被服,另备便盆和屏风。		
操作程序	语言沟通	非语言沟通
自我介绍,并说明操作项目洗手、戴口罩。	尊敬的评委老师好!现在我将进行床上擦浴护理,首先需要患者、环境及用物进行评估。 ××您好,我是您的责任护士×××请问您叫什么名字,我可以核对一下您的腕带信息吗?(患者姓名,性别,年龄,住院号)。	拿输液卡到床尾核对,蹲姿标准(大褂不能着地)。微笑(态度和蔼,下颌微收,注视患者)基础站姿(上身微微前倾)。

续表 1-15

操作程序	语言沟通	非语言沟通
核对患者做好解释，告知目的。	为了促进您全身的血液循环，增强皮肤的排泄功能，预防皮肤感染和压疮等并发症的发生。我们帮助你床上擦浴吧！这样可以祛除皮肤污垢，保持皮肤清洁，增进患者舒适，促进您生理和心理上的舒适。也可以很好地观察和了解您的全身情况。	护士身体尽量靠近床边，保持良好的姿势，避免疲劳。
评估患者病情稳定，全身情况较好，必要时协助患者排便。		
调节室温在 22℃~24℃，关门闭窗，拉上窗帘或使用屏风遮挡。	将用物放于易取、稳妥之处。 根据病情放平床头及床尾支架，松开床尾盖被。将患者身体移向床缘。将脸盆放于床旁桌或床头凳上，倒入热水约2/3满，试温一般50℃~52℃。	
携用物到床旁。	以浴巾围在患者颈下，将毛巾叠成手套状，包在手上。用湿毛巾擦洗眼部，由内眦至外眦，然后擦拭脸、颈部、耳后。	
协助患者取舒适体位。	为患者脱下上衣，在擦洗部位下面铺上浴巾，按顺序擦洗上肢、胸腹部，协助患者侧卧，背向护士，依次擦洗后颈、背、臀部(必要时，用50%酒精按摩受压部位)，最后浸泡双手并擦干。	面带笑容，态度和蔼。
调试温度。		
按照顺序擦洗上身。	护士洗手后，为患者换上清洁上衣。	
洗手更换清洁上衣。	协助患者平卧及脱下裤子，更换脸盆、热水及毛巾后，同上法擦洗双下肢，泡脚并擦干。	
更换毛巾及热水。换水清洁会阴部。	换水后，为患者擦洗会阴部，再为患者换上清洁裤子。	
按照顺序擦洗下身。	擦洗方法为先用涂肥皂的毛巾擦洗，再用湿毛巾擦去皂液，清洗毛巾后再擦洗，最后用浴巾边擦干边按摩。	动作轻柔，爱伤观念强。
洗手更换清洁裤子。梳发、修剪指甲。	穿脱衣裤方法，先脱近侧，后脱远侧，肢体有疾患者时，先脱健肢，后脱患者肢，穿衣裤则反之。	
更换清洁床单。	梳发，必要时剪指甲，更换清洁床单。	
整理床单元，清理用物。	整理床单位，清理用物，移回床旁椅。	操作完毕，礼貌告退。
洗手、记录。	记录(时间、操作者)。	

九、预防压疮的操作服务规范

表 1-16

目的:(1)促进皮肤的血液循环。(2)减轻肌肉紧张,促进休息和睡眠		
口述:预防压疮的护理		
用物:毛巾、大浴巾、脸盆、50%乙醇、扫床刷、必要时备屏风		
操作程序	语言沟通	非语言沟通
自我介绍,并说明操作项目 评估患者及环境 拿输液卡到床尾核对患者姓名、性别、年龄、住院号。 协助舒服体位 回到治疗车前	尊敬的评委老师好!现在我将进行预防压疮操作,首先需要患者、环境及用物进行评估。 您好,我是您的责任护士××,请问您叫什么,可以看看您的腕带信息吗?您好××,您这两天吃饭怎么样,昨晚睡得好吗?××由于您做完手术一直卧床,我现在帮您翻身,给您按摩一下皮肤受压部位,这样可以促进皮肤受压部位血液循环,也可以减轻肌肉紧张,促进休息,您看可以吗?这项操作不会给您带来伤害,您可以放心,您活动一下肢体,很好,现在需要去卫生间吗?这样躺着舒服吗?您先休息一会,我们待会见。	站姿(上身微微前倾、双手交叉放于腹部、两眼注视患者)、蹲姿美观,面带微笑,得体大方 具有亲和力,操作娴熟,有条不紊 爱伤观念强
病人情况,用物准备情况,环境情况	我评估的内容如下:患者神志清楚,经讲解理解此次操作目的、方法、注意事项,愿意配合;病室环境安静整洁,无干扰,关闭门窗、屏风遮挡;用物已准备齐全,水温调至 50℃~52℃。请问评委老师是否可以开始?	站姿(挺胸、抬头、双手交叉放于腹部、两眼平视前方)面带微笑
洗手、戴口罩携用物至床旁,再次核对患者信息,向患者解释	您好,我是您的责任护士××,请问您叫什么,可以看看您的腕带信息吗? 您准备好了我们就可以开始	查对认真

续表 1-16

操作程序	语言沟通	非语言沟通
松床尾→将脸盆放于床尾椅上→调节水温→协助患者取俯卧位(侧卧位)露出背部→将大浴巾一半铺于患者身下，一半盖于患者上半身→温水清洁背部→毛巾依次擦净患者的颈、肩、背、臀部	我先帮您俯卧位（侧卧位）××给你将浴巾铺于身下→现在给你先擦背部→水温怎么样,有不舒服就告诉我。	半蹲(使用节力原则)动作轻柔爱伤观念强
按摩背部：两手掌蘸少许50%酒精,从臀部上方开始,沿脊椎两旁向上按摩至肩部,在向下至腰部、骶尾部；再用拇指指腹蘸50%酒精由骶尾部开始沿脊柱按摩至第7颈椎出。	××在按摩的过程中有不舒服及时告诉我。	站姿，得体大方,作娴熟，有条不紊,动作轻柔
受压处局部按摩：两手掌大小鱼际蘸少许50%酒精,紧贴皮肤,按摩肩关节、肘关节、腕关节、髋关节、内外踝、足跟、脚趾外侧	××,我给您按摩一下皮肤受压部位,现在感觉怎么样,有不舒服就告诉我	站姿，上身前倾,操作熟练,动作轻柔,注意保暖
按摩完毕：毛巾擦去皮肤上的酒精→撤去大浴巾→扫去床上的脏物→协助患者穿好衣服，取舒服卧位→整理床单元→手消	××预防压疮护理已经给你做完了,您现在感觉怎么样;那你还有什么需要吗？床旁呼叫器给您放在枕边，您有需要及时呼叫，我也会随时来看您,谢谢您,在操作过程中您配合得非常好。	站姿，上身前倾操作熟练,动作轻柔注意保暖,爱上观念强礼貌告退
推车返回整理用物,手消,做好记录	操作完毕、撤屏风、开窗通风报告：操作完毕	站姿,蹲姿,面带微笑,得体大方

十、晨、晚间护理服务规范

表 1-17

用物:扫床刷,根据患者的病情选择用物,摩尔伦		
目的:(1)使患者清洁、舒适,预防压疮及肺炎等并发症。 (2)保持病床及病室的整洁。 (3)观察和了解病情,满足其身心需要。		

操作程序	语言沟通	非语言沟通
自我介绍,并说明操作项目 拿输液卡到床尾核对患者姓名,性别,年龄,住院号。 看皮肤及肢体活动情况,协助舒服体位 回到治疗车前	尊敬的评委老师好！现在我将进行晨晚间护理操作,首先需要患者、环境及用物进行评估。 我现在进行的操作是晨晚间护理,首先评估患者及环境 您好,我是您的责任护士××,请问您叫什么,可以看看您的腕带信息吗? 您好××,您昨晚睡得好吗?为了促进您尽快康复,给您营造一个舒适的环境,我现在给您进行晨间的生活护理,这项操作不会给您带来伤害,您可以放心,请您先活动一下四肢,"挺好的"现在需要去卫生间吗?这样躺着舒服吗?您先休息一会,我们待会见。	站姿（上身微微前倾、双手交叉放于腹部、两眼注视患者）,蹲姿美观,面带微笑,得体大方 具有亲和力 操作娴熟 有条不紊 爱伤观念强
病人情况,用物准备情况,环境情况	我评估的内容如下:患者神志清楚,经讲解理解此次操作目的,方法,注意事项, 愿意配合;病室环境安静整洁,无干扰,关闭门窗,屏风遮挡,室温20℃~22℃;用物已准备齐全。请问评委老师是否可以开始?	站姿（挺胸、抬头、双手交叉放于腹部、两眼平视前方）面带微笑
洗手、戴口罩 携用物至床旁,再次核对患者信息,向患者解释	您好,我是您的责任护士××,请问您叫什么,可以看看您的腕带信息吗? 您准备好了我们就可以开始	查对认真

续表 1-17

操作程序	语言沟通	非语言沟通
晨间护理:松被尾→协助舒适体位→协助排便(按需给便器)→漱口(必要时口腔护理)→协助洗脸并梳头→按摩叩背(手呈环杯状,由下向上,由外向内)→清扫整理床铺(先床头后床尾,先近侧后对侧,逐层清扫,必要时更换床单及病员服)→整理床单元,撤屏风,开窗通风→处理用物→洗手	××,您这个体位舒适吗?需要去卫生间吗?我现在帮您漱口,请您张口让我看看您的口腔黏膜,您的口腔黏膜完整,用摩尔伦就可以;现在开始洗脸,您觉得水温怎么样;我在帮您梳梳头,让您更精神;现在帮您叩背,有利于您咳痰,在叩背的过程中有不舒服请及时告诉我,您觉得这个力度怎么样;最后我在帮您清扫床铺,让您躺得更舒服。您现在觉得舒服一点了吗?还有别的需要吗?您先休息。	面带微笑,具有亲和力; 操作娴熟,动作轻柔; 爱伤观念强; 礼貌告退;
晚间护理:按自理程度协助患者做:口腔、面部、会阴、足的清洁,协助翻身并按摩皮肤受压部位,整理床单元,睡前协助排便,通风换气后关门窗,开地灯,关大灯,随时观察睡眠情况及病情变化	××,您这个体位舒适吗?现在由我来帮你进行漱口,洗脸,洗脚,以提高您晚间睡眠质量,您觉得水温怎么样,如果有不舒服就及时告诉我;在帮您按摩一下皮肤受压部位,您觉得这个力度可以吗?您需要去卫生间吗?还有别的需要吗?那我帮您把大灯关闭,打开地灯,那早点休息,晚上如果有什么需要请你及时呼叫我。	面带微笑,具有亲和力; 操作娴熟,动作轻柔; 爱伤观念强;
推车返回 整理用物,手消,做好记录	撤屏风、开窗通风 操作完毕	礼貌告退;站姿,蹲姿,面带微笑,得体大方

十一、半坐卧位服务规范

表 1-18

用物:核对卡,必要时备枕头。 目的:根据患者病情需要,为患者采取半坐卧位。		
操作程序	语言沟通	非语言沟通
自我介绍,并说明操作项目 评估患者及环境 拿输液卡到床尾核对患者姓名、性别、年龄、住院号。 查看皮肤及肢体活动情况,协助舒服体位。 返回	尊敬的评委老师好!现在我将进行半卧位护理操作,首先需要患者、环境及用物进行评估。 您好,我是您的责任护士××,请问您叫什么,可以看看您的腕带信息吗?您好××,昨晚睡得好吗?由于您今天是甲状腺手术后第一天,为了减少术后切口局部出血,现在我协助您半卧位,以减少术后并发症,你看可以吗?您以前有高血压吗?那我看看你皮肤情况,您的皮肤完整,你可以放心,现在需要去卫生间吗?您先休息一会,我们待会见。	站姿,面带微笑,(上身微微前倾、双手交叉放于腹部、两眼注视患者),蹲姿,得体大方 具有亲和力 操作娴熟,有条不紊 爱伤观念强
汇报评估:内容包括病人情况,用物准备情况,环境等。	我评估的内容如下:患者神志清楚,经讲解理解此次操作目的,方法,注意事项,愿意配合;病室环境安静整洁,光线充足、无干扰;用物已准备齐全。请问评委老师是否可以开始?	站姿(挺胸、抬头、双手交叉放于腹部、两眼平视前方)面带微笑
洗手、戴口罩 携用物至床旁,再次核对患者信息,向患者解释	您好,我是您的责任护士××,请问您叫什么,可以看看您的腕带信息吗?您准备好了我们就可以开始。	推车礼仪 查对认真
开始操作,再次核对。协助取侧卧位→检查骶尾部的皮肤→取仰卧位→缓慢将床头摇至 30°~50°→摇起床尾 15°~30°→安置患者舒服为止(身体各部位维持良好的功能位置)→整理床单元	我先看一下您的骶尾部皮肤,皮肤完整。您可以放心→您有什么不舒服吗?→这个卧位怎么样?如果有头晕,骶尾部疼痛请及时告诉我,现在还有什么需要吗?床头呼叫器放在您的左手边,有需要请及时按压,我也会随时来看您,谢谢您的配合,您先休息。	半蹲(使用节力原则)动作轻柔 爱伤观念强 站姿,得体大方 礼貌告退

续表 1-18

操作程序	语言沟通	非语言沟通
推车返回 整理用物 洗手,记录	报告:操作完毕	推车礼仪,面带微笑,得体大方 蹲姿, 站姿,鞠躬礼

十二、测量 T、P、R、BP 服务规范

表 1-19

用物:体温测量盘(体温计、纱布)带秒针的表、听诊器、血压计、记录本、笔、必要时备棉签。

目的:了解患者病情变化情况。

操作程序	语言沟通	非语言沟通
自我介绍,并说明操作项目 我现在进行的操作是体温、脉搏、呼吸、血压的测量,首先评估患者及环境 拿输液卡到床尾核对患者姓名、性别、年龄、住院号 看皮肤及肢体活动情况,协助舒服体位	尊敬的评委老师好!现在我将进行测量生命体征操作,首先需要患者、环境及用物进行评估。 您好,我是您的责任护士××,请问您叫什么,可以看看您的腕带信息吗? 您好××,您这两天吃饭怎么样,昨晚睡得好吗?××现在我给您测量一下体温、脉搏、呼吸和血压,以观察您病情变化的情况,这项操作不会给您带来伤害,您可以放心,您的胳膊以前受过外伤吗,做过手术吗?让我看看,您的右侧胳膊皮肤完整可以测量血压;现在需要去卫生间吗,这样躺着舒服吗?您先休息一会,我们待会见。	站姿(上身微微前倾、双手交叉放于腹部、两眼注视患者),蹲姿美观,面带微笑,得体大方,具有亲和力 操作娴熟,有条不紊 爱伤观念强
汇报评估内容	我评估的内容如下:患者神志清楚,经讲解理解此次操作目的,方法,注意事项,愿意配合,测量前 20~30 分钟无剧烈运动;病室环境安静整洁,无干扰;用物已准备齐全。请问评委老师是否可以开始?	站姿(挺胸、抬头、双手交叉放于腹部、两眼平视前方)面带微笑
洗手、戴口罩 携用物至床旁,再次核对患者信息,患者解释	您好,我是您的责任护士××,请问您叫什么,可以看看您的腕带信息吗?您准备好了我们就可以始	查对认真

操作程序	语言沟通	非语言沟通
测量体温:甩表→检查体温计在 35℃以下→擦干腋窝下的汗液放置体温计在正确的位置→记录时间	××您好,我现在先给您测量体温,帮您擦干腋窝下的汗液,放体温计的时候有点凉,您稍忍一下,马上就好。"好了!"	面带微笑,动作轻柔,爱伤观念强
测量脉搏:示指、中指、无名指的指端放在被测动脉搏动处,按压轻重适宜,测量 30 秒后的数据乘于 2	现在给您测量脉搏,您先不要讲话。	站姿,得体大方,操作娴熟,有条不紊
测量呼吸:测量脉搏后,继续保持测量脉搏的手势,分散患者的注意力测量呼吸,对于呼吸不规则或婴儿测量 1 分钟,呼吸微弱者有少许棉花置于鼻孔前观察吹到次数	"好了"××您的呼吸和脉搏均在正常范围内,您不必紧张	站姿,上身前倾,操作熟练,动作轻柔,注意保暖
测量血压:协助合适体位→暴露被测肢体且于心脏处在同一水平→放妥血压计→开启贡槽开关→驱尽袖带内空气→缠绕袖带于被测肢体位置正确(肘上两横指,松紧以放进一指为宜)→戴听诊器将胸件贴于动脉搏动处→关闭气门→充气速度适中→放气速度适中→读取测量结果→测量后排尽袖带余气→整理袖带放入盒内→将血压计盒盖右倾 45°使贡液流回槽内→关闭贡槽开关→协助患者穿衣→取舒服卧位 取出体温计→读取结果	我在来帮您测量血压,测量血压时您先不要讲话您的,不要紧张,放松很快就好,帮您把袖子卷起来,打气的时候有点紧,忍耐一下,马上就好,"好了"您的血压也在正常范围内,您可以放心,您这样躺着舒服吗?体温也好了,我帮您看看,您的体温 36.5℃,在正常范围。生命体征已经测量完毕,均在正常范围内,您可以放心,您现在还有别的需要吗,这样躺着舒服吗,那您休息,床旁呼叫器给您放在枕边,有需要及时呼叫,我也会随时来看你。	站姿,上身前倾,操作熟练,动作轻柔,注意保暖,爱伤观念强,礼貌告退
推车返回 整理用物,手消,做好记录	报告:操作完毕	站姿,蹲姿,面带微笑,得体大方

十三、鼻饲法操作服务规范

表 1-20

用物准备:治疗盘、治疗碗 2 个、胃管、弯盘、纱布数块、石蜡油、棉签、胶布、别针、听诊器、注射器、皮筋、电筒、手套、温开水、漱口杯、治疗巾、松节油、执行单、医用垃圾桶、生活垃圾桶、洗手液、治疗车、必要时备压舌板及开口器、根据医嘱准备鼻饲液。		
操作程序	语言沟通	非语言沟通
自我介绍,并说明操作项目 核对患者信息,并做好解释 询问患者身体状况,了解患者既往有无插管经历 评估患者鼻腔状况,鼻黏膜有无肿胀、炎症、鼻中隔弯区、息肉等既往有无鼻部疾病 向患者解释,取得合作	尊敬的评委老师好!现在我将进行鼻饲操作,首先需要患者、环境及用物进行评估。 你好,我是你的责任护士xx,请问你叫什么名字?张大爷,我可以核对一下你的腕带信息吗? 张大爷,近几天你口腔患病,不能吃东西,通过静脉补充营养还不够,根据医嘱,现在为你鼻饲,你以前有没有鼻饲过呢?好的,我为您简单介绍一下: 鼻饲即使用一根细的硅胶胃管经鼻腔插入胃内,通过胃管灌注营养丰富、有足够蛋白质和热量的流质食物以及水和药物,从而达到补充营养和治疗疾病的目的,您能够理解吗?请问您的鼻部有患者过疾病吗?(比如鼻腔息肉,鼻炎等)有受过外伤或做过手术吗?好的,现在我来检查一下,眼睛轻轻闭上,张大爷,您的鼻腔黏膜完整,请您放心来,现在我来试一下您鼻腔通气情况,吸气,呼气,好的您的两侧鼻孔通气都挺好,我从右侧给您插管可以吗? 还需要给您说明的是,插胃管对身体无危害,稍有不适,开始会有点恶心,您大口喘气,深呼吸,做吞咽动作,过会儿就会好的,我会非常仔细,动作轻稳,相信你会很好地配合。 张大爷,您先休息一会儿,我去做准备	拿输液卡到床尾核对患者姓名,住院号 站姿:双脚 V 字形站立,上身略前倾,手持执行单,面带微笑。 核对腕带时,蹲姿美观,与床边略有距离,一手持执行单,一手轻握患者手,进行核对。 与患者沟通时语速适中,不可过快,语气缓和,亲和力强,以便患者理解 大方得体

操作程序	语言沟通	非语言沟通
报告病人情况，用物准备情况，环境情况	报告老师，该患者是一位清醒患者，经解释理解此次鼻饲治疗的目的、方法及注意事项，能够配合，患者鼻腔黏膜完整，鼻部无疾病及手术外伤史，适宜插入胃管用物已准备齐全，一次性物品均在有效期内，根据医嘱鼻饲液为牛奶 200ml 病室宽敞，光线明亮，无干扰，适宜操作 请问是否可以开始操作？	报告时抬头，挺胸，收腹，提臀，两眼平视前方，双手交叉放于小腹部 报告语言组织有序，层次分明，声音洪亮
携用物至床旁，再次核对患者信息，向患者解释	张大爷，请允许我再次核对一下您的腕带信息，好的您准备好了我们就可以开始	礼貌，亲和
协助患者取半坐卧位或平卧位颌下铺治疗巾，放置弯盘，备胶布，检查并清洁鼻腔 打开治疗盘，戴手套，检查胃管是否通畅 测量插管长度（成人为45~55cm) 作标记，石蜡油润滑胃管前端 一手持纱布托住胃管，另一手持镊子夹住胃管前端（5~6cm)沿一侧鼻孔缓缓插入 插入至咽喉部(14~16cm)时，嘱患者做吞咽动作，同时迅速将胃管插入 插胃管过程中，如有恶心，嘱患者深吸气稍停留片刻再插 如盘在口腔内，呛咳、紫绀应立即拔除重插（可口述）	张大爷，插胃管的过程中您躺着或坐起来都可以，您看怎样舒服呢？好的，您这样躺着还舒服吗？您不要动，我先用棉签清洁鼻孔张大爷，我来为您测量一下需要的长度 经测量胃管插入深度为50cm 您头先后仰，我将胃管通过鼻腔慢慢插入 您现在做吞咽动作，像吃面条一样往下咽，好，不要着急，再咽一咽 张大爷，有点恶心是吗，请张口深呼吸，休息一会儿就会好的 现在感觉怎么样？请再坚持一下，马上就好 您配合得很好	操作娴熟、干练，有条不紊 认真仔细，动作轻柔

续表 1-20

操作程序	语言沟通	非语言沟通
昏迷者插管开始头稍后仰,至咽喉处托起头部,下颌贴近胸骨(口述)		
抽出胃液 胃管末端放水杯中无气泡逸出(口述) 注10ml空气,同时在胃部听到气过水声(口述)	现在我来检查一下,您暂时不要动,以免胃管脱出	操作娴熟、干练,有条不紊 认真仔细,动作轻柔
固定鼻饲管于鼻翼、面颊部	张大爷,插管很顺利,胃管已经插入胃内了,我给您固定好	
先用注射器抽吸30ml温开水冲洗胃管 按医嘱要求抽吸鼻饲液缓慢胃管推注入 灌饲液的温度38℃~40℃,量<200ml/次 每次灌注至少间隔2h,灌前抽胃液 灌饲后用30ml温开水冲洗胃管 上提胃管使鼻饲液全部进入胃内 纱布包裹后、别针固定枕旁	您现在有什么不舒服吗?好的,我现在为您灌注鼻饲液,灌注过程中有什么不舒服,您及时告诉我 以后每隔4小时为您灌注一次 张大爷,这次的鼻饲液已经给您灌注完了,您这样躺着感觉怎么样? 由于病情和治疗的需要,胃管将保留一段时间,翻身和起床活动时当心胃管脱出,目前您的鼻咽部会有异物感或轻微的疼痛,但是很快会适应的,平时请注意漱口保持口腔清洁 这次鼻饲治疗已经给您做完了,您配合得很好,呼叫器给您放手边,如有不适请及时告诉我,我也会常来看您的,谢谢您的配合	操作娴熟、干练,有条不紊 认真仔细,动作轻柔
整理用物,手消,做好记录		蹲姿、站姿美观
携用物至床旁、核对患者信息,并做好解释 胃管开口处保持塞闭,弯盘置口角旁取下胶布,轻稳拔出胃管(患者呼气时拔出)	报告老师,患者鼻饲治疗结束,为患者拔去胃管 张大爷,您恢复的挺好,现在可以经口吃东西了,我现在给你拔掉胃管好吗? 好的,胃管已经顺利拔出了 我来帮您漱漱口	解释语速适中,语气缓和,亲和力强 动作轻柔

操作程序	语言沟通	非语言沟通
至咽喉处快速拔出,放入医用垃圾筒 清洁鼻腔,协助患者漱口,再次检查鼻腔 擦净胶布痕迹,嘱病人维持原卧位 20~30 分钟	眼睛闭上,我再检查一下您的鼻腔,您的鼻腔黏膜完整,您可以放心 您继续这样躺着休息 20~30 分钟 我现在离开病房,您还有什么需要吗? 好的,呼叫器给您放在枕边,有需要请您摁铃,我也会常来看您的,您配合得很好,谢谢	
整理用物,洗手,记录	报告老师,操作完毕	鞠躬致谢

十四、自动洗胃机洗胃操作服务规范

表 1-21

用物:自动洗胃机及附件、弯盘、清洁及污物桶各一个,开口器、手电筒、洗胃液、治疗盘(压舌板、水温计、石蜡油棉球、手套、纱布、胶布、听诊器、50ml 注射器、胃管、标本容器、一次性治疗巾)

目的:清除进入人体内未被吸收的毒物,减轻胃粘膜水肿,为某些手术或检查做准备。

操作程序	语言沟通	非语言沟通
自我介绍,并说明操作项目 我现在演示的操作是自动洗胃机洗胃,首先评估患者及环境。 拿输液卡到床尾核对患者姓名,性别,年龄,住院号。 拿手电筒观察口鼻腔黏膜 检查电源 回到治疗车前	尊敬的评委老师好!现在我将进行自动洗胃机洗胃操作,首先需要患者、环境及用物进行评估。 您好,我是您的责任护士××,请问您叫什么,可以看看您的腕带信息吗?您好××,您服用过什么药物吗,大概有多少,有多长时间了,现在根据医嘱给您行自动洗胃机洗胃,自动洗胃机洗胃就是一根软管通过您的鼻腔插入到胃内,在通过这根管子反复注入药物,抽出胃内容物,以达到清洗胃的目的,您看可以吗?您的口鼻腔受过外伤吗,做过手术吗,让我看看,您的口鼻腔黏膜完整,您可以放心,还有什么需要吗?这样躺着舒服吗?您先休息,我们待会见。	站姿 蹲姿美观,面带微笑,得体大方,具有亲和力 操作娴熟,有条不紊,爱伤观念强

续表 1-21

操作程序	语言沟通	非语言沟通
评估内容	我评估的内容如下：患者神志清楚,经讲解理解此次操作目的,方法,注意事项,愿意配合,口鼻腔黏膜完整,无手术,外伤史;病室环境安静整齐,洗胃机性能良好,电源安全 无菌物品及一次性物品均在有效期内,用物已准备齐全,洗胃液为生理盐水 8000ml,温度 25℃~38℃;请问评委老师是否可以开始?	站姿(挺胸、抬头、双手交叉放于腹部、两眼平视前方)面带微笑
洗手、戴口罩 携用物至床旁,再次核对患者信息,向患者解释	您好,我是您的责任护士××,请问您叫什么,可以看看您的腕带信息吗? 您准备好了我们就可以开始	查对认真
接通电源→连接各管道并放于相应的桶内→备胶布→协助舒适体位,头偏向一侧→颌下铺治疗巾,置弯盘于口角处→检查清洁鼻腔→戴手套→润滑胃管→测量长度并标记→插管→判断胃管的位置→胶布固定,撤弯盘→按"手吸键"抽吸胃内容物(留标本送检)→按"自动健"(机器开始对胃进行自动冲洗,反复冲洗至吸出液体澄清为止,每次进液 300~500ml,保证洗胃液出入量平衡)→洗出液澄清后→遵医嘱反折胃管拔出(必要时保留胃管)→协助患者舒适卧位、洗脸、漱口→整理用物(洗胃机用)	××,我们现在开始插胃管,好的,您这样躺着还舒服吗? 您不要动,我先用棉签清洁鼻孔 ××,我来为您测量一下需要的长度 经测量胃管插入深度为 50cm 您头先后仰,我将胃管通过鼻腔慢慢插入 您现在做吞咽动作,像吃面条一样往下咽,好,不要着急,再咽一咽 ××,有点恶心是吗,请张口深呼吸,休息一会儿就会好的 现在感觉怎么样?请再坚持一下,马上就好 您配合得很好 现在开始给您洗胃,洗胃过程中有什么不舒服及时告诉我;××胃已经洗完了,现在我遵医嘱为您拔出胃管,"好了"您配合得很好;	得体大方,具有亲和力; 操作娴熟,动作轻柔;爱伤观念强

操作程序	语言沟通	非语言沟通
1000mg/L 的含氯消毒剂反复冲洗,再用清水反复冲洗,冲洗后排出机器内的水晾干存放,按"停机键"关机)	您还有什么不舒服吗,那您这样躺着舒服吗?还有别的需要吗;那您休息,我也会随时来看您。	
推车返回整理用物,手消,做好记录	开窗通风报告:操作完毕	站姿,蹲姿,面带微笑,得体大方

十五、大量不保留灌肠服务规范

表 1-22

用物:一次性灌肠器、石蜡油、棉签、弯盘、量筒、水温计、卫生纸、一次性手套、治疗巾、便盆、根据医嘱选择灌肠液(0.1%~0.5%肥皂水 800ml)、输液架、必要时备屏风

目的:(1)解除便秘,排除胀气。(2)清洁肠道,为手术、检查做准备。(3)稀释和清除肠道内有害物质,减轻中毒。(4)为高热患者降温。

操作程序	语言沟通	非语言沟通
自我介绍,并说明操作项目 我现在演示的操作是大量不保留灌肠,首先评估患者及环境。 拿输液卡到床尾核对患者姓名、性别、年龄、住院号。 看皮肤情况,协助舒服体位 移动输液架 回到治疗车前	尊敬的评委老师好!现在我将进行大量不保留灌肠操作,首先需要患者、环境及用物进行评估。 您好,我是您的责任护士xx,请问您叫什么,可以看看您的腕带信息吗?您好xx,您今天感觉怎么样,由于您明天行腹部手术,现根据医嘱给您进行灌肠,您以前灌过肠吗?灌肠就是一根细软管通过肛门插入到直肠,通过这根管子给您直肠内注入药物,达到治疗疾病的目的;您平时排便规律吗?直肠和肛门做过手术吗? 让我看看您的肛门周围皮肤;您肛门周围皮肤很好,您可以放心,现在需要去卫生间吗,这样躺着舒服吗?您先休息,我们待会见。	站姿(上身微微前倾、双手交叉放于腹部、两眼注视患者),蹲姿美观,面带微笑,得体大方,具有亲和力,操作娴熟,有条不紊 爱伤观念强

续表 1-22

操作程序	语言沟通	非语言沟通
病人情况,用物准备情况,环境情况	我评估的内容如下:患者神志清楚,经讲解理解此次操作目的,方法,注意事项,愿意配合,肛门周围皮肤完整,肛门和直肠无手术外伤史,平时排便规律; 病室环境安静整齐,室温在 22℃~25℃,关闭门窗,屏风遮挡;无菌物品及一次性物品均在有效期内,用物已准备齐全,灌肠液为 0.5 肥皂水 800ml,温度为 39℃。请问评委老师是否可以开始?	站姿(挺胸、抬头、双手交叉放于腹部、两眼平视前方)面带微笑
洗手、戴口罩 携用物至床旁,再次核对患者信息,向患者解释	您好,我是您的责任护士××,请问您叫什么,可以看看您的腕带信息吗?您准备好了我们就可以开始	查对认真
检查一次性灌肠器并打开放于治疗盘中→关闭调节器→将测试好的灌肠液倒入灌肠器中→将灌肠器挂于输液架上→协助患者取左侧卧位→双膝屈曲,退裤子至膝部,臀部移向床沿→垫治疗巾于臀下→肢体盖好被子→ 弯盘置于臀边→卫生纸放于治疗巾上	一次性灌肠器无漏气,在有效期内,灌肠液的温度为 39℃,800ml灌肠液面距床面 40~60cm我先帮您左侧卧位,双手交叉抱于下腹部,双膝屈曲,轻轻侧过去,在帮您将裤子至膝部,您臀部慢慢移向床沿我帮您臀下垫治疗巾	操作规范半蹲(使用节力原则)动作轻柔爱伤观念强
戴手套→润滑肛管前段→排净肛管内气体→关闭调节器 左手拿卫生纸分开臀部,暴露肛门→嘱患者深呼吸→右手持肛管轻轻插入肛门内 7~10cm→左手移至肛管固定肛管→右手打开调节器使药液缓慢流入	灌肠液为 0.5 肥皂水 800ml,温度为 39℃。××现在开始给您灌肠,放松,不要紧张,深呼吸就可以了,有不舒服及时告诉我好吗?××您感觉怎么样,肚子胀吗?请再坚持一下,马上就好。随时询问有无不适;	站姿,得体大方,操作娴熟,有条不紊操作熟练,动作轻柔注意保暖爱伤观念强

操作程序	语言沟通	非语言沟通
留有少许药液时关闭调节器→卫生纸包住肛管轻轻拔出→卫生纸轻轻按摩并清洁肛门→肛管折叠后放入医用垃圾筒→撤弯盘脱手套→撤治疗巾→协助患者穿好裤子取舒适体位，整理床单元→放回输液架	××肠已经灌完了，你有什么不舒服吗;您就这样平躺,顺时针按摩腹部,尽量保留药液10min后在排便,这样有利于药液的吸收;您还有什么需要吗;床头呼叫器给您放在枕边,有事及时呼叫,我也会随时来看您,在操作过程中您配合得很好,谢谢您的配合!	站姿,上身前倾操作熟练动作轻柔注意保暖爱伤观念强礼貌告退
推车返回整理用物,手消,做好记录	灌肠完毕、撤屏风、开窗通风报告:操作完毕	站姿，蹲姿,面带微笑,得体大方,用物放置合理

十六、小量不保留灌肠操作服务规范

表 1-23

用物:注洗器、弯盘、量杯、水温计、温开水、治疗巾、卫生纸、润滑油、棉签、血管钳、一次性手套、便盆、根据医嘱选取灌肠液(油剂180ml、温度39℃)、肛管(20~22号)、必要时备屏风		
目的:(1)软化粪便,解除便秘。(2)排除肠道内气体,减轻腹胀。		
操作程序	语言沟通	非语言沟通
自我介绍,并说明操作项目我现在演示的操作是小量不保留灌肠,首先评估患者及环境。	尊敬的评委老师好!现在我将进行小量不保留灌肠操作沟通操作,首先需要患者、环境及用物进行评估。您好,我是您的责任护士××,请问您叫什么,可以看看您的腕带信息吗?您好××,您这两天吃饭怎么样,昨晚睡得好吗?由于您已经一周没有大便了,现根据医嘱给您进行小量不保留灌肠,您以前灌过肠吗?灌肠就是一根细软管通过肛门插入到直肠,通过这根管子给您直肠内注入药物,达到通便的目的,可以解除肠胀气;	站姿(上身微微前倾、双手交叉放于腹部、两眼注视患者),蹲姿美观,面带微笑,得体大方具有亲和力操作娴熟,有条不紊爱伤观念强

续表 1-23

操作程序	语言沟通	非语言沟通
拿输液卡到床尾核对患者姓名,性别,年龄,住院号。看皮肤情况,协助舒服体位 回到治疗车前	您看可以吗?您平时排便规律吗?直肠和肛门做过手术吗?让我看看您的肛门周围皮肤;您肛门周围皮肤很好,您可以放心,现在需要去卫生间吗,这样躺着舒服吗?您先休息,我们待会见。	
病人情况,用物准备情况,环境情况	我评估的内容如下:患者神志清楚,经讲解理解此次操作目的,方法,注意事项,愿意配合,肛门周围皮肤完整,肛门和直肠无手术外伤史,平时排便规律; 病室环境安静整齐,室温在22℃~25℃,关闭门窗,遮挡屏风。无菌物品及一次性物品均在有效期内,用物已准备齐全,灌肠液为油剂(甘油与温开水各90ml),温度为39℃。请问评委老师是否可以开始?	站姿(挺胸、抬头、双手交叉放于腹部、两眼平视前方)面带微笑
洗手、戴口罩 携用物至床旁,再次核对患者信息,向患者解释	您好,我是您的责任护士××,请问您叫什么,可以看看您的腕带信息吗?您准备好了我们就可以开始	查对认真
协助患者取左侧卧位,背向操作者,双膝屈曲,退裤子至膝部 臀部移向床沿,垫治疗与臀下,弯盘置于臀边,卫生纸放在治疗巾上,注意保暖	我先帮您左侧卧位,双手交叉抱于下腹部,双膝屈曲,轻轻侧过去,在帮您将裤子退至膝部,您臀部慢慢移向床沿 我帮您将臀部下面垫治疗巾	半蹲(使用节力原则 动作轻柔 爱伤观念强
戴手套→吸药液→连接肛管→润滑肛管前段→排净肛管内气体→用止血钳夹闭肛管	灌肠液为油剂(甘油与温开水各90ml),温度为39℃。	站姿,得体大方,操作娴熟,有条不紊

操作程序	语言沟通	非语言沟通
左手拿卫生纸分开臀部,暴露肛门→嘱患者深呼吸→右手持肛管轻轻插入肛门内 15~20cm→左手移至肛管固定肛管→右手松开止血钳后持注射器将药液缓慢推入后抬高肛管末端使药液全部注入→注入温开水 10ml 冲管	××现在开始给您灌肠,放松,不要紧张,深呼吸就可以了,有不舒服及时告诉我好吗? ××您感觉怎么样,肚子胀吗?请再坚持一下,马上就好。 液面距肛门的距离≤30cm;随时询问有无不适。	站姿,上身前倾,操作熟练,动作轻柔,注意保暖
卫生纸包住肛管轻轻拔出→卫生纸轻轻按摩并清洁肛门→分离注射器与肛管,肛管折叠后放入弯盘→撤弯盘脱手套→撤治疗巾及小枕→协助患者穿好裤子取舒适体位,整理床单	××肠已经灌完了,你有什么不舒服吗;您就这样平躺,顺时针按摩腹部尽量保留药液 10~15 分钟后在排便,这样有利于药液的吸收;您还有什么需要吗?床头呼叫器给您放在枕边,有事及时呼叫,我也会随时来看您,在操作过程中您配合得很好,谢谢您的配合!	站姿,上身前倾操作熟练,动作轻柔注意保暖,爱伤观念强礼貌告退
推车返回 整理用物,手消,做好记录	灌肠完毕、撤屏风、开窗通风 报告:操作完毕	站姿,蹲姿,面带微笑,得体大方

十七、保留灌肠操作服务规范

表 1-24

用物:治疗盘、50ml 注射器、药液(2%小檗碱)、治疗碗(肛管 20 号以下)、温开水、弯盘、血管钳、卫生纸、治疗巾、润滑油、软垫、手套、医疗垃圾桶、生活垃圾桶、治疗卡、手消,(必要时备屏风,便盆)

目的:治疗肠道疾病。

操作程序	语言沟通	非语言沟通
自我介绍,并说明操作项目 我现在演示的操作是小量保留灌肠,首先评估患者及环境。 拿输液卡到床尾核对患者姓名、性别、年龄、住院号。 看皮肤情况,协助舒服体位 回到治疗车前	尊敬的评委老师好!现在我将进行保留灌肠沟通操作,首先需要对患者、环境及用物进行评估。 您好,我是您的责任护士××,请问您叫什么,可以看看您的腕带信息吗?您好××,您这两天吃饭怎么样,昨晚睡得好吗?由于您患的是细菌性痢疾,现根据医嘱给您进行灌肠,您以前灌过肠吗?灌肠就是一根细软管通过肛门插入到直肠,通过这根管子给您直肠内注入药物,达到治疗疾病的目的;您平时排便规律吗?直肠和肛门做过手术吗?让我看看您的肛门周围皮肤;您肛门周围皮肤很好,您可以放心,现在需要去卫生间吗,这样躺着舒服吗?您先休息,我们待会见。	站姿(上身微微前倾、双手交叉放于腹部、两眼注视患者),蹲姿美观,面带微笑,得体大方,操作娴熟,有条不紊
汇报评估内容	我评估的内容如下:患者神志清楚,经讲解理解此次操作目的,方法,注意事项,愿意配合,肛门周围皮肤完整,肛门和直肠无手术外伤史,平时排便规律;病室环境安静整齐,室温在 22℃~25℃,关闭门窗,遮挡屏风;无菌物品及一次性物品均在有效期内,用物已准备齐全,灌肠液为 2%的小檗碱 100ml,温度为 39℃。请问评委老师是否可以开始?	站姿(挺胸、抬头、双手交叉放于腹部、两眼平视前方)面带微笑
洗手、戴口罩携用物至床旁,再次核对患者信息,向患者解释	您好,我是您的责任护士××,请问您叫什么,可以看看您的腕带信息吗? 您准备好了我们就可以开始	查对认真

操作程序	语言沟通	非语言沟通
协助患者取左侧卧位,背向操作者,双膝屈曲,退裤子至膝部 臀部移向床沿 垫治疗巾软垫于臀下 弯盘置于臀边,注意保暖	我先帮您左侧卧位,双手交叉抱于下腹部,双膝屈曲,轻轻侧过去,在帮您将裤子退至膝部,您臀部慢慢移向床沿 我帮您将臀部抬高并在下面垫一软垫	半蹲(使用节力原则)动作轻柔
戴手套→吸药液→连接肛管→润滑肛管前段→排净肛管内气体→用止血钳夹闭肛管	灌肠液为 2%的小檗碱 100ml,温度为 39℃。	站姿,得体大方,操作娴熟,有条不紊
左手拿卫生纸分开臀部,暴露肛门→嘱患者深呼吸→右手持肛管轻轻插入肛门内 15~20cm→左手移至肛管固定肛管→右手松开止血钳后持注射器将药液缓慢推入后抬高肛管末端使药液全部注入→注入温开水 10ml 冲管	×× 现在开始给您灌肠,放松,不要紧张,深呼吸就可以了,有不舒服及时告诉我好吗? ×× 您感觉怎么样,肚子胀吗?请再坚持一下,马上就好。 液面距肛门的距离≤30cm;随时询问有无不适;	站姿,上身前倾,操作熟练,动作轻柔
卫生纸包住肛管轻轻拔出→卫生纸轻轻按摩并清洁肛门→分离注射器与肛管,肛管折叠后放入弯盘→撤弯盘脱手套→撤治疗巾及软垫→协助患者穿好裤子取舒适体位,整理床单元	撤软垫时口述:小枕保留 10~15min ××肠已经灌完了,你有什么不舒服吗;您就这样平躺,顺时针按摩腹部,尽量保留药液 20~30min 后在排便,这样有利于药液的吸收;您还有什么需要吗;床头呼叫器给您放在枕边,有事及时呼叫,我也会随时来看您,在操作过程中您配合得很好,谢谢您的配合!	站姿,上身前倾,操作熟练,动作轻柔;爱伤观念强;礼貌告退;
推车返回 整理用物,手消,做好记录	灌肠完毕、开窗通风 报告:操作完毕	站姿,蹲姿,面带微笑,得体大方

十八、简易通便操作服务规范

表 1-25

用物:弯盘,通便剂(常用通便剂:开塞露,甘油栓,肥皂栓),卫生纸,剪刀,一次性手套,治疗巾,小药杯(内盛热水 5~10ml),必要时备屏风

操作程序	语言沟通	非语言沟通
自我介绍,并说明操作项目 拿输液卡到床尾核对患者姓名、性别、年龄、住院号,询问患者身体状况,了解患者既往有通便经历,并解释此项操作的目的、方法及注意事项,取得合作。 护士洗手修剪指甲,站姿蹲姿美观,面带微笑,得体大方,操作娴熟,有条不紊。鞋帽整洁,着装符合职业要求。语言流畅,态度和蔼可亲。 关闭门窗,请男/女家属离开病房,保护病人隐私,调节室温。	尊敬的评委老师好!现在我将进行简易通便操作沟通规范,首先需要患者、环境及用物进行评估。 您好,我是您的责任护士×××,请问您叫什么名字?我可以核对一下您的腕带信息吗? 您今天感觉怎么样,张老师,因为您已经3天未解大便了,遵医嘱要给您简易通便,请问您以前简易通便过吗? 简易通便就是将润滑过的通便剂前端轻轻插入肛门后再将药液全部挤入直肠内,保留5~10分钟后再排便,您看可以吗?那您以前得过痔疮吗?	站姿,蹲姿美观,面带微笑,得体大方,双眼平视病人,操作娴熟,有条不紊
室温为 18℃~22℃(手势) 查体:掀开被子,(弯腰)协助患者退裤子到膝盖以下,观察肛门部皮肤完整。 报告病人情况,用物准备情况,环境情况	我可以看一下您肛门部位的皮肤吗? 张老师,您肛门部皮肤完整,请您放心,待会我在操作的时候会轻柔一些,您还有什么需要吗? 那您先休息,我去准备,咱们待会见。 报告评委老师:我对患者及环境的评估如下:患者神智清楚,经讲解理解此次操作目的,方法,注意事项,愿意配合。 患者肛门部位皮肤完整,无外痔。病室环境清洁安静,消除干扰,关闭门窗,遮挡屏风。调节室温为 18℃~22℃,符合操作要求。物品准备齐全,一次性物品均在有效期内,请问是否可以开始操作?	态度和蔼可亲 转身,身体直立,双手五指并拢 弯腰,身体前倾,动作轻柔 语言流畅

操作程序	语言沟通	非语言沟通
洗手戴口罩 准确核对	核对医嘱,输液卡	用物检查
备齐用物携至床旁，再次核对病人。(蹲姿) 安置正确卧位，铺治疗巾退下裤子于大腿处 开塞露法:戴手套，将封口剪去，挤少量液体润滑开口处,嘱患者左侧卧位，放松肛门，将开塞露前端轻轻插入肛门后再将药液全部挤入直肠内，保留5~10分钟后排便。 甘油栓法:戴手套，嘱患者左侧卧位，放松肛门，捏住甘油栓底部轻轻插入肛门至直肠内，抵住肛门处轻轻按摩，保留5~10分钟后排便。 肥皂栓法:肥皂削成圆锥形(底部直径约1cm,长3~4cm)，戴手套，嘱患者左侧卧位，放松肛门，将肥皂栓蘸热水后轻轻插入肛门，保留5~10分钟后排便。	您好,我是您的责任护士xxx,请问你叫什么名字？我可以再次核对一下您的腕带信息吗？ 您准备好了吗?那我们现在开始。 张老师我扶您左侧卧位。 您这样躺着舒服吗？ 那我现在准备要放药了，有点难受，您深呼吸，马上就好了;您如果有什么不舒服，请及时告诉我好吗？	核对信息 蹲姿 动作规范 操作熟练 安置卧位 动作轻柔
和患者沟通,向患者解释	请您张大嘴深呼吸好吗？ 张老师,有点难受是吧?请张开口深吸，休息一会就会好的。 现在感觉怎么样?请再坚持一下，马上就好。 您配合得很好,要保留药液5~10分钟后就可以排便了。 谢谢您的配合。 那您还有什么需要吗? 我将床头呼叫器放于您的枕边，您有什么需要请及时按呼叫器，我也会随时来看您的。谢谢您的配合。	仔细,动作轻稳 面带微笑

续表 1-25

操作程序	语言沟通	非语言沟通
整理病人床单元,协助患者取舒适体位。 整理用物,医疗垃圾分类处理,洗手		整理用物 点头示意,礼貌告退

十九、肛管排气操作服务规范

表 1-26

用物:弯盘,肛管(24~26 号)橡胶管,盐水瓶(内盛水 2/3 满),石蜡油,棉签,一次性手套,胶布,别针,卫生纸,必要时备屏风。

目的:排除肠腔积气,减轻腹胀。

操作程序	语言沟通	非语言沟通
自我介绍,并说明操作项目 拿输液卡到床尾核对患者姓名、性别、年龄、住院号,询问患者身体状况,了解患者既往有无排气经历,并解释此项操作的目的、方法及注意事项,取得合作 护士洗手修剪指甲,站姿蹲姿美观,面带微笑,得体大方,操作娴熟,有条不紊。鞋帽整洁,着装符合职业要求。语言流畅,态度和蔼可亲。 关闭门窗,请男/女家属离开病房,保护病人隐私,调节室温为18℃~22℃(手势)	尊敬的评委老师好!现在我将进行肛管排气操作,首先需要患者、环境及用物进行评估。 您好,我是您的责任护士×××,请问您叫什么名字?我可以核对下您的腕带信息吗?您今天感觉怎么样,张老师,因为您已经10个小时未排气了,遵医嘱要给您肛管排气,请问您以前做过肛管排气吗?那您有痔疮吗? 那我给您解释一下,肛管排气就是将一根软管通过肛门插入直肠内,这样可以排除肠腔积气,减轻腹胀,减轻您的痛苦,您看好吗?那我可以检查一下您的肛门部位的皮肤情况吗? 张老师您的肛门部位的皮肤完整,请您放心,待会我在操作的时候会轻柔一些,您不必担心。那您还有什么需要吗? 那您先休息,我去准备,咱们待会见好吗?	站姿,蹲姿美观,面带微笑,得体大方,双眼平视病人,操作娴熟,有条不紊 态度和蔼可亲 转身,身体直立,双手五指并拢 弯腰,身体前倾,动作轻柔 语言流畅

操作程序	语言沟通	非语言沟通
查体：掀开被子，(弯腰)协助患者退裤子于膝盖以下，观察肛门部皮肤完整。 报告病人情况，用物准备情况，环境情况	报告评委老师：我对患者及环境的评估如下：患者神智清楚，经讲解理解此次操作目的、方法、注意事项、愿意配合。患者肛门部的皮肤完整，无痔疮，病室环境清洁安静，消除干扰，关闭门窗，遮挡屏风。调节室温为18℃~22℃，符合操作要求。物品准备齐全，一次性物品均在有效期内，请问是否可以开始操作？	
洗手戴口罩 准确核对	核对医嘱，输液卡	用物检查
备齐用物携至床旁，再次核对病人。(蹲姿) 安置正确卧位 退下远侧裤子搭于近侧腿上 将盐水瓶系于床沿，连接管一端连接玻璃管和肛管，另一端插入瓶中液面以下。	您好，我是您的责任护士×××，请问你叫什么名字？我可以再次核对一下您的腕带信息吗？ 您准备好了吗？那我们现在开始。 张老师我扶您侧卧位。	核对信息 蹲姿 程序正确，动作规范 操作熟练 安置卧位
戴手套，润滑肛管前端，暴露肛门，嘱患者深呼吸，将肛管轻轻插入直肠15~20cm，用胶布固定肛管于一侧肛门旁防止滑脱，连接管留出足够长用别针固定在床单上。 观察排气情况。如排气不畅，可在患者腹部按结肠的解剖位置做顺时针按摩，帮助患者转换体位或调节肛管深度以助气体排出。	您这样躺着舒服吗？那我现在准备要插管了，有点难受，您深呼吸，马上就好了；如果有什么不舒服，请及时告诉我好吗？ 请您张大嘴深呼吸好吗？ 张老师，有点难受是吧？请张开口深呼吸。 现在感觉怎么样？请再坚持一下，马上就好您配合得很好 张老师，排气管已经给您插好，排气通畅，请您放心。那您还有什么需要吗？ 我将床头呼叫器放于您的枕边，您有什么需要请及时按呼叫器，我也会随时来看您的。谢谢您的配合。	仔细，动作轻稳 固定插管

续表 1-26

操作程序	语言沟通	非语言沟通
洗手,戴口罩。 核对床尾卡—床头—闭门窗,调节室温为 18℃~22℃。 遮挡屏风 向患者解释,取得合作 协助病人摆体位侧卧位—拔出肛管—清洁肛门。协助患者穿裤子并取舒适体位—整理床单元,向患者解释—开窗通风。	您好,我是您的责任护士×××,请问你叫什么名字?我可以再次核对一下您的腕带信息吗? 张老师您已经留置排气管 20min 了,是否感觉舒服了很多?现能自主排气了,遵医嘱要给您拔出排气管,我会很轻柔的,请您放心。 张老师,排气管已经给您拔出,您有什么不舒服吗?那您还要少吃易产气的食物,像:红薯,马铃薯,大豆,蚕豆等,这样可以减轻您的腹胀情况,好吗?	拔管整理 程序正确,动作规范,操作熟练
整理病人床单元,协助患者取舒适体位。 整理用物,医疗垃圾分类处理,洗手	那您还有其他需要吗?我将呼叫器放在您的枕边,您有什么事可以随时按压呼叫器,我也会随时巡回病房,您看好吗? 那您好好休息,祝您早日康复。	整理用物 点头示意,礼貌告退

二十、女患者导尿操作服务规范

同男患者。

二十一、男患者导尿操作服务规范

表 1-27

用物:无菌导尿包 1 个(治疗碗 2 个,小药杯 1 个,血管钳 1 把,大棉球 10 余个,纱布 2 块,洞巾 1 个)、弯盘、棉签、导尿管 2 根、一次性手套、无菌手套、一次性治疗巾 2 块、无菌持物钳以及容器 1 套、0.05%碘伏溶液、石蜡油、标本瓶或试管、备用便盆,锐器盒。

操作程序	语言沟通	非语言沟通
自我介绍,并说明操作项目 汇报评估内容	尊敬的评委老师好!现在我将进行导尿操作规范,首先需要患者、环境及用物进行评估。 报告评委老师:我对患者及环境的评估如下:患者神智清楚,经讲解理解此次操作目的,方法,注意事项,愿意配合。	站姿

操作程序	语言沟通	非语言沟通
拿输液卡到床尾核对患者姓名,性别,年龄,住院号,询问患者身体状况,了解患者既往有无插管经历,并解释此项操作的目的、方法及注意事项,取得合作 护士洗手修剪指甲,站姿蹲姿美观,面带微笑,得体大方,操作娴熟,有条不紊。鞋帽整洁,着装符合职业要求。语言流畅,态度和蔼可亲。 关闭门窗,请男/女家属离开病房,保护病人隐私,调节室温为18℃~22℃(手势) 查体:掀开被子,(弯腰)协助患者退裤子于膝盖以下,嘱病人屈膝外展,触摸患者膀胱充盈区,叩诊为浊音,观察会阴部皮肤完整,根据病人的卫生状况,确定消毒棉球的数量。 报告病人情况,用物准备情况,环境情况	你好,我是您的责任护士×××,请问你叫什么名字? 我可以核对下您的腕带信息吗? 您今天感觉怎么样,张老师,因为您已经10个小时未解小便了,遵医嘱要给您导尿,请问您以前导过尿吗? 那我帮您解释一下,留置导尿就是将一根软管经尿道口插入尿道,这样可以排除膀胱内的尿液,减轻您的痛苦,您看好吗?那我可以检查一下您的腹部情况吗? 张老师您的膀胱区充盈,叩诊为浊音,会阴部皮肤完整,请您放心,待会我在操作的时候会轻柔一些,您不必担心。那您还有什么需要吗? 那您先休息,我去准备,咱们待会见好吗? 患者膀胱区充盈,叩诊为浊音。会阴部皮肤完整,病室环境清洁安静,消除干扰,关闭门窗,遮挡屏风。调节室温为18℃~22℃,符合操作要求。物品准备齐全,一次性物品均在有效期内,请问是否可以开始操作?	站姿,蹲姿美观,面带微笑,得体大方,双眼平视病人,操作娴熟,有条不紊 态度和蔼可亲 转身,身体直立,双手五指并拢 弯腰,身体前倾,动作轻柔,语言流畅
洗手戴口罩 准确核对	核对医嘱,输液卡	用物检查
备齐用物携至床旁,再次核对病人。 安置正确卧位,铺治疗巾 退下远侧裤子搭于近侧腿上	您好,我是您的责任护士×××,请问你叫什么名字我可以再次核对一下您的腕带信息吗? 您准备好了吗?那我们现在开始。 张老师我扶您仰卧位,双腿屈膝外展。	核对信息蹲姿

续表 1-27

操作程序	语言沟通	非语言沟通
置弯盘于会阴处,治疗碗置弯盘后,左手戴手套,消毒(方法:阴阜上—中—下,左侧大阴唇,右侧大阴唇,用纱布 1 块分开大阴唇,暴露小阴唇,左侧小阴唇—右侧小阴唇—尿道口—左侧小阴唇—右侧小阴唇—尿道口—尿道口至肛门。由外向内,自上而下,每个棉球限用一次,移治疗碗和弯盘至床尾,脱下手套置弯盘内。 男患者消毒法:左手戴一次性手套,右手持棉球依次消毒阴阜上—中—下—阴茎背侧-阴茎腹侧-阴囊。 左手用无菌纱布裹住阴茎将包皮向后推暴露尿道外口,自尿道口向外向后旋转擦拭尿道口-龟头-冠状沟数次,每个棉球限用一次。由上而下,由内向外。	张老师,我现在给您消毒,有点凉,您坚持一下,很快就好了。	程序正确,动作规范,操作熟练 安置卧位垫巾置盘动作轻柔
将导尿包置于病人两腿间正确打开,倒消毒液于小药杯中。 戴无菌手套,铺洞巾,无污染。检查导尿管气囊是否完好—尿道口前端涂石蜡油—左手用纱布 1 块分开并固定大阴唇暴露小阴唇,尿道口—左侧小阴唇—右侧小阴唇—尿道口,污染棉球,小药杯放于弯盘内,将弯盘置于床尾。 左手固定小阴唇,右手将尿管轻轻插入尿道口 4~6cm,见尿后再插入1cm,打入 8ml 生理盐水固定,轻轻回拉,无滑脱,接尿袋—别针固定—整理用物—整理裤子—整理床单元—洗手	您有什么不舒服吗? 那我现在准备要插管了,有点难受,您深呼吸,马上就好了;您如果有什么不舒服,请及时告诉我好吗? 请您张大嘴深呼吸好吗? 张老师,有点难受是吧?请张开口深呼吸,休息一会就会好的。 现在感觉怎么样?请再坚持一下,马上就好。 您配合得很好! 张老师,尿管已经给您插好了,现已排除 600ml 尿液,您感觉怎么样?	铺巾润管仔细,动作轻稳 再次消毒

操作程序	语言沟通	非语言沟通
(注:男患者导尿:左手用无菌纱布裹住阴茎并提起,使其与腹壁呈60°角,将包皮向后推,暴露尿道口,用碘伏棉球再次消毒尿道口,在尿道口停留片刻,嘱患者张口呼吸,右手用血管钳夹持导尿管对准尿道口轻轻插入尿道20~22cm,见尿液流出再插入1~2cm,其余同女患者导尿法。) 向患者解释 放尿或留取尿标本 5ml,观察尿液。 导尿完毕,轻轻拔出导尿管,撤下洞巾,擦净外阴,撤去患者臀下一次性治疗巾放在治疗车下层污桶内,脱去手套至弯盘内。开窗 通风,推车至床尾,记录尿的颜色、性质和量。 再次查体并向患者解释	我再检查一下您的膀胱区好吗? 您的膀胱区平软了很多,张老师,在您留置尿期间,请您在床上床下不要做剧烈活动,以免尿管打折、弯曲、脱出等,要多喝水,多排尿,防止尿路感染,集尿袋的高度要低于趾骨联合以免引起逆行感染,您看好吗? 谢谢您的配合,那我现在要将导尿管拔出。 那您还有什么需要吗?	
整理病人床单元,协助患者取舒适体位。 洗手记录 整理用物,医疗垃圾分类处理	请问您还有其他需要吗?我将呼叫器放在您的床边,您有什么事可以随时按压呼叫器,我也会时巡回病房,您看好吗? 那您好好休息! 报告评委老师,操作完毕	整理用物 鞠躬礼,礼貌告退

注意事项:

1. 严格执行无菌技术操作,如导尿管脱出或误插入阴道内,均应更换导尿管重插,以防尿路感染。

2. 注意保护患者隐私,操作环境要遮挡。

3. 选择合适的导尿管,动作轻柔,防止损失尿道黏膜。

4. 对膀胱高度充盈、极度虚弱的患者,一次放尿不得超过 1000ml,以防发生虚脱和血尿。

二十二、女患者留置导尿操作服务规范

表 1-28

用物:无菌导尿包 1 个(治疗碗 2 个,小药杯 1 个,血管钳 1 把,大棉球 10 余个,纱布 2 块、洞巾 1 个)、弯盘、棉签、导尿管 2 根、一次性手套、无菌手套、一次性治疗巾 2 块、无菌持物钳以及容器 1 套、0.05%碘伏溶液、石蜡油、标本瓶或试管、备用便盆、锐器盒。

操作程序	语言沟通	非语言沟通
自我介绍,并说明操作项目 拿输液卡到床尾核对患者姓名,性别,年龄,住院号,询问患者身体状况,了解患者既往有无插管经历,并解释此项操作的目的、方法及注意事项,取得合作。 护士洗手修剪指甲,站姿蹲姿美观,面带微笑,得体大方,操作娴熟,有条不紊。鞋帽整洁,着装符合职业要求。语言流畅,态度和蔼可亲。 关闭门窗,请男/女家属离开病房,保护病人隐私,调节室温为 18℃~22℃(手势) 查体:掀开被子,(弯腰)协助患者退裤子于膝盖以下,嘱病人屈膝外展,触摸患者膀胱充盈区,叩	尊敬的评委老师好!现在我将进行女患者留置导尿操作,首先需要患者、环境及用物进行评估。 你好,我是您的责任护士×××,请问你叫什么名字?我可以核对下您的腕带信息吗? 您今天感觉怎么样,张老师,因为您已经 10 个小时未解小便了,遵医嘱要给您留置导尿,请问您以前导过尿吗? 那我帮您解释一下,留置导尿就是将一根软管经尿道口给您插入尿道,这样可以排除膀胱内的尿液,减轻您的痛苦,您看好吗?那我可以检查一下您的腹部情况吗? 张老师您的膀胱区充盈,叩诊为浊音,会阴部皮肤完整,请您放心,待会我在操作的时候会轻柔一些,您不必担心。那您还有什么需要吗? 那您先休息,我去准备,咱们待会见好吗? 报告评委老师:我对患者及环境的评估如下:患者神智清楚,经讲解理解此次操作目的,方法,注意事项,愿意配合。患者膀胱区充盈,叩诊为浊音。会阴部皮肤完整,病室环境清洁安静,消除干扰,关闭门窗,遮挡屏风。调节室温为 18℃~22℃,符合操作要求。物品准备齐全,一次性物品均在有效期内,请问是否可以开始操作?	站姿,蹲姿美观,面带微笑,得体大方,双眼平视病人,操作娴熟,有条不紊 态度和蔼可亲转身,身体直立,双手五指并拢 弯腰,身体前倾,动作轻柔 语言流畅

操作程序	语言沟通	非语言沟通
诊为浊音,观察会阴部皮肤完整,根据病人的卫生状况,确定消毒棉球的数量。 报告病人情况,用物准备情况,环境情况		
洗手戴口罩 准确核对	核对医嘱,输液卡	用物检查
备齐用物携至床旁,再次核对病人。 安置正确卧位,铺治疗巾 退下远侧裤子搭于近侧腿上 置弯盘于会阴处,治疗碗置弯盘后,左手戴手套,消毒(方法:阴阜上—中—下,左侧大阴唇,右侧大阴唇,用纱布1块分开大阴唇,暴露小阴唇,左侧小阴唇—右侧小阴唇—尿道口—左侧小阴唇—右侧小阴唇—尿道口—尿道口至肛门。由外向内,自上而下,每个棉球限用一次,移治疗碗和弯盘至床尾,脱下手套置弯盘内。 男患者消毒法:左手戴一次性手套,右手持棉球依次消毒阴阜上—中—下—阴茎背侧—阴茎腹侧—阴囊。左手用无齿纱布裹住阴茎将包皮向后推暴露尿道外口,自尿道口向外向后旋转擦拭尿道口—龟头—冠状沟数次,每个棉球限用一次。由上而下,由内向外。	您好,我是您的责任护士×××,请问你叫什么名字?我可以再次核对一下您的腕带信息吗?您准备好了吗?那我们现在开始。 张老师我扶您仰卧位,双腿屈膝外展。 张老师,我现在给您消毒,有点凉,您坚持一下,很快就好了。	核对信息 蹲姿 程序正确,动作规范,操作熟练 安置卧位 垫巾置盘 动作轻柔
将导尿包置于病人两腿间正确打开,倒消毒液于小药杯中。 戴无菌手套,铺洞巾,无污染。检查导尿管气囊是否完好—尿道口前端涂石蜡油—左手用纱布1块分开并固定大阴唇暴露小阴唇,尿道口—左侧小阴唇—右侧小阴唇—尿道口污染棉球,小药杯放于弯盘内,将弯盘置于床尾	您有什么不舒服吗?那我现在准备要插管了,有点难受,您深呼吸,马上就好了;您如果有什么不舒服,请及时告诉我好吗?请您张大嘴深呼吸好吗?	铺巾润管 仔细,动作轻稳

续表 1-28

操作程序	语言沟通	非语言沟通
左手固定小阴唇,右手将尿管轻轻插入尿道口 4~6cm,见尿后再插入 1cm,打入 8ml 生理盐水固定,轻轻回拉,无滑脱,接尿袋—别针固定—整理用物—整理裤子—整理床单元—洗手（注:男患者导尿:左手用无菌纱布裹住阴茎并提起,使其与腹壁呈 60°角,将包皮向后推,暴露尿道口,用碘伏棉球再次消毒尿道口,在尿道口停留片刻嘱患者张口呼吸,右手用血管钳夹持导尿管对准尿道口轻轻插入尿道 20~22cm,见尿液流出再插入 1~2cm,其余同女患者导尿法。）向患者解释 放尿或留取尿标本 5ml,观察尿液。开窗通风,推车至床尾,记录尿的颜色,性质和量。 再次查体并向患者解释	张老师,有点难受是吧？请张开口深呼吸,休息一会就会好的。 现在感觉怎么样？请再坚持一下,马上就好您配合得很好 张老师,尿管已经给您插好了,现已排除 600ml 尿液,您感觉怎么样？我再检查一下您的膀胱区好吗？ 您的膀胱区平软了很多,张老师,在您留置尿管期间,请您在床上床下不要做剧烈活动,以免尿管打折、弯曲、脱出等,要多喝水,多排尿,防止尿路感染,集尿袋的高度要低于趾骨联合以免引起逆行感染,您看好吗？ 谢谢您的配合。 那您还有什么需要吗？ 我将床头呼叫器放于您的枕边,您有什么需要请及时按呼叫器,我也会随时来看您的。谢谢您的配合。	再次消毒 固定插管
洗手,戴口罩。 核对床尾卡—床头—闭门窗,调节室温为 18℃~22℃。遮挡屏风向患者解释,取得合作 协助病人摆体位（仰卧屈膝位）—臀部垫治疗巾—检查用物(手套,注射器)—抽出气囊内的液体—轻轻拔出尿管—撒用物 协助患者穿裤子并取舒适体位—整理床单元,向患者解释—开窗通风。	您好,我是您的责任护士xxx,请问你叫什么名字？我可以再次核对一下您的腕带信息吗？ 张老师您已经留置尿管 3 天了,现能自主排尿,遵医嘱要给您拔出尿管,我会很轻柔的,请您放心。 张老师,尿管已经给您拔出,您有什么不舒服吗？那您还要多饮水,多排尿,以免引起尿路的感染,好吗？	拔管整理 程序正确,动作规范,操作熟练

操作程序	语言沟通	非语言沟通
整理病人床单元，协助患者取舒适体位。整理用物，医疗垃圾分类处理，洗手	请问您还有其他需要吗？我将呼叫器放在您的床边，您有什么事可以随时按压呼叫器，我也会随时巡回病房，您看好吗？那您好好休息	整理用物点头示意，礼貌告退

二十三、女患者膀胱注洗操作服务规范

表 1-29

用物：1.开放式膀胱冲洗术：无菌导尿包(治疗碗 2 个，镊子 1 把，0.5%碘伏棉球数个，纱布 2 块)，开放式无菌膀胱冲洗器 1 套，治疗巾，弯盘，便盆。2.密闭式膀胱冲洗术：无菌导尿包(治疗碗 1 个，镊子 1 把，0.5%碘伏棉球数个)，密闭式无菌膀胱冲洗器一套，治疗巾，血管钳 1 把；开瓶器 1 个，输液架 1 个，输液网套 1 个，便盆。3.常用冲洗溶液：生理盐水(前列腺肥大摘除术后患者，用冰生理盐水灌洗)，0.02%呋喃西林液，3%硼酸液。温度为 38℃~40℃。

目的：1.保持液体引流通畅。2.预防膀胱炎症，清除膀胱内的血凝块，黏液等异物，减轻刺激和疼痛。3.治疗某些膀胱疾病如膀胱炎，膀胱肿瘤等。

操作程序	语言沟通	非语言沟通
自我介绍，并说明操作项目 拿输液卡到床尾核对患者姓名，性别，年龄，住院号，询问患者身体状况，按导尿术插好导尿管，按留置导尿管术固定导尿管并排空膀胱。选择注洗方法冲洗膀胱。了解患者既往有无注洗经历，并解释此项操作的目的、方法及注意事项，取得合作。	你好，我是您的责任护士×××，请问你叫什么名字我可以核对下您的腕带信息吗？ 您今天感觉怎么样，根据医嘱，我要为您插导尿管，可能有点难受，请您忍耐下好吗？ 张老师，您尿袋内的尿液及引流均正常，我已经为您排空膀胱了，现在根据医嘱，我将为您进行膀胱注洗，您以前进行过膀胱注洗吗？ 那我帮您解释一下，膀胱注洗对身体没有任何的伤害，它主要是使尿液引流通畅，治疗某些膀胱疾病，清除膀胱内血凝块，黏液、细菌等异物。预防膀胱感染，您看好吗？ 我将输液架移至您的床头您在上下床的时候小心一些不要摔倒。	站姿，蹲姿美观，面带微笑，得体大方，双眼平视病人，操作娴熟，有条不紊

续表 1-29

操作程序	语言沟通	非语言沟通
护士洗手修剪指甲,站姿蹲姿美观,面带微笑,得体大方,操作娴熟,有条不紊。鞋帽整洁,着装符合职业要求。语言流畅,态度和蔼可亲。 报告病人情况,用物准备情况、环境情况	张老师,那您还有什么需要吗?那您先休息,我去准备,咱们待会见好吗? 报告评委老师:我对患者及环境的评估如下:患者神智清楚,经讲解理解此次操作目的,方法,注意事项,愿意配合。病室环境清洁安静,消除干扰,符合操作要求。物品准备齐全,一次性物品均在有效期内,请问是否可以开始操作?	
洗手戴口罩 准确核对 备齐用物携至床旁,再次核对病人。 (1)开放式膀胱冲洗术: 分开导尿管与集尿袋引流管连接处,用0.5%碘伏棉球分别消毒导尿管口和引流管接头处,并用无菌纱布包裹引流管接头。 取膀胱冲洗器吸取冲洗液,接导尿管,缓缓注入膀胱200~300ml。 取下冲洗器,让冲洗液自行流出或轻轻抽吸。如此反复冲洗,直至流出液澄清为止。 再次核对输液卡 (2)密闭式膀胱注洗术: 开瓶器启开注洗液瓶盖中心部分,常规消毒瓶口,打开膀胱冲洗器,将抽吸导管针头插入瓶塞后将冲洗瓶倒挂于输液架上,瓶内液面距床面60~100cm,排气后关闭导管。	核对医嘱,输液卡 您好,我是您的责任护士×××,请问你叫什么名字?我可以再次核对一下您的腕带信息吗?您准备好了吗?那我们现在开始。张老师,您这样躺着舒服吗? 张老师,冲洗已经开始了,您如果有什么不舒服请及时告诉我好吗? 我现将滴速调节至80~100滴/分请您及家属不要随意调节好吗?	用物检查核对信息(蹲姿)上身前倾,面带微笑,亲和力强 消毒接头

操作程序	语言沟通	非语言沟通
分开导尿管与集尿袋引流管接头处,用 0.5%碘伏棉签分别消毒导尿管口和引流管接头,将导尿管和引流管分别于"Y"形管的两个分管相连接,"Y"形管的主管连接冲洗导管。 关闭引流管,开放冲洗管,使溶液滴于膀胱,调节滴速 60~80 滴/min,待患者有尿意或滴入溶液 200~300ml 后,关闭冲洗管,放开引流管,将冲洗液全部引流出后,再夹闭引流管。按需要反复冲洗,如系滴入治疗用药,需在膀胱内保留 30min 后再引流出体外。 在冲洗过程中要严密观察引流是否通畅及患者的反应,如患者感觉不适,应减缓冲洗速度和量,必要时停止冲洗,若患者感到剧痛或引流液中有鲜血时应停止冲洗,通知医生处理。 勾签医嘱。		程序正确,动作规范,操作熟练
关闭输液器调节冲洗结束 血管钳夹闭尿管,断开冲洗接头,与引袋接头连接紧密。 清洁外阴部,固定好导尿管。 记录内容为:尿液的颜色,性质,量,有无沉淀,有无絮状物,引流通畅情况及冲洗过程中患者的反应。洗手记录冲洗时间。 向患者解释并整理床单元。	您有什么不舒服吗? 张老师,冲洗已经结束了,我现在要给您消毒导尿管口引流管接头处,好吗? 张老师,现在感觉怎么样? 张老师,您看,引流出的尿液清亮属正常状态,请您放心。那您还有别的需要吗?我将床头呼叫器放于您的枕边,您有什么需要请及时按呼叫器,我也会随时来看您的。谢谢您的配合,祝您早日康复!	冲洗结束 面带微笑蹲姿
协助患者取舒适体位。 整理用物,医疗垃圾分类处理 洗手记录。床单元整洁,推车返回。	报告: 报告评委老师操作完毕	整理用物点头示意,礼貌告退

二十四、女患者小剂量膀胱滴药操作服务规范

表 1-30

用物:无菌导尿包1个(治疗碗2个,小药杯1个,血管钳1把,大棉球10余个,纱布2块、洞巾1个)、弯盘、棉签、导尿管2根、一次性手套、无菌手套、一次性治疗巾2块、无菌持物钳以及容器1套、0.05%碘伏溶液、石蜡油、标本瓶或试管、备用便盆,锐器盒,无菌注洗器,遵医嘱准备滴注药液(温度38℃~40℃)

操作程序	语言沟通	非语言沟通
自我介绍,并说明操作项目 拿输液卡到床尾核对患者姓名,性别,年龄,住院号,询问患者身体状况,了解患者既往有无插管经历,并解释此项操作的目的、方法及注意事项,取得合作。 护士洗手修剪指甲,站姿蹲姿美观,面带微笑,得体大方,操作娴熟,有条不紊。鞋帽整洁,着装符合职业要求。语言流畅,态度和蔼可亲。 关闭门窗,请男/女家属离开病房,保护病人隐私,调节室温18℃~22℃(手势)查导尿管是否通畅。 汇报评估内容	你好,我是您的责任护士×××,请问你叫什么名字?我可以核对下您的腕带信息吗? 您今天感觉怎么样,张老师,遵医嘱要给您进行小剂量膀胱滴药,是为了更好的治疗某些疾病,请问您以前进行过膀胱滴药吗? 那我帮您解释一下,留置导尿就是将药液通过导尿管口注入膀胱内,以达到治疗某些膀胱疾病,我现在可以看下您的导尿管吗? 张老师,您的导尿管通畅,请您放心,待会我在操作的时候会轻柔一些,您不必担心。 那您还有什么需要吗? 那您先休息,我去准备,咱们待会见好吗? 报告评委老师:我对患者及环境的评估如下:患者神智清楚,经讲解理解此次操作目的,方法,注意事项,愿意配合。患者导尿管通畅,病室环境清洁安静,消除干扰,关闭门窗,遮挡屏风。调节室温为18℃~22℃,符合操作要求。物品准备齐全,一次性物品均在有效期内,请问是否可以开始操作?	站姿,蹲姿美观,面带微笑,得体大方,双眼平视病人,操作娴熟,有条不紊 态度和蔼可亲 转身,身体直立,双手五指并拢 弯腰,身体前倾,动作轻柔 语言流畅
洗手戴口罩 准确核对	核对医嘱,输液卡	用物检查

操作程序	语言沟通	非语言沟通
备齐用物携至床旁,再次核对病人。(蹲姿) 按导尿法进行导尿,放尽尿液。	您好,我是您的责任护士×××,请问你叫什么名字?我可以再次核对一下您的腕带信息吗?您准备好了吗?那我们现在开始。	核对信息 蹲姿 程序正确,动作规范,操作熟练,动作轻柔
用灌注器吸取药液,用无菌纱布包裹导尿管口,从导尿管注入,注完后将导尿管提起,末端反折	您有什么不舒服吗? 我现在要注入药液了,您如果有什么不舒服,请及时告诉我好吗? 您配合得很好,请您注意,要保留 30min 以上再排尿,以保持药效好吗? 谢谢您的配合。那您还有什么需要吗? 我将床头呼叫器放于您的枕边,您有什么需要请及时按呼叫器,我也会随时来看您的。谢谢您的配合。	仔细,动作轻稳
洗手,戴口罩。 核对床尾卡—床头—闭门窗,调节室温为 18℃~22℃。遮挡屏风向患者解释,取得合作。 协助病人摆体位(仰卧屈膝位)—臀部垫治疗巾—检查用物(手套,注射器)—抽出气囊内的液体—轻轻拔出尿管—撤用物 协助患者穿裤子并取舒适体位—整理床单元,向患者解释—开窗通风。	您好,我是您的责任护士×××,请问你叫什么名字?我可以再次核对一下您的腕带信息吗? 张老师,您也留置导尿 3 天了,遵医嘱要给您拔出尿管,我会很轻柔的,请您放心。 张老师,尿管已经给您拔出,您有什么不舒服吗?那您还要多饮水,多排尿,以免引起尿路的感染,好吗?	拔管整理 程序正确,动作规范,操作熟练

续表 1-30

操作程序	语言沟通	非语言沟通
整理病人床单元,协助患者取舒适体位。整理用物,医疗垃圾分类处理,洗手	请问您还有其他需要吗?我将呼叫器放在您的床边,您有什么事可以随时按压呼叫器,我也会随时巡回病房,您看好吗?那您好好休息!	整理用物点头示意,礼貌告退

二十五、静脉血标本采集操作服务规范

表 1-31

用物:基础治疗盘:不同规格一次性注射器,按检验目的选择标本容器(容器外贴标签,核对无误,检查容器有无裂缝,培养基有无混浊,变质),止血带,检验单,按需备酒精灯,火柴。		
操作程序	语言沟通	非语言沟通
自我介绍,并说明操作项目 拿输液卡到床尾核对患者姓名、性别、年龄、住院号,询问患者身体状况,解释静脉血标本采集的目的、方法及注意事项,取得合作。 护士洗手修剪指甲,站姿蹲姿美观,面带微笑,得体大方,操作娴熟,有条不紊。鞋帽整洁,着装符合职业要求。语言流畅,态度和蔼可亲。报告病人情况,用物准备情况,环境情况	您好,我是您的责任护士×××,请问您叫什么名字?我可以核对一下您的腕带信息吗?您今天感觉怎么样,为了协助临床诊断,为治疗提供依据,现在根据医嘱要为您进行静脉血标本的采集。请问您以前采过血吗?我可以看一下您的胳膊皮肤吗?您的这条胳膊以前受过外伤吗?做过手术吗?按压这里疼不疼?来,您活动一下我看看。 好的,那待会我们就在这儿采集血标本好吗? 张老师,那您还有什么需要吗?那您先休息,我去准备,咱们待会见好吗? 报告评委老师:我对患者及环境的评估如下:患者神智清楚,经讲解理解此次操作目的、方法、注意事项,愿意配合,患者外周皮肤完整,血管充盈,无手术外伤史。病室环境清洁安静,消除干扰,符合操作要求。物品准备齐全,一次性物品均在有效期内,请问是否可以开始操作?	站姿,蹲姿美观,面带微笑,得体大方,双眼平视病人,操作娴熟,有条不紊

操作程序	语言沟通	非语言沟通
洗手戴口罩 准确核对 备齐用物携至床旁,再次核对病人。 选择静脉,在穿刺点上方6cm处扎止血带消毒皮肤,嘱患者握拳,使静脉充盈。	核对医嘱,化验单 您好我是您的责任护士×××,请问您叫什么名字?我可以再次核对一下您的腕带信息吗? 您准备好了吗?那我们现在开始。张老师,您这样躺着舒服吗?我可以看下您的胳膊皮肤吗? 您的这条胳膊以前受过外伤吗?做过手术吗?按压这里疼不疼?那好,我们就在这儿采集血标本吧,好吗? 我现在给您消毒,有点凉,请您稍微忍耐一下好吗? 来,握拳。	用物检查核对信息 上身前倾面带微笑亲和力强 程序正确动作规范操作熟练
按静脉注射法穿刺,抽取所需血量抽血毕,松止血带,嘱患者松拳,以干棉球按压穿刺点及上方拔针,按压至不出血。将血液注入标本瓶。 血清标本:取下针头,将血液顺管壁缓慢注入干燥试管,勿将泡沫注入,避免震荡,以防溶血(采血量3ml,儿童2ml,血黏稠度高,如缺氧者需4ml) 全血标本:将血液如上法注入有抗凝剂的试管,立即180°轻轻摇动,防止凝固。应严格掌握取血量(为防止凝固最好按血凝2ml,血流变5ml,血常规0.8~1.5ml,血沉2ml,生化3ml,顺序注入) 血培养标本:除去标本瓶塑料外盖,消毒瓶塞,采血毕,注射器直接刺入培养瓶注入血液,盖上塑料外盖,轻轻摇匀	张老师,扎针的时候有点疼,请您稍微忍耐一下,好吗? 张老师,血已经抽好了,您现在可以松拳了,有点疼,请您不必担心,等会就会好的。 张老师,请问您还有什么需要吗?我将床头呼叫器放于您的枕边,您有什么需要请及时按呼叫器,我也会随时来看您的。 谢谢您的配合,祝您早日康复!	上身前倾 面带微笑 亲和力强

续表 1–31

操作程序	语言沟通	非语言沟通
(一般采血量 5ml,亚急性细菌性心内膜炎需 10~15ml) 再次核对。		
协助患者取舒适体位。 整理用物,医疗垃圾分类处理,洗手。 床单元整洁,推车返回。		整理用物 礼貌告退
核对标本无误后连同化验单及时送检	报告评委老师:操作完毕	

注意事项:

1. 严格执行查对制度,遵守无菌操作原则。

2. 需空腹时采取的血标本。应事先通知患者。

3. 根据不同的检验目的选择容器,并计算所需采血量。

4. 严禁在输液,输血的肢体抽取血标本,应在对侧肢体采血,以免影响检验结果。

5. 同时抽取几个项目的血标本,应先注入血培养瓶,其次注入抗凝管,干燥试管。

6. 血培养标本:如患者有发热,应在体温最高时采取。同时,尽量在使用抗生素前采血。

7. 注意做好自我防护士。

二十六、动脉血标本采集操作服务规范

表 1–32

用物:基础治疗盘内:一次性 1ml 注射器、肝素 1 支、无菌纱布块、标签、检验单、必要时备无菌手套		
操作程序	语言沟通	非语言沟通
自我介绍,并说明操作项目 核对患者信息,并做好解释询问患者身体状况。评估患者情况。	你好,我是你的责任护士小瞿,请问你叫什么名字?张大爷,我可以核对一下你的腕带信息吗?张大爷,您今天感觉怎么样,现在根据医嘱要为您行动脉血标本采集,目的就是做血气分析,以便于医生采取下一步的治疗。穿刺的时候有点疼,请您尽量忍耐一下不要紧张,好吗?	抬头挺胸,两眼平视前方,双手交叉放于小腹部站姿,蹲姿美观,面带微笑,得体大方

操作程序	语言沟通	非语言沟通
评估病室的环境,整齐,无干扰。 向患者解释,取得合作	我现在要监测一下您的体温请您配合一下好吗?让我看看您穿刺处的皮肤好吗?您平时有呼吸困难的情况吗? 您还有别的需要吗?请您稍微休息一下,我去准备用物。	面带微笑,步履轻捷。 亲和力强
病人情况,用物准备情况,环境情况	报告老师,患者神智清楚,经讲解理解此次操作目的,方法,注意事项,愿意配合。患者无呼吸困难,体温在正常范围内。穿刺处皮肤无破损。 病室环境安静整齐,无干扰,符合操作要求。无菌物品及一次性物品均在有效期内,用物已准备齐全,请问评委老师是否可以开始?	两眼平视 声音洪亮
携用物至床旁,再次核对患者信息,向患者解释	张大爷,需要再次核对一下您的腕带信息好您准备好了我们就可以开始 仔细,认真	
协助患者取舒适体位,正确选择部位:桡动脉、肱动脉、股动脉等。 铺治疗巾,置弯盘	张大爷,咱们现在平躺,给您把衣服打开。 现在要撕去污染的伤口敷料,您稍微配合一下,好吗?	亲和力强

二十七、尿标本采集操作服务规范

表 1-33

用物:常规标本:10~20ml 清洁玻璃瓶或塑料容器,贴标签,检验单,需晨起留取尿标本应先告知患者。24h 或 12h 尿标本:清洁带盖大口容器,贴标签,注明起止时间,量筒,检验单,核对医嘱,需晨起留取尿标本应先告知患者。尿培养标本:无菌换药碗,外阴清洗液,无菌棉签,0.5%安尔碘,无菌试管,酒精灯,火柴,标签,试管夹,便盆,核对医嘱,检验单,需晨起留取尿标本应先告知患者。

操作程序	语言沟通	非语言沟通
自我介绍,并说明操作项目 核对患者信息,并做好解释 评估患者及环境 汇报评估内容。 向患者解释,取得合作	你好,我是你的责任护士小瞿,请问你叫什么名字?张大爷,我可以核对一下你的腕带信息吗? 张大爷,您今天感觉怎么样,现在根据医嘱要为您尿标本采集,目的就是检查尿液中的各项常规检查,协助临床诊断,为治疗提供依据。这项操作不会给您带来不适,请您不要紧张,好吗? 您还有别的需要吗?请您稍微休息一下,我去准备用物。	抬头挺胸,两眼平视前方,双手交叉放于小腹部 站姿,蹲姿美观,面带微笑,得体大方 面带微笑,步履轻捷。
病人情况,用物准备情况,环境情况	报告老师,患者神智清楚,经讲解理解此次操作目的,方法,注意事项,愿意配合。患者无泌尿系感染。病室环境安静整齐,无干扰,符合操作要求。 无菌物品及一次性物品均在有效期内,用物已准备齐全,请问评委老师是否可以开始?	两眼平视 声音洪亮
再次核对患者信息,向患者解释。	张大爷,需要再次核对一下您的腕带信息。好,您准备好了我们就可以留取尿标本。	仔细,认真
常规标本:告知患者将晨起第一次尿 10~20ml 留于标本容器中。(会阴分泌较多者,先清洗,后留尿。	张大爷,您现在将您晨起第一次尿留在这个容器内,好吗?	亲和力强

操作程序	语言沟通	非语言沟通
昏迷或尿潴留患者可通过导尿术留取尿标本。留置导尿者,更换集尿袋后,于及尿袋引流孔留取尿液)		
24h 或 12h 尿标本:24h 患者于早 7 时排空膀胱后,开始留尿。12h 尿标本于晚 7 时排空膀胱后开始留尿。全部尿液均留于大口容器或便器内,次日晨 7 时排空膀胱最后一次尿液,将尿液混匀,测量全部尿量。 将总尿量记录与化验单上,留取尿液 50~100ml 于标本容器。 大口容器或便器应放在阴凉处,必要时加防腐剂。		动作娴熟亲和力强,语气温柔
尿培养标本留取中段尿法:协助患者平卧,臀下放便盆。 先用温水清洗外阴,然后用清洗液清洗外阴,再用棉签蘸安尔碘消毒尿道口及外阴(由内向外),在消毒尿道口一次。 请患者将前段尿排在便盆内,再留取 10~20ml 中段尿在无菌标本容器内,盖好容器盖按需消毒容器口及瓶塞 余尿排在便盆内,清洁外阴,协助穿好裤子。	张大爷,现在平躺,给您臀下放个便盆。我现在帮您清洗一下外阴,稍微配合一下好吗? 消毒尿道口,时间有点长,稍微坚持一下好吗?	动作轻柔动作娴熟
整理床单位,正确处理用物。	张大爷,您现在好好休息,有事请呼叫我们!	亲和力强
核对,送检。		仔细,认真
医疗垃圾分类处理。 洗手,记录。	报告评委:垃圾分类处理,操作完毕。	动作轻柔身体微前倾

二十八、粪便标本采集操作服务规范

表 1-34

用物:常规标本:大便标本容器、外贴标签、检验单、按需备清洁便盆,核对医嘱,检验单,标本容器。

培养标本:无菌培养盒,外贴标签,无菌棉签,检验单,核对医嘱,检验单,标本容器核对医嘱,检验单,标本容器。寄生虫及虫卵标本:带盖容器,贴标签,检验单,核对医嘱,检验单,标本容器。

操作程序	语言沟通	非语言沟通
自我介绍,并说明操作项目 核对患者信息,并做好解释 评估患者情况。评估病室的环境,整齐,无干扰。向患者解释,取得合作	你好,我是你的责任护士小瞿,请问你叫什么名字?张大爷,我可以核对一下你的腕带信息吗? 张大爷,您今天感觉怎么样,现在根据医嘱要行粪便标本采集,目的就是检查致病菌及协助临床诊断,为治疗提供依据。这项操作不会给您带来不适,请您不要紧张,好吗? 您还有别的需要吗?请您稍微休息一下,我去准备用物。	站姿 站姿,蹲姿美观,面带微笑,得体大方 面带微笑,步履轻捷
汇报评估内容	报告老师,患者神智清楚,经讲解理解此次操作目的,方法,注意事项,愿意配合。患者无泌尿系感染。 病室环境安静整齐,无干扰,符合操作要求。无菌物品及一次性物品均在有效期内,用物已准备全,请问评委老师是否可以开始?	站姿,普通话标准 声音洪亮
再次核对患者信息,向患者解释。	张大爷,需要再次核对一下您的腕带信息好吗?您准备好了我们就可以开始。	仔细,认真
常规标本:告知患者排空尿液后,排便于清洁便盆内用竹签取粪便中央部分或黏液、脓血异常便 5g 放于盒内,水样便应盛于容器中,盖好容器。	张大爷,我现在告诉您采集常规粪便标本的方法,请你配合我好吗?	亲和力强

操作程序	语言沟通	非语言沟通
培养标本:排空尿液后,排便于清洁便盆内 用无菌棉签取粪便中央部分或黏液、脓血部分 5g 置于培养瓶内,塞紧瓶塞	张大爷,排空尿液后继续留取粪便标本好吗?	动作娴熟 亲和力强,语气温柔
寄生虫标本:在粪便的不同部位取带血或黏液部分 5~10g 患者服驱虫药或做血吸虫孵化检查应留取全部粪便 检查蛲虫:在清晨未起床前,将透明胶带贴在肛门周围,取下胶带并粘贴在玻璃片上,或将透明胶带对合 检查阿米巴原虫:将便盆加温至接近人的体温,留取全部标本盖于便盆中 清洁肛门,协助患者穿好裤子	张大爷,在留取粪便标本前必须口服驱虫药才会起作用,好吗? 粪便留取完以后盖于便盆中	动作轻柔 动作娴熟
整理床单位,正确处理用物。	张大爷,您现在好好休息,有事请呼叫我们!	亲和力强
核对,送检。		仔细,认真
医疗垃圾分类处理。 洗手,记录。	报告评委:垃圾分类处理,操作完毕。	动作轻柔,身体微前倾

二十九、痰标本采集操作服务规范

表 1-35

用物:常规标本:蜡纸盒或清洁瓶,贴标签,患者口杯,温开水,不能自行留痰者,备吸引器、集痰器一套或痰管、大空针,检验单,核对医嘱,检验单,标本容器。 24h痰标本:广口清洁无色玻璃杯内装少量清水,贴标签,口杯,温开水,检验单,核对医嘱,检验单,标本容器 培养标本:无菌培养盒贴标签,漱口液,患者口杯,温开水,不能自行留痰者,备吸引器、无菌集痰器一套、无菌大空针,检验单,核对医嘱,检验单,标本容器。		
操作程序	语言沟通	非语言沟通
自我介绍,并说明操作项目 核对患者信息,并做好解释 评估患者情况。 评估病室的环境,整齐,无干扰。 向患者解释,取得合作	你好,我是你的责任护士小瞿,请问你叫什么名字?张大爷,我可以核对一下你的腕带信息吗? 张大爷,您今天感觉怎么样,现在根据医嘱要行痰标本采集,目的就是检查您痰液中的致病菌及协助临床诊断,为治疗提供依据。你咳嗽一下我听听好吗?这项操作不会给您带来不适,请您不要紧张,好吗? 您还有别的需要吗?请您稍微休息一下,我去准备用物。	抬头挺胸,两眼平视前方,双手交叉放于小腹部 站姿、蹲姿美观,面带微笑,得体大方 面带微笑,步履轻捷。
汇报评估内容	报告老师,患者神智清楚,经讲解理解此次操作目的,方法,注意事项,愿意配合。 病室环境安静整齐,无干扰,符合操作要求。无菌物品及一次性物品均在有效期内,用物已准备齐全,请问评委老师是否可以开始?	两眼平视 声音洪亮
再次核对患者信息,向患者解释。	张大爷,需要再次核对一下您的腕带信息好吗?您准备好了我们就可以开始。	仔细,认真

操作程序	语言沟通	非语言沟通
常规标本:协助患者漱口,数次深呼吸后用力咳出气管深处的痰液,盛于容器内盖好 不能自行咳痰的患者,协助患者取适当体位,右下向上叩击背部,集痰器连接吸引器,按吸痰法将痰吸入集痰器内,无集痰者,可用吸痰管接大空针抽吸	张大爷,我现在告诉您采集常规痰标本的方法,你配合我将痰液留取出来好吗?	亲和力强
24h 痰标本:从清晨 7 时未进食前、漱口后第一口痰开始,将 24h 的全部痰液吐入容器中 记录总量于检验单上	张大爷,我现在告诉您留取 24h 的痰标本的方法,您配合我留取好吗?	动作娴熟 亲和力强,语气温柔
培养标本:协助患者用漱口溶液漱口,再用清水漱口 数次深呼吸后用力咳出气管深处的痰液于无菌容器内,盖好容器 不能自行咳痰的患者同常规标本的方法采集痰液于无菌容器内,盖好容器	张大爷,在留取痰液之前我先帮您漱一下口,深呼吸后将痰液吐在这个容器内 盖好容器盖	动作轻柔,动作娴熟
整理床单位,正确处理用物。	张大爷,您现在好好休息,有事请呼叫我们!	亲和力强
核对,送检。		仔细,认真
医疗垃圾分类处理。 洗手,记录。	报告评委:垃圾分类处理,操作完毕。	动作轻柔 身体微前倾

三十、咽拭子标本采集操作服务规范

表 1–36

用物:无菌咽拭子培养管,贴标签,酒精灯、火柴、压舌板,检验单核对医嘱,检验单,培养管		
操作程序	语言沟通	非语言沟通
自我介绍,并说明操作项目核对患者信息,并做好解释 评估患者情况。 评估病室的环境,整齐,无干扰。 向患者解释,取得合作	你好,我是你的责任护士小瞿,请问你叫什么名字?张大爷,我可以核对一下你的腕带信息吗? 张大爷,您今天感觉怎么样,现在根据医嘱要为您行咽拭子标本采集,就是从咽部和扁桃体取分泌物做细菌培养或病毒分离,为治疗提供依据。我检查一下您的口腔黏膜好吗? 你的口腔黏膜完整,请您不要担心。 这项操作不会给您带来不适,请您不要紧张,好吗? 您还有别的需要吗?请您稍微休息一下,我去准备用物。	抬头挺胸,两眼平视前方,双手交叉放于小腹部 站姿、蹲姿美观,面带微笑,得体大方 面带微笑,步履轻捷。
病人情况,用物准备情况,环境情况	报告老师,患者神智清楚,经讲解理解此次操作目的,方法,注意事项,愿意配合。患者口腔黏膜完整。病室环境安静整齐,无干扰,符合操作要求。无菌物品及一次性物品均在有效期内,用物已准备齐全,请问评委老师是否可以开始?	两眼平视 声音洪亮
再次核对患者信息,向患者解释。	张大爷,需要再次核对一下您的腕带信息好吗? 您准备好了我们就可以开始	仔细、认真
点燃酒精灯,消毒试管口取出长棉签,嘱患者张口发"啊"音,必要时使用压舌板轻压舌根。用培养管内的无菌长棉签,擦拭两侧鄂弓、咽、扁桃体的分泌物,避免接触口腔其他部位。	张大爷,我现在帮您采集咽拭子标本,请您配合我好吗? 张大爷,您张嘴发"啊"的音,坚持一下我用棉签留取您深部的分泌物 好了,张大爷,留取完后平躺休息会	亲和力强

操作程序	语言沟通	非语言沟通
在酒精灯火焰上消毒试管口和管塞，面前插入试管，末端折断丢弃,塞紧管塞		
整理床单位,正确处理用物。	张大爷，您现在好好休息，有事请呼叫我们！	亲和力强
核对,送检。		仔细,认真
医疗垃圾分类处理。洗手,记录。	报告评委：垃圾分类处理,操作完毕。	动作轻柔身体微前倾

三十一、热水袋、热湿敷操作服务规范

表 1-37

用物:热水袋:热水袋及套、容器内盛热水、水温计、干毛巾,核对医嘱、水温适宜

热湿敷法:按医嘱备治疗药物,治疗盘内放盛有热水的小盆、敷布 2 块、敷钳 2 把、弯盘、棉签、凡士林、纱布、水温计、棉垫、塑料纸、治疗巾、小橡胶单、大毛巾,必要时备热水袋、屏风,有伤口者备换药用物,核对医嘱、水温适宜

操作程序	语言沟通	非语言沟通
自我介绍,并说明操作项目 核对患者信息,并做好解释 询问患者身体状况。 评估患者体温情况,评估病室的环境。 向患者解释,取得合作	你好,我是你的责任护士××,请问你叫什么名字？张大爷,我可以核对一下你的腕带信息吗？ 张大爷,您今天感觉怎么样,现在根据医嘱要为您使用热水袋,目的就是保暖、缓解疼痛。这个操作不会给您带来不适,请您不要紧张,好吗？ 我现在测量一下你的体温,请您配合一下,好吗？在使用热水袋感觉不舒服要立即告诉我,好吗？以免烫伤。 您还有别的需要吗？请您稍微休息一下,我去准备用物。	抬头挺胸,两眼平视前方,双手交叉放于小腹部 站姿、蹲姿美观,面带微笑,得体大方 面带微笑 亲和力强

续表 1-37

操作程序	语言沟通	非语言沟通
病人情况,用物准备情况,环境情况	报告老师,患者神智清楚,经讲解理解此次操作目的,方法,注意事项,愿意配合。患者皮肤黏膜完整无破损。 病室环境安静整齐,符合操作要求。 无菌物品及一次性物品均在有效期内,用物已准备齐全,请问评委老师是否可以开始?	两眼平视 声音洪亮
携用物至床旁,再次核对患者信息,向患者解释	张大爷,需要再次核对一下您的腕带信息好吗? 您准备好了我们就可以开始	仔细,认真
患者将热水袋放置所需的部位,用大毛巾包裹或置于两层盖被之间,勿压体下。 观察皮肤颜色的变化。 用热水袋 30min 后,撤掉热水袋,如为保暖,应及时更换热水 协助患者躺卧舒适	张大爷,我现在给您将热水袋放在腋下,如果您有什么不舒服就及时告诉我好吗?我也会随时给您更换热水的。 您这样平躺舒服吗?	亲和力强 操作娴熟 仔细,有条不紊
热湿敷:暴露受敷部位,下垫油布、治疗巾。受敷部位涂凡士林后,盖一层纱布	张大爷,现在帮您热敷您的胳膊,您配合我好吗? 可能时间有点长,您稍微坚持一下。	亲和力强
将敷布浸于热水中,用敷钳拧干不滴水,抖开,在腕部掌侧试温,温度适宜,将敷布折叠后敷于患者处,上盖塑料纸及棉垫	张大爷,敷上敷布后尽量不要动好吗?	操作娴熟 动作轻柔
不忌受压者,可在敷布上加热水袋,再盖以毛巾,患者感觉热烫,可揭开敷布一角散热,观察皮肤的情况	您如果觉得烫的话立即告诉我好吗?	动作轻柔 仔细,认真
每 3~5min 更换敷布一次,及时更换盆内的热水	张大爷,我现在给您撤去敷布。	动作轻柔 身体微前倾

操作程序	语言沟通	非语言沟通
湿热敷 20min 后，撤掉敷布，用纱布擦去凡士林，盖好治疗部位		
协助患者躺卧舒适，整理床单位	张大爷，您这样躺着舒服吗？好好休息会。	操作娴熟，仔细
整理用物，医疗垃圾分类处理，洗手，记录	报告评委：垃圾分类处理，操作完毕。	身体微前倾面带微笑礼貌告退

三十二、热坐浴、局部浸泡操作服务规范

表 1-38

用物：**热坐浴法**：坐浴椅上或抽水马桶上置无菌坐浴盆，内盛 38℃~41℃温开水 1/2 满，根据医嘱加药，无菌纱布、水温计、毛巾、屏风，另备一壶热水核对医嘱、水温适宜。

局部浸泡法：浸泡盆内盛 43℃~46℃热水 1/2 满或药液，治疗碗内放镊子 1 把，纱布数块，水温计，必要时备屏风核对医嘱、水温适宜

操作程序	语言沟通	非语言沟通
自我介绍，并说明操作项目 核对患者信息，并做好解释 询问患者身体状况。 评估患者坐浴部位的皮肤情况，评估病室的环境。 向患者解释，取得合作	你好，我是你的责任护士小瞿，请问你叫什么名字？张大爷，我可以核对一下你的腕带信息吗？ 张大爷，您今天感觉怎么样，现在根据医嘱要为您行热坐浴及局部浸泡，目的就是减轻您局部皮肤的疼痛、水肿、炎症，使您清洁舒适。您看可以吗？ 您还有别的需要吗？请您稍微休息一下，我去准备用物。	抬头挺胸，两眼平视前方，双手交叉放于小腹部 站姿、蹲姿美观，面带微笑，得体大方 面带微笑亲和力强
病人情况，用物准备情况，环境情况	报告老师，患者神智清楚，经讲解理解此次操作目的、方法、注意事项、愿意配合。患者皮肤黏膜完整无破损。病室环境安静整齐，符合操作要求。无菌物品及一次性物品均在有效期内，用物已准备齐全，请问评委老师是否可以开始？	两眼平视 声音洪亮

续表 1-38

操作程序	语言沟通	非语言沟通
携用物至床旁,再次核对患者信息,向患者解释	张大爷,需要再次核对一下您的腕带信息好吗? 您准备好了我们就可以开始	仔细,认真
酌情关闭门窗,病室应用屏风遮挡 嘱患者排空二便,洗净双手,坐浴 20min,擦干臀部,协助患者穿好裤子	张大爷,咱们现在开始热水坐浴,坐浴之前先排空二便,洗净双手,好吗?	亲和力强 操作娴熟 仔细,有条不紊
嘱患者退下裤子先试水温,适应后方可坐入水中,将臀部全部泡入,按需添加热水	我现在帮您将裤子褪下试一下水温好吗? 张大爷,敷上敷布后尽量不要动好吗?	亲和力强 操作娴熟 动作轻柔
协助患者躺卧舒适	张大爷,坐浴完以后您是不感觉舒服多了。 咱们现在好好休息会。	动作轻柔 仔细,认真
局部浸泡法:关闭门窗,嘱患者将需浸泡的肢体慢慢放入浸泡液中,酌情调节水温	张大爷,您现在将双腿慢慢浸泡在水中好吗?如果觉得水温不合适请及时告诉我好吗?	
用镊子夹取纱布反复擦洗患处,浸泡 30min,用纱布擦干。有伤口须按无菌操作进行,并换药	张大爷,伤口处我给您多擦几次,您稍微忍耐一下。	动作轻柔 身体微微前倾
协助患者穿好衣服,躺卧舒适	张大爷,您这样躺着舒服吗?好好休息会。	操作娴熟,仔细
整理用物,医疗垃圾分类处理,洗手,记录	报告评委:垃圾分类处理,操作完毕。	身体微前倾 面带微笑 礼貌告退

三十三、冰袋使用技术操作服务规范

表 1-39

用物:冰袋及布套、冰块和盆、将冰块放入盆中,用水冲去棱角后装入冰袋内 1/2 满,排尽空气,夹紧袋口,擦干倒提检查有无漏水,套上布套。

操作程序	语言沟通	非语言沟通
自我介绍,并说明操作项目 核对患者信息,并做好解释 询问患者身体状况。 评估患者及环境。 向患者解释,取得合作	你好,我是你的责任护士小瞿,请问你叫什么名字?张大爷,我可以核对一下你的腕带信息吗? 张大爷,您今天感觉怎么样,由于您高热现在根据医嘱要为您使用冰袋,目的就是降低体温及防止脑水肿。不会给您带来任何不适,请您不要担心好吗? 您还有别的需要吗?请您稍微休息一下,我去准备用物。	抬头挺胸,两眼平视前方,双手交叉放于小腹部站姿,蹲姿美观,面带微笑,得体大方 面带微笑亲和力强
汇报评估内容	报告老师,患者神智清楚,经讲解理解此次操作目的,方法,注意事项,愿意配合。患者皮肤黏膜完整无破损。病室环境安静整齐,符合操作要求。无菌物品及一次性物品均在有效期内,用物已准备齐全,请问评委老师是否可以开始?	两眼平视 声音洪亮
携用物至床旁,再次核对患者信息,向患者解释	张大爷,需要再次核对一下您的腕带信息好吗? 您准备好了我们就可以开始	仔细,认真
冰袋置于患者前额和头顶部,或体表大血管处 冰囊置于体表大血管分布处,如颈部、腋下、腹股沟 将冰帽戴于病人头上	张大爷,我现在将冰袋给您放在前额和头顶部,您不要动好吗?	亲和力强 操作娴熟 仔细,有条不紊
不脱脂棉球塞于外耳道,后颈部和接触冰帽部位垫海绵垫	为了冻伤我给您做好防护工作,请您配合我一下。	亲和力强

续表 1-39

操作程序	语言沟通	非语言沟通
凡士林纱布覆盖双眼,引水管置于水桶中		操作娴熟,动作轻柔。
每10min观察皮肤颜色变化,注意心率变化 用冷30min后撤掉冰袋、冰囊、冰帽	张大爷,用冷时间不能太长,所以我要给您撤去冰袋。好吗?	动作轻柔仔细,认真
撤去塞耳棉球、海绵垫、遮眼油纱布		
协助病人躺卧舒适,整理床单位	张大爷,您这样躺着舒服吗?好好休息会。	动作轻柔,身体微微前倾
清理用物,清洁消毒,(冰袋,冰囊倒挂晾干、吹气)放回原处,冰帽放尽水后晾干备用		操作娴熟,仔细
整理用物,医疗垃圾分类处理,洗手,记录	报告评委:垃圾分类处理,操作完毕。	面带微笑,礼貌告退

三十四、电子冰帽、冰毯使用操作服务规范

表 1-40

用物:电子冰帽机、冰毯、稳压电源、海绵垫、不脱脂棉、凡士林、小枕、纱布块、肛表核对医嘱、检查电子冰帽机、稳压电源		
操作程序	语言沟通	非语言沟通
自我介绍,并说明操作项目 核对患者信息,并做好解释 询问患者身体状况。 评估患者及环境。 向患者解释操作方法,取得合作	你好,我是你的责任护士小瞿,请问你叫什么名字?张大爷,我可以核对一下你的腕带信息吗? 张大爷,您今天感觉怎么样,由于您高热不退,现在根据医嘱要为您使用电子冰帽机及冰毯,目的就是让您处于亚低温状态,防止继发性的脑损伤。不会给您带来任何不适,请您不要担心好吗? 您还有别的需要吗?请您稍微休息一下,我去准备用物。	抬头挺胸,两眼平视前方,双手交叉放于小腹部 站姿、蹲姿美观,面带微笑,得体大方 面带微笑有亲和力

操作程序	语言沟通	非语言沟通
病人情况，用物准备情况，环境情况	报告老师,患者神智清楚,经讲解理解此次操作目的,方法,注意事项,愿意配合。患者皮肤黏膜完整无破损。病室环境安静整齐,符合操作要求。无菌物品及一次性物品均在有效期内,用物已准备齐全,请问评委老师是否可以开始?	两眼平视 声音洪亮
携用物至床旁,再次核对患者信息,向患者解释	张大爷,需要再次核对一下您的腕带信息好吗? 您准备好了我们就可以开始	仔细,认真
接地线、电源,开机设温达到预定温度时及时使用		亲和力强 操作娴熟 仔细,有条不紊
病人头部置于冰帽内后颈部和触冰部位垫以海绵垫,防止冻伤	为了冻伤我给您做好防护工作,您配合我一下。	亲和力强
不脱脂棉球塞于外耳道两眼用凡士林纱布覆盖以保护角膜		操作娴熟 动作轻柔
肩部垫以小枕以利于保持呼吸道通畅,如用冰毯时槽内加满蒸馏水	张大爷,给您肩部垫个小枕以利于保持呼吸道通畅,好吗?	动作轻柔 仔细,认真
密切观察病人的生命体征,保持呼吸道通畅。用毕,关机时,温度回到0℃以上,关闭电源,拔传感器插头		动作轻柔,身体微微前倾
整理床单位,正确处理用物		操作娴熟,仔细
整理用物,医疗垃圾分类处理,洗手,记录	报告评委:垃圾分类处理,操作完毕。	面带微笑,礼貌告退

三十五、冷湿敷操作服务规范

表 1-41

用物:盆内盛冰块和冰水,治疗盘内放:弯盘、纱布、敷布两块、敷钳两把、凡士林、棉签、油布、治疗巾、干毛巾,酌情备屏风		
操作程序	语言沟通	非语言沟通
自我介绍,并说明操作项目	大家好,我是您的责任护士×××,今天我演示的操作是冷湿敷的护理,首先需要评估患者及环境。	基本站姿
核对床位卡	叙述床头卡信息	仔细,认真
向患者解释操作目的及意义	您好,我是您的责任护士××,我可以核对一下您的腕带信息吗?(可以) 李阿姨您好,由于您在输注化疗药物时引起外渗,为了避免局部组织坏死,化疗药物扩散,现在给您需要冷湿敷,您看可以吗?(可以)阿姨您了解冷湿敷吗?(不了解)冷湿敷就是在药物外渗的部位涂抹一层凡士林,然后将放置在冰水中的敷布敷于患者处,您看可以吗?(可以)那您看需要去趟卫生间吗?(不去)好的,请您稍等,我去准备用物,我们待会见。	面带微笑亲和力强语言通俗、易懂
汇报评估内容	我对患者及环境评估如下:患者一般情况良好,神志清楚,经讲解了解此次操作的方法、目的及注意事项,愿意配合,患者右侧手背化疗药物外渗后给予封闭治疗,现需要冷湿敷,环境安静、整洁、光线明亮,用物以准备齐全,一次性用物均在有效期内,符合此次操作的要求,请问操作是否可以开始。	两眼平视声音洪亮
洗手戴口罩		六步洗手法
再次核对患者信息	您好,我是您的责任护士小宋,我可以再次核对一下您的腕带信息吗?李阿姨您准备好了吗?我们现在开始操作。	仔细、认真,面带微笑亲和力强
铺油布、治疗巾		轻拿轻放

操作程序	语言沟通	非语言沟通
检查棉签，用棉签在受敷部位涂凡士林，然后盖一层纱布，将敷布浸于冰水盆中，用敷钳拧干至不滴水，抖开折叠后敷于患者处	李阿姨敷布有点凉，请您稍微忍耐一下	爱伤观念强 操作娴熟 有条不紊 蹲姿
2~3分钟后更换敷布，观察皮肤颜色变化	李阿姨我来给您更换一下敷布	物品放置合理
冷湿敷20分钟后用纱布擦去凡士林，盖好治疗部位 整理用物 洗手，记录	李阿姨已经敷好了，您现在感觉有什么不舒服吗？(没有)您这个卧位舒适吗？(舒适)那您还有其他的什么需要吗？(没有)床头呼叫器在您的头顶上方，有什么不舒服请您及时按呼叫器，我也会随时巡视病房来看您的，你看好吗？(好的)那您好好休息，谢谢您的配合。	和蔼，亲和力强
整理用物	报告评委：垃圾分类处理，操作完毕。	面带微笑，礼貌告退

三十六、乙醇擦浴(或温水擦浴)操作服务规范

表 1–42

用物：乙醇擦拭法用物：治疗盘内放治疗碗(内盛25%~30%乙醇100~200毫升，温度30℃)，小毛巾2块、大毛巾、冰袋及套、热水袋及套、清洁衣裤，按需备便器及屏风，核对医嘱乙醇擦浴浓度25%~30%

温水擦拭法用物：盆内盛32℃~34℃的温水2/3满，小毛巾2块、大毛巾、冰袋及套、热水袋及套、清洁衣裤，必要时备便器及屏风，核对医嘱，温水擦浴温度32℃~34℃

操作程序	语言沟通	非语言沟通
自我介绍，并说明操作项目	大家好我是×××，今天我演示的操作是乙醇擦浴或温水擦浴，首先需要评估患者及环境。	抬头挺胸，两眼平视前方，双手交叉放于小腹部

续表 1-42

操作程序	语言沟通	非语言沟通
核对床位卡	叙述患者信息	仔细,认真
沟通	您好,我是您的责任护士小宋,可以核对一下您的腕带信息吗?(可以) 李阿姨您好,由于您的体温在 38.5℃以上,现遵医嘱需要给您乙醇(或温水)擦浴,你看可以吗?您以前擦浴过吗?擦浴的时候要给你脱去上衣及裤子,在您的腋窝、背部、腹股沟等大动脉处擦浴,以促进散热,使您的体温降至正常,您看好吗?我可以看一下您的皮肤情况吗?您的皮肤黏膜完整,请你放心,您需要去趟卫生间吗?那请您先休息,我去准备用物,我们待会见。	面带微笑 亲和力强
报告	我对患者及环境评估如下:患者一般情况良好,神志清楚,经讲解了解此次操作的目的、方法及注意事项,愿意配合,患者皮肤黏膜完整,无破损,无手术外伤史,环境安静、整洁、光线明亮,用物已准备齐全,一次性用物均在有效期内,符合此次操作的要求,请问操作是否可以开始?	两眼平视 声音洪亮
洗手、戴口罩		六步洗手法
携用物至床旁	叙述患者信息	推车礼仪 走姿
再次核对	您好,我是您的责任护士小宋,我可以再次核对一下您的腕带信息吗?李阿姨您需要便器吗?那您准备好了吗?我们现在开始。	面带微笑 亲和力强
松开床尾盖被,协助病人脱去上衣,松解腰带,置冰袋于头部,热水袋于足下	李阿姨我给您的头部放个冰袋,足下放个热水袋,有助于散热。我先帮您脱去上衣,擦拭上身,如果您有什么不舒服请及时告诉我好吗?	操作娴熟 有条不紊 用力适当 爱伤观念强

操作程序	语言沟通	非语言沟通
擦拭:暴露擦拭部位,下垫大毛巾,以浸湿的小毛巾包裹手掌、拧干,边擦边按摩,用大毛巾擦干	李阿姨请您稍微抬一下身体,我在您的身下垫个毛巾 李阿姨您感觉水温合适吗?	爱伤观念强
擦拭顺序:上肢:自颈侧沿上臂外侧→手背,自侧胸经腋窝沿上臂内侧→手掌,擦至大血管处稍用力并延长擦拭时间	李阿姨您感觉有什么不舒服吗?(没有)	动作轻巧、规范 省时、省力 按顺序擦拭
同法擦对侧	李阿姨这边已经给您擦完了,我现在来给您擦对侧	爱伤观念强
背部:患者侧卧,背对护士,第一颈椎棘突→骶尾部,左肩胛下→腰部→臀部,右肩胛下→腰部→臀部	李阿姨上肢擦完了,您感觉有什么不适吗?(没有) 那我现在来给您擦拭背部,我来帮您侧过身去,背对着我。擦拭过程中有什么不适请及时告诉我好吗?	随时询问病人,爱伤观念强 协助病人翻身,不可强行拖拉 省时、省力 按顺序擦拭
下肢:更换上衣、脱去裤子,髋部→下至外侧→足背,腹股沟→下肢内侧→内踝,臀下沟→下肢后侧→足跟,20分钟擦拭完成	李阿姨上身已经给您擦拭完了,你有什么不舒服吗?(没有) 那我来帮您穿好上衣 现在我来帮您脱下裤子擦拭下身好吗?(好的)在擦拭的过程中有任何不适,请及时告诉我	注意节力原则 尊重患者的隐私
穿好裤子,协助病人躺卧舒适,撤掉热水袋	李阿姨已经给您擦拭完了,您感觉有什么不适吗?(没有)那我现在来帮您穿好裤子	协助病人穿衣 观察病人的有什么不适
整理床单位 清理用物 开窗通风	你这个卧位舒适吗?(舒适)床头呼叫器在您的头顶上方,如果您感觉有什么不适请及时呼叫我,我也会随时巡视病房过来看您的,您看吗?(好的)	和蔼 亲和力强

续表 1-42

操作程序	语言沟通	非语言沟通
洗手 记录		六步洗手法 准确记录
半小时后测量体温,记录,体温 低于38℃,取下冰袋		按时测量体温

三十七、口服给药服务规范

表 1-43

用物:药盘,药杯,药匙,小药卡,服药单(电脑核对单),治疗巾和水壶(内盛温开水),湿纱布,按需备研钵,滴管,量杯,核对医嘱,服药单,小药卡。

操作程序	语言沟通	非语言沟通
自我介绍,并说明操作项目	大家好,我是×××,今天我演示的操作是口服给药法,首先需要评估患者及环境。	站姿
按医嘱填写服药单,小药卡,按顺序插入药盘		仔细,认真
核对,将药盘,药杯及药卡送至药房	1床,李萍,地塞米松 8mg,口服,St	仔细,认真
从药房取回药盘,核对药物,小水壶内盛温开水	1床,李萍,地塞米松 8mg,口服,St	药品放置合理 仔细,认真
核对床头卡	您好,我是您的责任护士小宋,可以核对一下您的腕带信息吗? 李阿姨您好,由于您明天要做多西他赛药物化疗,现遵医嘱您要口服地塞米松 8mg,它有抗过敏及防止水肿的作用,您看可以吗? 您的口腔以前做过手术或受过外伤吗? 那让我来看一下您口腔情况,把嘴张大,啊—您的口腔黏膜完整。您还有其他的什么需要吗?那请您稍等,我去准备用物,我们待会见。	认真,仔细面带微笑 亲和力强

操作程序	语言沟通	非语言沟通
报告	我对患者及环境评估如下：患者情况良好,神志清楚,经讲解了解此次操作的方法、目的及注意事项,愿意配合,口腔黏膜完整无手术外伤史,环境安静、整洁、光线明亮,符合此次操作的要求,请问操作是否可以开始。	两眼平视 声音洪亮
洗手戴口罩		六步洗手法
再次核对	1 床,李萍,住院号 100102	认真,仔细
沟通	您好,我是您的责任护士小宋,我可以再次核对一下您的腕带信息吗？李阿姨,您准备好了吗？我们现在开始。	面带微笑 亲和力强
核对药卡	1 床,李萍,地塞米松 8mg,口服,St	仔细,认真
协助病人服下药物	阿姨,现在我们开始吃药了,来先喝点温开水,再把药服下去,好,咽一下,嗯,好的。	操作熟练,动作轻巧,规范,爱伤观强 服药方法准确,符合用药原则
再次核对药卡,收回药杯	1 床,李萍,地塞米松 8mg,口服,St	仔细,认真
交代注意事项	李阿姨,药已经服完了,您现在感觉有什么不舒服吗？那您还有其他的什么需要吗？床头呼叫器在您的头顶上方,如果您有什么不舒服请及时呼叫我,我也会随时巡视病房过来看您的,您好好休息,谢谢您的配合。祝您早日康复！	亲和力强 面带微笑
整理用物,药杯清洁,消毒处理	药杯清洁,消毒处理备用	省时,省力
整理用物	报告评委：垃圾分类处理,操作完毕。	面带微笑,礼貌告退

三十八、皮内注射服务规范

表 1-44

用物:治疗车,基础治疗盘,1ml、2ml、5ml 注射器,医嘱本,带盖方盘置药液(头孢:标签上注明药名、批号、配置时间),0.1%的盐酸肾上腺素 1 支、笔、无菌治疗巾、污物桶 2 个、锐器盒		
操作程序	语言沟通	非语言沟通
自我介绍,并说明操作项目	大家好,我是×××,今天我演示的操作是皮内注射法,首先需要评估患者及环境。	站姿
核对床尾卡		仔细,认真
向患者解释操作目的,及配合要点	您好,我是您的责任护士××,可以核对一下您的腕带信息吗? 李阿姨您好,现根据医嘱要给您做头孢的药敏皮试,您以前有使用过头孢吗?那您有什么药物过敏过吗?头孢在使用之前需要做药敏试验,这样可以预防过敏反应的发生,您看可以吗?我可以看一下您的前臂掌侧吗?一会我就在您的这里打一个小皮丘,您看可以吗?您还有其他的什么需要吗?那请您先休息我去准备用物,我们待会见。	面带微笑亲和力强
汇报评估内容	我对患者及环境评估如下:患者情况良好,神志清楚,经讲解了解此次操作的方法、目的及注意事项,愿意配合,患者前臂掌侧皮肤完整、无红斑,经询问无头孢过敏史,环境安静、整洁、光线明亮,用物已准备齐全,一次性用物均在有效期内,头孢皮试液已配置好,现配现用,现场备盐酸肾上腺素一支,符合此次操作的要求,请问操作是否可以开始?	两眼平视声音洪亮
洗手戴口罩		六步洗手法
再次核对		仔细认真
沟通	您好,我是您的责任护士小宋,我可以再次核对一下您的腕带信息吗?您准备好了吗?我们现在开始操作。	面带微笑亲和力强

操作程序	语言沟通	非语言沟通
查对 铺治疗巾		轻拿轻放
选择注射部位并消毒皮肤：前臂掌侧，用 75% 乙醇消毒皮肤，待干	消毒的时候有点凉,请您稍微忍耐一下	持无菌镊正确、夹取棉签正确、无污染、无倒置、沾消毒液适宜、及时盖瓶盖
抽取药液,排尽空气		夹持注射器、针梗手法正确,吸药排气手法正确,剂量准确,无药液浪费,未跨越无菌区
再次查对	1床,李萍,住院号 100102,2012 年某月某日,头孢皮试液,批号:396333	仔细,认真
左手绷紧皮肤,右手持注射器,针头斜面向上与皮肤呈 5°角刺入皮内,待针头斜面完全进入皮内,放平注射器,左手拇指固定针栓,根据医嘱用右手注入定量的药液,使局部形成圆形或隆起的皮丘,并显露毛孔	现在给您做皮试,如果您感觉有心慌、气短、嘴唇发麻等不适请及时告诉我好吗?进针的时候有点疼,请您稍微忍耐一下	进针角度正确 无菌观念强 随时观察患者有无不适 操作过程熟练 动作轻巧 态度严肃、认真、亲切
注射完毕,固定针栓,迅速拔出针头,切勿按压	您现在感觉有什么不适吗?	爱伤观念强
再次查对床号、姓名、注射药物		仔细、认真
交代注意事项	李阿姨皮试已经给您做好了,请您不要按压、覆盖注射部位,以免影响结果,我们观察 15~20min,床头呼叫器在您的头顶上方,如果您感觉有什么不适,请及时呼叫我,我也会随时巡视病房过来看您的,您看好吗?您这个卧位舒适吗?那谢谢您的配合,请您好好休息。	和蔼 有亲和力

续表 1-44

操作程序	语言沟通	非语言沟通
整理床单位		
整理用物 洗手,勾签医嘱,记录时间,15~20mn 观察结果		六步洗手法
整理用物	报告评委:垃圾分类处理,操作完毕。	面带微笑,礼貌告退

三十九、皮下注射法服务规范

表 1-45

用物:基础治疗盘、注射器、药液、纱布、砂轮、无菌治疗巾、2 个污物垃圾桶、锐器盒、注射本

操作程序	语言沟通	非语言沟通
自我介绍,并说明操作项目	大家好,我是×××,今天我演示的操作是皮下注射法,首先需要评估患者及环境。	抬头挺胸,两眼平视前方,双手交叉放于小腹部
核对床尾卡		认真,仔细
评估患者及环境	您好,我是您的责任××,可以核对一下您的腕带信息吗? 李阿姨您好,由于您做完化疗白细胞下降,现根据医嘱要给你皮下注射一支重组人粒细胞集落刺激因子,它主要有升白细胞的作用,您看可以吗?您的上肢以前受过外伤或做过手术吗?那让我来看一下您的皮肤情况,按压这里疼?那待会我们就在这里注射。您还有其他的什么需要吗?那请您稍等,我去准备用物,我们待会见。	面带微笑亲和力强

操作程序	语言沟通	非语言沟通
汇报评估内容	我对患者及环境评估如下：患者情况良好，神志清楚，经讲解了解此次操作的方法、目的及注意事项，愿意配合，注射周围皮肤无破损，无手术外伤史，环境安静、整洁、光线明亮，符合此次操作的要求，请问操作是否可以开始。	两眼平视 声音洪亮
洗手戴口罩		六步洗手法
再次核对患者信息	您好，我是您的责任护士××，我可以再次核对一下您的腕带信息吗？李阿姨，您准备好了吗？我们现在开始。	认真，仔细 面带微笑 亲和力强
操作前查对	1床，李萍，重组人粒细胞集落刺激因子 100μg 皮下注射，St	认真、仔细
砂轮锯药液瓶颈并消毒两次，顺时针、逆时针各一次，垫无菌纱布打开安瓿		小心，谨慎
检查注射器在有效期内	一次性注射器包装完好无损，无漏气，有效期至 2012 年 10 月 1 日	仔细，认真
正确抽吸药液 排空气		严格执行无菌操作 注射器放无菌盘内
定位：三角肌下缘上两横指出		定位准确
正确消毒（范围大于5cm）	李阿姨，请把手放在腰部，做叉腰的动作	爱伤观念强
操作中再次查对	1床，李萍，重组人粒细胞集落刺激因子 100μg 皮下注射，St	仔细，认真
正确注射。绷紧皮肤，30~45°角快速进针，回抽活塞检查有无回血，无回血再注药，固定针栓，推药速度适当	李阿姨，穿刺有点疼，请您配合一下	无菌观念强 操作过程熟练 动作轻巧、规范

续表 1-45

操作程序	语言沟通	非语言沟通
固定针栓,拔针快,用干棉签按压穿刺点3~5min 至无出血		做到两快一慢爱伤观念强
操作后再次查对床号、姓名、注射药物		仔细、认真
交代注意事项	李阿姨,针已经给您打完了,您先现在感觉有什么不舒服吗?那您还有其他的什么需要吗?床头呼叫器在您的头顶上方,如果您有什么不舒服请及时呼叫我,我也会随时巡视病房过来看您的, 您好好休息,谢谢您的配合。祝您早日康复!	和蔼亲和力强
整理用物	报告评委:垃圾分类处理,操作完毕。	面带微笑,礼貌告退

四十、肌肉注射服务规范

表 1-46

用物:基础治疗盘、注射器、药液、纱布、砂轮或启瓶器、无菌治疗巾、2 个污物垃圾桶、锐器盒、注射本		
操作程序	语言沟通	非语言沟通
自我介绍并说明操作项目	大家好,我是xxx,今天我演示的操作是皮下注射法,首先需要评估患者及环境。	站姿
核对床尾卡		认真,仔细
评估患者及环境	您好,我是您的责任护士xx,可以核对一下您的腕带信息吗?李阿姨您好,由于您做完化疗呕吐厉害,现遵医嘱要给您注射一支昂丹司琼,它主要有止吐的作用可以减轻您的呕吐症状,您看可以吗?您的下肢和臀部以前做过手术或受过外伤吗?那让我来看一下您的皮肤情况,按压这里疼吗?那待会我们就在这里注射。您还有其他的什么需要吗?那请您稍等,我去准备用物,我们待会见。	面带微笑亲和力强

操作程序	语言沟通	非语言沟通
汇报评估内容	我对患者及环境评估如下：患者情况良好，神志清楚，经讲解了解了此次操作的方法、目的及注意事项，愿意配合，注射周围皮肤无破损，无手术外伤史，环境安静、整洁、光线明亮，符合此次操作的要求，请问操作是否可以开始。	两眼平视声音洪亮
洗手,戴口罩		六步洗手法
再次核对患者信息	您好,我是您的责任护士××,我可以再次核对一下您的腕带信息吗?李阿姨,您准备好了吗?我们现在开始。	认真,仔细面带微笑亲和力强
操作前查对	1 床，李萍，昂丹司琼 8mg,肌肉注射,St	仔细,认真
砂轮锯药液瓶颈并消毒两次,顺时针、逆时针各一次,垫无菌纱布打开安剂		小心,谨慎
检查注射器在有效期内	一次性注射器包装完好无损,无漏气,有效期至 2012 年 10 月 1 日	仔细,认真
抽吸药液,排空气		严格执行无菌操作注射器放治疗盘内
定位:十字法,从臀裂顶点向左或右作一水平线,然后从髂嵴最高点作一垂直线,将一侧臀部分为四个象限,其外上象限为注射部位(注意避开内角)。连线法,取髂前上棘与尾骨连线的外上 1/3 为注射部位。		定位准确

续表 1-46

操作程序	语言沟通	非语言沟通
正确消毒（范围大于5cm）	李阿姨,消毒的时候有点凉,请您稍微忍耐一下,上腿伸直,下腿屈曲	亲和力强
再次查对		仔细、认真
绷紧皮肤,90°角快速进针,回抽活塞检查有无回血,无回血再注药,固定针栓,推药速度适当	李阿姨,穿刺有点疼,请您配合一下	无菌观念强操作过程熟练动作轻巧、规范
固定针栓,拔针快,用干棉签按压穿刺点 3~5min 至无出血		做到两快一慢爱伤观念强
再次查对床号、姓名、注射药物		仔细、认真
交代注意事项	李阿姨,针已经给您打完了,您现在感觉有什么不舒服吗?那您还有其他的什么需要吗?床头呼叫器在您的头顶上方,如果您有什么不舒服请及时呼叫我,我也会随时巡视病房过来看您的,您好好休息,谢谢您的配合。祝您早日康复!	和蔼亲和力强
整理用物	报告评委:垃圾分类处理,操作完毕。	面带微笑,礼貌告退

四十一、静脉注射操作服务规范

表 1-47

用物:基础治疗盘、注射器、药液、针头(头皮针)、止血带、纱布、砂轮或启瓶器、无菌治疗巾、2个污物垃圾桶、锐器盒、注射本。		
操作程序	语言沟通	非语言沟通
自我介绍并报告操作项目	大家好,我是×××,今天我演示的操作是皮下注射法。首先需要评估患者及环境。	站姿

操作程序	语言沟通	非语言沟通
到床旁核对床头卡 评估患者及环境	您好,我是您的责任护士xx,可以核对一下您的腕带信息吗? 李阿姨您好,现遵医嘱要给您静脉注射一支地塞米松,它主要有防过敏和防水肿的作用,您看可以吗?你以前有对什么药物过敏过吗?您的上肢以前做过手术或受过外伤吗?那让我来看一下您的皮肤情况,按压这里疼吗?那待会我们就在这里注射。您还有其他的什么需要吗?那请您稍等,我去准备用物,我们待会见。	面带微笑 亲和力强
汇报评估内容	我对患者及环境评估如下:患者情况良好,神志清楚,经讲解了解此次操作的方法、目的及注意事项,愿意配合,注射周围皮肤无破损,无手术外伤史,无药物过敏史,环境安静、整洁、光线明亮,符合此次操作的要求,请问操作是否可以开始。	两眼平视 声音洪亮
洗手戴口罩		六步洗手法
至床旁再次核对 沟通	您好,我是您的责任护士xx,我可以再次核对一下您的腕带信息吗? 李阿姨,您准备好了吗?我们现在开始。	端盘礼仪 面带微笑 亲和力强
查对	1 床,李萍,地塞米松 5mg,静脉注射,St	认真、仔细
砂轮锯药液瓶颈并消毒两次,顺时针、逆时针各一次,垫无菌纱布打开安瓿		小心,谨慎
检查注射器在有效期内	一次性注射器包装完好无损,无漏气,有效期至 2012 年 10 月 1 日	仔细,认真
正确抽吸药液 排空气		严格执行无菌操作 注射器放治疗进内

续表 1-47

操作程序	语言沟通	非语言沟通
铺治疗巾:扎止血带,选择血管,松止血带	李阿姨,扎止血带的时候有点紧,马上就好了	爱伤观念强
正确消毒(范围大于 5cm)	李阿姨,消毒的时候有点凉,请您稍微忍耐一下,好吗?	
再次查对	1 床,李萍,地塞米松 5mg,静脉注射,ST	仔细、认真
绷紧皮肤,进皮穿刺迅速,见回血再进少许,穿刺成功松止血带,嘱病人松拳,固定针栓,推药速度适当	李阿姨,穿刺有点疼,请您配合一下 您现在感觉有什么不舒服吗?	无菌观念强 操作过程熟练 动作轻巧、规范
固定针栓,拔针迅速,用干棉签按压穿刺点 3~5min 至无出血		做到两快一慢 爱伤观念强
再次查对床号、姓名、注射药物	1 床,李萍,地塞米松 5mg,静脉注射,St	仔细、认真
交代注意事项	李阿姨,针已经给您打完了,您现在感觉有什么不舒服吗?那您还有其他的什么需要吗?床头呼叫器在您的头顶上方,如果您有什么不舒服请及时呼叫我,我也会随时巡视病房过来看您的,您好好休息,谢谢您的配合。祝您早日康复!	和蔼 亲和力强
整理用物	报告评委:垃圾分类处理,操作完毕。	面带微笑,礼貌告退

四十二、微量泵技术操作服务规范

表 1-48

用物:微量泵,注射泵、药物、电源插板.		
操作程序	语言沟通	非语言沟通
自我介绍并报告操作项目	大家好,我是×××,今天我演示的是微量泵技术操作,首先需要评估患者及环境。	站姿

操作程序	语言沟通	非语言沟通
核对床头卡及腕带信息 评估患者及环境	您好,我是您的责任护士××,可以核对一下您的腕带信息吗?(可以) 1床,李萍,住院号100102 李阿姨您好,由于您心功能不好,现遵医嘱需要给您限制输液滴速,这样既可药物治疗,又可减轻您的症状,您看可以吗?您的上肢以前做过手术或受过外伤吗?那让我来看一下您的皮肤情况,按压这里疼吗?那待会我们就在这里注射。您还有其他的什么需要吗?那请您稍等,我去准备用物,我们待会见。	认真,仔细 面带微笑 亲和力强 沟通有效
汇报评估内容	我对患者及环境评估如下:患者情况良好,神志清楚,经讲解了解此次操作的方法、目的及注意事项,愿意配合,注射周围皮肤无破损,穿刺处血管良好,无手术外伤史,环境安静、整洁、光线明亮,符合此次操作的要求,请问操作是否可以开始。	两眼平视 声音洪亮
洗手戴口罩		六步洗手法
再次核对	1床,李萍,住院号100102 您好,我是您的责任护士小宋,我可以再次核对一下您的腕带信息吗?李阿姨,您准备好了吗?我们现在开始。	推车礼仪 认真,仔细 面带微笑 亲和力强
查对		仔细,认真
连接好配套的微量泵;接通电源,打开电源开关,按常规排尽注射泵里的空气,将注射泵放置在微量泵的卡槽内感应处,并妥善固定。		动作轻巧,规范 操作熟练

续表 1-48

操作程序	语言沟通	非语言沟通
设定每毫升滴数以及注入微量限制		仔细,认真
铺治疗巾,扎止血带,消毒(范围大于 5cm)	阿姨,现在要给您消毒了,有点凉,您坚持一会。	严格执行无菌操作
再次查对		仔细,认真
穿刺静脉	阿姨,现在要给您扎针了,有点疼,您稍微忍耐一会。	爱伤观念强
将输液针与注射泵连接,确认输液泵设置无误后,按压"开始/停止"键,启动微量泵	阿姨,液体给您扎好了,现在给您接上微量泵好吗?	动作娴熟
再次查对		仔细,认真
交代注意事项	李阿姨,微量泵现已经给您接好了,您现在感觉有什么不舒服吗? 阿姨,您的输液滴速给您已经调好了,在输液过程中,您和您的家属不要随意按压微量泵按钮好吗?您还有其他需要吗?床头呼叫器在您的头顶上方,如果您有什么不舒服请及时呼叫我,我也会随时巡视病房过来看您的,您休息一会。	和蔼 亲和力强
当输液泵接近预先设定的"输液量限制"时,"输液量显示"键闪烁,提示输液结束		正确操作输液泵
操作结束时,再次按压"开始/停止"键,停止输液。按压"开关"键,关闭微量泵	阿姨,液体已经输完了,现给您把微量泵取掉好吗?(好的)	操作过程熟练动作轻巧、规范

操作程序	语言沟通	非语言沟通
礼貌告退	阿姨,您液体已经输完了,您感觉怎么样?(还好) 您还有其他的什么需要吗? (没有),床头呼叫器在您的头顶上方, 如果您有什么不舒服请及时呼叫我, 我也会随时巡视病房过来看您的, 整个过程中您配合的都很好,谢谢您的配合,祝您早日康复!	和蔼 亲和力强
整理用物	报告评委:垃圾分类处理,操作完毕。	面带微笑,礼貌告退

四十三、青霉素皮试过敏试验服务规范

表 1-49

用物:基础治疗盘(75%乙醇)(1 分),生理盐水、0.1%盐酸肾上腺素 1 支(1 分),1ml 和 5ml 注射器、针头、胶布、砂轮或起瓶器(1 分),准备时间:3min(1 分)		
操作程序	语言沟通	非语言沟通
自我介绍并报告操作项目 核对床尾卡 评估患者及环境	大家好,我是xxx,今天我演示的操作是青霉素皮试过敏试验操作规范,首先需要评估患者及环境。 核对床号、姓名、性别、年龄、住院号 您好,我是您的责任护士xx,可以核对一下您的腕带信息吗?(可以)	站姿 推车礼仪 微笑服务
询问、了解患者的身体状况, 向患者解释,取得患者配合。询问患者药物过敏史,观察患者局部皮肤状况。	核对床号、姓名、性别、年龄、住院号 您好,我是您的责任护士小宋,可以再次核对一下您的腕带信息吗? (可以) 李阿姨,您准备好了吗?那我们现在就开始。	亲和力强 仔细,认真
按无菌操作要求进行。 核对医嘱,查对药物		

续表 1-49

操作程序	语言沟通	非语言沟通
消毒药物方法正确	顺时针,逆时针各一边,消毒范围根据外渗范围而定,一般大于 10cm。	
选择合适注射器及针头吸药排气手法正确 弃去的稀释液排入弯盘内 配制好药液的注射器标记正确,放在无菌盘内 查对床号、姓名,说明目的,做好解释,了解需要,询问过敏史 协助病人取舒适体位选择注射部位正确		声音洪亮 沟通有亲和力 重点突出 推车礼仪 仔细、认真
75%乙醇消毒皮肤,方法正确,范围直径大于 4~5cm。 再次核对药物、姓名,排气方法正确固定针栓,无药液浪费。 消毒后待干绷紧皮肤,进针角度正确,针头斜面完全进入皮内。 固定针栓,准确注入药量,一次形成皮丘,一次未形成皮丘。 拔针时固定针栓,告知患者不可按压进针处。 告知注意事项,致谢。		微笑服务 亲和力强 轻放于患处 操作娴熟 有条不紊 半蹲 声音洪亮 沟通有亲和力 重点突出 鞠躬礼
整理用物。 按时观察结果判断正确,及时准确记录。有爱伤观念、沟通有效操作前、中、后均认真执行查对制度		

操作程序	语言沟通	非语言沟通
报告评估内容	报告评委老师,操作完毕,垃圾已分类处理。	操作熟练、轻巧、规范、稳当、顺序正确,礼貌告退,推车礼仪无菌观念强
洗手戴口罩 携用物至床旁 再次核对 分离针头,撤弯盘及治疗巾		
整理床单元 交代注意事项 洗手记录		
整理用物		

四十四、密闭式静脉输液服务规范

表 1-50

用物:基础治疗盘,一次性输液器,输液贴,止血带,治疗巾,药液,笔,输液卡,启子,快速手消,感染垃圾桶,生活垃圾桶,备用针头。		
操作程序	语言沟通	非语言沟通
自我介绍并报告操作项目	大家好,我是xxx,今天我演示的是密闭式静脉输液,首先需要评估患者及环境。	站姿
洗手戴口罩,推治疗车至床旁。再次核对患者信息。	您好,我是您的责任护士,可以核对一下您的腕带信息吗?请问您准备好了吗?那我们现在开始好吗?	蹲姿
再次核对	几床某某,5%的葡萄糖250ml静脉滴注,瓶口无松动,瓶身无裂缝,液体无浑浊沉淀及絮状物。	站姿:打开棉签蘸消毒液,消毒瓶口。 检查输液贴:输液贴包装完整,在有效期内,撕好并贴在治疗巾 检查输液器:输液器包装完整无漏气在有效内,将输液器插入液体瓶,挂于输液架一次排气至乳头处。

续表 1-50

操作程序	语言沟通	非语言沟通
选择血管，消毒皮肤。 再次核对	某某,您准备好了吗?那我们现在输液好吗?现在为您垫一块治疗巾,请您握拳我来扎止血带选一下血管,扎止血带时会有点紧及不舒服,请您忍耐一下好吗?您这里感觉疼吗?那我们就在这穿刺好吗?现在为您消毒,有点凉,请您忍耐一下。 几床某某,5%的葡萄糖250ml静脉滴注	半蹲,铺治疗巾,扎止血带 打开棉签蘸消毒液,消毒穿刺点(顺逆时针各1圈,范围大于5~6cm) 拿输液卡再次核对患者信息,扎止血带取针帽,排气(距弯盘10cm,排气不超过3滴)
静脉穿刺 固定针头 调节滴速 再次核对 勾签医嘱	您好,现在要为您穿刺,有点疼,请您忍耐一下。 患者来握拳……好了,松拳,已经穿刺成功了,您感觉怎么样? 现在为您调节滴速	蹲姿,拿针头以15°~30°角进针。 松止血带,松调节器 拿输液贴固定针柄 拿出胸表至茂非氏滴管前调滴速1min 拿输液卡再次核对患者信息 签输液时间,滴速,护士姓名
礼貌告退	您好,液体已经顺利为您输入,滴速是我根据您的病情、年龄及心肺功能调节的,请您和您的家属在输液过程中不要随意调节滴速。在输液过程中输液侧肢体活动幅度不要太大,以免针头滑出血管外给您造成不必要的损伤和疼痛,您看好吗?	站姿,微笑(上身前倾)
整理用物,垃圾分类	报告评委老师,垃圾分类处理,操作完毕。	站姿,微笑,眼睛平视。

四十五、输液泵技术操作服务规范

表 1–51

用物:输液泵,输液架,输液器,电源,药物		
操作程序	语言沟通	非语言沟通
自我介绍并报告操作项目	大家好,我是xxx,今天我演示的是输液泵技术操作,首先需要评估患者及环境。	站姿
洗手,戴口罩;携用物至床旁核对患者信息 将输液泵固定在输液架上。 接通电源板,打开电源开关。 按常规排尽输液管内的空气。 打开"泵门",将输液管呈"S"形放置在输液泵的管道槽中,关闭"泵门"。 设定每毫升滴数以及输液量限制。	您好,请问您叫什么名字,我可以核对一下您的腕带信息吗?您好,我们可以开始了吗?	查对认真。 微笑,站姿 (上身前倾)
患者常规静脉穿刺后,将输液针与输液泵链接。 患者确认输液泵设置无误后,按压"开始、停止"键,启动输液。	您好,输液泵已经开始工作了,您和家属不要随意调节参数,以免造成输液量的错误,给您的治疗带来不必要的麻烦,您现在还有什么需要吗,床旁呼叫器给您放在枕边,有需要及时呼叫,我也会随时来看您,谢谢您的配合。	微笑,站姿 (上身前倾)
当输液量接近预先设定的"输液量限制"时,"输液量显示"键闪烁,提示输液结束。 患者输液结束时,再次按压"开始、停止"键,停止输液。 患者按压"开关"键,关闭输液泵,打开"泵门",取出输液管。	您好,液体已经输完了,整个治疗过程中您配合得很好,您这样躺着舒服吗?您现在还有什么需要吗,床旁呼叫器给您放在枕边,有需要及时呼叫,我也会随时来看您,谢谢您的配合。	微笑,站姿 (上身前倾)
推车返回,整理用物,洗手,记录	护士报告:操作完毕	护士站姿,蹲姿,面带微笑,得体大方

四十六、静脉留置针输液操作服务规范

表 1-52

用物准备:治疗盘,安尔碘,弯盘,静脉留置针,透明敷贴,胶布,输液贴,一次性输液器,输液针头,无菌棉签,止血带,治疗巾,遵医嘱备药液,输液卡,手消毒液,锐器盒,生活垃圾桶,医疗垃圾桶,5ml 空针(5~10mlNS,2~5ml 肝素液),笔,输液标示,管道标示。

操作程序	语言沟通	非语言沟通
自我介绍并报告操作项目	大家好,我是×××,今天我演示的是静脉留置针输液操作流程,首先需要评估患者及环境。	站姿
检查药液	六步洗手法洗手,戴口罩 核对医嘱,输液卡 核对药液标签:药名,浓度,剂量,有效期,用法 对光倒置检查药液质量(以上均口述)	基础站姿(上身微微前倾)仔细、认真。
备齐用物携至床尾,再次核对病人信息。 检查药液准备胶布 选择血管	您好,我是您的责任护士×××,我可以核对一下您的腕带信息吗?您准备好了吗?那我们现在开始好吗? 再次核对输液卡,药液,检查胶布并撕胶布贴在易取位置。 我可以选一下您的血管吗?(选择穿刺部位,观察病人上肢,首选粗直,弹性好,血流丰富的血管,避开关节和静脉瓣,避免选择下肢静脉,因为下肢静脉循环较差,易发生血栓静脉炎)	半蹲(上身微微前倾)受伤观念强,细心,认真。 放回止血带。
拉环启瓶盖,打开棉签蘸消毒液消毒瓶塞至瓶颈(2 次)将药瓶置于一侧待干。 检查输液器包装,有效期及质量,打开输液器包装,取出输液器,将输液器插入药瓶	一次性输液器在有效期内,包装完好无破损。	

操作程序	语言沟通	非语言沟通
第一次排气成功,无药液流出。检查并打开留置针,将输液器针头刺入肝素帽内,打开调节器,待肝素帽和延长管内充满药液,关闭调节器,将头皮针完全插入肝素帽。	口述:根据患者血管及满足输液治疗前提下,选择合适留置针。(选择静脉留置针型号符合、在有效期内)。	
(在穿刺点上方 10cm 处扎止血带,动作轻柔,扎止血带时间不超过 2 分钟)(受伤观念强)。 松止血带	您好,现在为您穿刺,先给您铺治疗巾好吗? 现在给您扎止血带,有点紧,有点不舒服,请您忍耐一下好吗? 您好,现在为您消毒,有点凉有点不舒服,请您忍耐一下好吗? 口述:待干 1~2 分钟。 消毒范围不小于 8cm×8cm,无污染,待干。	半蹲(大褂不能着地)铺治疗巾于输液肢体下。 半蹲(大褂不能着地)
检查透明贴有效期,并打开备用。二次排气,弃针套排气入弯盘,不浪费药液,无污染,左右松动外套管,旋转针尖斜面向上。	再次核对患者信息。 无菌透明贴在有效期内,无破损无漏气,包装完好。 扎止血带,不跨越无菌区,无污染。	
绷紧皮肤、固定静脉、在消毒范围的中心,右手持针翼 15°~30° 直刺静脉,进针速度易慢,见回血后降低角度(约 5°~10°)再进针 0.2cm,左手卡住透明三通,右手持针翼后撤出针芯少许(约 0.5cm),然后将针芯和软管一起送入血管,再将右手持针翼后撤,保证针芯未撤出白色隔离塞处,嘱患者松拳。松开止血带打开调节器,观察滴速,撤出针芯,将针芯放入锐器盒内。	您好,现在要为您穿刺,请您轻轻握拳,会有点疼,有点不舒服,请您忍耐一下好吗? 您好,请您轻轻松拳。	操作娴熟、干练,有条不紊 认真仔细,动作轻柔

续表 1-52

操作程序	语言沟通	非语言沟通
将透明三通处消毒待干后,取用无菌透明敷贴以穿刺点为中心无张力固定平整,对留置针塑形,确保无皱褶或空气残留。延长管 U 型固定肝素帽要高于导管尖端,且与血管平行,(敷贴要将白色隔离塞完全覆盖,白色端帽置于外侧),洗手,撕下记录条并注明日期及穿刺者姓名,贴在透明三通处,贴管道标示	您好,现在要为你固定。	操作娴熟、干练,有条不紊 认真仔细,动作轻柔
调节滴速 洗手:再次核对患者,医嘱,勾签医嘱,挂输液卡与输液架上。 贴输液标示 告知注意事项	您好,现在为您调节滴速。(根据患者病情,年龄,心肺功能,及药液性质调整输液滴速 15 秒)。您好,您的静脉留置针已经穿刺成功,液体也顺利输入,输液滴速已经为您调节好了,是根据您的病情,年龄,心肺功能,及药液性质调节的,请您和家属不要随意调节滴速好吗?有留置针侧肢体,不输液时也应尽量避免肢体长时间下垂,提重物,以免由于重力作用造成回血堵塞导管,请您平时洗漱时小心,不要将贴膜打湿,如果发现贴膜有潮湿、卷边、渗液等及时告知护士更换,您看好吗?	态度和蔼,点头示意告谢动作轻柔,爱伤观念强 认真,仔细
整理用物,医疗垃圾分类处理,洗手,记录。	请问您还有其他需要吗?我将呼叫器放在您的床边,您有什么事可以随时按压呼叫器,我也会随时巡回病房,过来看您的!报告:操作完毕,现在液体已输完,请求冲管及封管。	

操作程序	语言沟通	非语言沟通
冲管:床尾核对患者信息,核对腕带信息。 铺治疗巾,关闭调节器,拿生理盐水 5~10ml 接头皮针回抽药液检查输液通道是否通畅,脉冲式冲管,推一下,停一下的手法将延长管里残留的药液全部冲入血管内,然后拔出头皮针,分离处理。	您好,您的液体已经输完了,现在要为您冲管。 先为您铺治疗巾,请您抬一下胳膊好吗?	
打开棉签蘸消毒液消毒肝素帽。取稀释的肝素液 2~5ml (成人 10~100u/ml,小儿 1~10u/ml)推剩至 0.5~1ml 时,将针头后撤,余针尖斜面在肝素帽内,边推药液边拔针(推液速度大于拔针速度),在针头前端有一滴封管液。在接近透明三通根部位置固定小夹子,并用胶布固定延长管。整理床单元,将输液架移回床尾。	您好,现在为您封管好吗? 您好,封管已经完成了,请您注意保护留置针侧肢体,不输液时也尽量避免肢体下垂姿势,及提取重物,以免由于重力作用造成回血堵塞导管,穿刺部位注意防水,如敷料出现卷边,或潮湿等,应及时告知护士更换,好吗? 那您还有什么需要吗?好的,我将呼叫器放在您的床边,有事您随时按压呼叫器,我也会随时巡回病房,谢谢您的配合!	态度亲和,点头示意告退
推车返回,垃圾分类处理,洗手(认真,仔细),取口罩,记录。	报告:操作完毕	基础站姿,双目平视前方,下颌微收。

四十七、PICC 置管技术操作服务规范

表 1-53

用物:PICC 穿刺包、PICC 导管、无菌手套、治疗盘、胶布、止血带、棉签、安尔碘、生理盐水、20ml 空针、正压接头、10cm×12cm 透明敷贴、卷尺、导管标识、口罩、治疗巾、弹力绷带,PICC 置管签字同意书。

操作程序	语言沟通	非语言沟通
自我介绍并报告操作项目	大家好,我是×××,今天我演示的是 PICC 置管操作流程,首先需要评估患者及环境。	站姿
用治疗车携带用物至床旁(或 PICC 穿刺室)。再次核对患者信息。操作者拿止血带选择血管(贵要静脉、肘正中静脉、头静脉三选一)暴露穿刺侧上肢。	您好,我是您的责任护士,可以核对一下您的腕带信息吗?请问您准备好了吗?好的,请您平卧位,暴露穿刺侧上肢,好吗	(蹲姿)核对床尾半蹲
PICC 体表定位:测量时上肢外展90°,预计导管尖端位于上腔静脉,从预穿刺点沿静脉走向至左右胸锁关节再向下至第二、三肋间。测量臂围:于肘上 10cm 处测量臂围。记录测量结果	您好,现在给您大概测量一下穿刺长度。您好,现在给您测量臂围。	半蹲半蹲站姿
铺治疗巾及放一根止血带。患者消毒范围:整只手臂。上臂至腋窝,前臂至腕部,每遍自然晾干。(助手协助)打开无菌包、戴无菌手套。用生理盐水预冲导管、正压接头、穿刺针。患者上臂下垫无菌治疗巾。铺无菌洞巾	您好,现在为您垫一块治疗巾。现在为您消毒,有点凉,请您忍耐一下。	蹲姿站姿
助手扎止血带。操作者去掉穿刺针保护套,松动针芯以 15°~30°角进针,见回血后降低穿刺角度再继续进针少许,以确保导引套管尖端也处于静脉内,保持针芯位置,单独向前推进外套管少许。	您好,现在为您扎止血带,有点不舒服,请您忍耐一下,请您握拳好吗?患者您好,现在要为您穿刺,有点疼,请您忍耐一下。	半蹲(美观,得体大方)患者坐姿(爱伤观念强)

操作程序	语言沟通	非语言沟通
操作者左手拇指,食指固定导引套管,中指轻压导引套管上端的血管,右手从导引套管中撤出穿刺针芯后放置妥当,防止针刺伤。 助手松开止血带	患者您好,请您松拳。	坐姿
左手固定导引套管,右手(或用镊子)将导管自导管鞘末端逐渐缓慢、匀速的送入,至肩部时嘱患者下颌向下压并偏向术侧肩膀,导管进入测量长度后,头恢复原位。 左手在套管的远端静脉上加压止血并固定导管,右手撤出导引套管,撕开并撤离导引套管。 轻压穿刺点处导管以保持导管位置,缓慢将导丝抽出。 接注射器(20ml 生理盐水),抽回血,并注入生理盐水。 连接正压接头,接生理盐水,脉冲式正压封管。	患者您好,请问你有什么不舒服吗?(观察患者的神志、面色、询问有无心慌气短。)	坐姿(美观,得体大方,操作娴熟) 坐姿(美观,得体大方,操作娴熟)
撤去洞巾充分暴露肘部,用碘伏棉签消毒穿刺点、清除血迹,必要时涂皮肤保护士剂,敷贴固定,外置导管环型固定。弹力绷带加压包扎。 贴膜上注明日期、签全名。 贴导管标示,并注明导管名称、长度、置管日期、穿刺侧上肢臂围。	患者您好,导管已经成功送入,现在要为您固定,今天会包的紧一些,请您忍耐一下好吗?	坐姿(美观,得体大方,操作娴熟) 站姿,上身前倾

续表 1–53

操作程序	语言沟通	非语言沟通
交代穿刺后注意事项	您好,PICC 管已经固定好了,现在我为您按压穿刺点 20 分钟,然后我会带您去放射科透视定位,确定导管位置。请您穿刺侧肢体勿提重物、勿举过头顶,局部敷贴勿打湿,如果贴膜有卷曲、渗液,请及时告知护士更换。今天可以做握拳活动,明天可以弯曲活动。明天我会为您更换贴膜,以后每周更换贴膜 2 次。每天封管 1 次。携带 PICC 导管期间可以洗澡,但需要用保鲜膜将穿刺侧肢体包裹 2~3 圈,注意不要将贴膜打湿。如果您感觉有不舒服,请您及时告诉我好吗?	站姿,微笑(上身前倾)
整理用物,垃圾分类处置,洗手,医嘱签名。做好记录:经一侧一静脉置入 PICC,长度一厘米,臂围一厘米,胸片示:导管末端位于一静脉	患者报告:操作完毕。	站姿

四十八、静脉输液血操作服务规范

表 1–54

用物:基础治疗盘,一次性输血器,输液贴,止血带,治疗巾,生理盐水,笔,输液卡,输血记录单,输血查对本,快速手消,医用垃圾桶,生活垃圾桶。		
操作程序	语言沟通	非语言沟通
自我介绍并报告操作项目	大家好,我是xxx,今天我演示的是静脉输血操作流程,首先需要评估患者及环境。	站姿
洗手戴口罩,推治疗车至床旁。再次核对患者信息。	您好,我是您的责任护士,可以核对一下您的腕带信息吗?请问您准备好了吗?那我们现在开始好吗?	(蹲姿)核对床尾

操作程序	语言沟通	非语言沟通
再次核对： 检查棉签：包装完整，在有效期内，撕好并蘸消毒液，消毒瓶口。 检查输液贴：输液贴包装完整，在有效期内，撕好并贴在治疗车把手上 检查输液器：输液器包装完整无漏气在有效内，将输液器插入液体瓶，挂于输液架一次排气至乳头处。	几床某某，生理盐水 250ml 静脉滴注，瓶口无松动，瓶身无裂缝，液体无浑浊沉淀及絮状物。	站姿
选择血管：铺治疗巾，扎止血带。 检查棉签：包装完整，在有效期内，撕好并蘸消毒液，消毒穿刺点(顺逆时针各 1 圈，范围大于 5~6cm) 拿输液卡再次核对患者信息，扎止血带取针帽，排气(距弯盘 10cm，排气不超过 3 滴，针头朝下。) 消毒皮肤： 再次核对	某某，您准备好了吗？我们现在输液好吗？现在为您垫一块治疗巾，请您握拳我来扎止血带选一下血管，扎止血带时会有点紧及不舒服，请您忍耐一下好吗？您这里感觉疼吗？那我们就在这穿刺好吗？ 现在为您消毒，有点凉，请您忍耐一下。 几床某某，生理盐水 250ml 静脉滴注	半蹲 站姿
静脉穿刺：拿针柄以 15°~30°角进针。松止血带，松调节器。固定针头：拿输液贴固定针柄 调节滴速：拿出胸表至茂菲氏滴管前调滴速 1 分钟，输液 15 分钟后。 再次核对：双人再次三查十对，准确无误，并在输血查对本上双人签名。 更换血袋：轻轻旋转血袋，将血液摇匀，打开血袋封口，消毒，将输血器针头从生理盐水瓶拔出插入血袋内，缓慢将血袋倒挂于输液架上，再次核对。	您好，现在要为您穿刺，有点疼，请您忍耐一下。 来握拳……好了，松拳，已经穿刺成功了，您感觉怎么样？ 现在为您调节滴速 某某，现在给您输血 某某，现在为您调节滴速，在输血时如果您感觉心慌、气短、全身瘙痒等不适，请您及时告诉我好吗？在病房观察 15min，患者无输血不良反应，再次调节滴速。	蹲姿 站姿

续表 1-54

操作程序	语言沟通	非语言沟通
调节滴速：开始时速度易慢，少于 20 滴/min，观察 15min 无不良反应后，再次按病情调节滴速。 勾签医嘱：在输血记录单上双人签名。		
礼貌告退 输血完毕换瓶：消毒生理盐水瓶，将输血器针头插入生理盐水瓶中，冲管 15 分钟。	您好，血已经顺利为您输入，滴速是我根据您的病情，年龄及心肺功能调节的，请您和您的家属在输血过程中不要随意调节滴速。在输血过程中输液侧肢体活动幅度不要太大，以免针头滑出血管外给您造成不必要的损伤和疼痛，您看好吗？ 您的血已经输完了，现在为您更换生理盐水。 您好，现在冲管 15 分钟。	站姿，微笑（上身前倾）
整理用物，垃圾分类	报告评委老师，垃圾分类处理，操作完毕。	站姿，微笑，眼睛平视。

四十九、中心供氧装置吸氧法服务规范

表 1-55

用物准备：氧流表，湿化瓶，治疗车，方盘，一次性吸氧导管，蒸馏水或注射用水，棉签，纱布，弯盘，治疗牌，笔，洗手液，治疗碗。 口述：尊敬的评委老师好！现在由我进行中心供氧装置氧气吸入。		
操作程序	语言沟通	非语言沟通
自我介绍并报告操作项目	大家好，我是×××，今天我演示的是中心供氧装置吸氧法操作，首先需要评估患者及环境。	站姿
洗手戴口罩，推治疗车至床旁。再次核对患者信息。	您好，我是您的责任护士，可以核对一下您的腕带信息吗？请问您准备好了吗？那我们现在开始好吗？	（蹲姿）核对床尾

操作程序	语言沟通	非语言沟通
装表连接:检查氧流量装置,湿化瓶加灭菌注射用水至最低水位和最高水位之间 2/3 处。关闭调节器直接插入绿色带氧气孔安装好流量表,并检查各衔接部分是否漏气。	氧流装置良好,各衔接部分无漏气。	
清洁鼻腔:检查并打开棉签,蘸凉开水清洁鼻腔。	您好,现在要为您清洁一下鼻腔,会有点凉请您忍耐一下。	
调节氧流量:检查打开一次性吸氧导管并连接。打开调节器,调节流量。将鼻导管放入盛水的治疗碗检查鼻导管是否通畅。	根据患者的缺氧程度,调节氧流量为每分钟 3L。	
给氧:将鼻导管轻轻塞入病人鼻孔,固定氧气导管。	您好,现在为您吸氧。	
记录观察:洗手,记录用氧时间和流量。	您好,氧气已经为您吸上了,在您吸氧期间,请您和家属不要随意调节氧流量,好吗?也请您和家属不要在病房内吸烟或使用明火,您看好吗?	
停氧:取下氧气导管,用纱布擦净鼻部,分离氧气导管,放入弯盘,关闭调节器。	您好,您的吸氧时间已经到了,现在为您停止吸氧,好吗?	
拔除氧流表:按压绿色带氧气孔周围白色圈,同时拔下氧流表。分离湿化瓶及通气管。	您好,氧气已经为您停掉了,请问您还有其他需要吗?这个卧位您感觉舒服吗?好的,那您先休息,呼叫器放在您的床头,有事您随时按压呼叫器,我也会随时来看您的,好吗?	
洗手记录		洗手,记录停氧时间。
整理用物,垃圾分类,洗手取下口罩	报告:报告评委老师垃圾分类处理,操作完毕。	标准站姿,得体大方。

五十、氧气筒鼻导管氧气吸入服务规范

表 1-56

用物准备:流量表,湿化瓶,一次性吸氧管,治疗车,方盘,蒸馏水或注射用水,弯盘,治疗牌,棉签,治疗碗,快速手消,用氧记录单,笔,扳手,令备氧气筒,挂四防牌。

口述:尊敬的评委老师好!

操作程序	语言沟通	非语言沟通
自我介绍并报告操作项目	大家好,我是×××,现在由我进行氧气筒鼻导管氧气吸入技术,首先需要评估患者及环境。	站姿
洗手戴口罩,推治疗车至床旁。再次核对患者信息。	您好,我是您的责任护士,可以核对一下您的腕带信息吗?请问您准备好了吗?那我们现在开始好吗?	(蹲姿)核对床尾
吹尘、装表、接湿化瓶。拧开氧气开关吹尘后迅速关上。用扳手将流量表安装到氧气筒上。湿化瓶内倒适量的蒸馏水与氧气装置连接。	您好,现在要吹尘,可能会声音有点大,您忍耐一下好吗?	站姿
检查周围环境	周围环境无易燃物,无安全隐患者。	标准站姿,得体大方。
清洁鼻腔:检查并打开棉签,蘸凉开水清洁鼻腔。	您好,现在要为您清洁一下鼻腔,会有点凉请您忍耐一下。	站姿
调节氧流量:检查并打开一次性吸氧管,与氧气装置连接,调节氧流量。	根据患者的缺氧程度,调节氧流量为每分钟 3L。	站姿
检查氧流管:将一次性吸氧管前端放入盛水治疗碗中检查氧气流量通畅。	经检查氧流管通畅。	站姿,上身前倾
给氧:自一侧鼻腔轻轻放入鼻导管,并将鼻导管妥善固定。	您好,现在为您吸氧。	站姿,上身前倾
洗手,记录:洗手(用快速手消六步洗手法)。记录用氧时间,流量,请患者或家属签字确认。	您好,氧气已经为您吸上了,请您和家属在这里签字好吗?	站姿

操作程序	语言沟通	非语言沟通
安置患者:为患者安置舒适卧位。	您好,这个卧位您觉得舒服吗?好的,在您吸氧期间,请您和家属不要随意调节氧流量,好吗?也请您和家属不要在病房内吸烟或使用明火。	站姿,上身前倾
停氧:取下鼻导管,用纱布擦净鼻部,关流量表。	您好,您的吸氧时间已经到了,现在为您停止吸氧,好吗?	站姿,上身前倾
取下氧流表:先关氧气筒的开关,然后打开流量表开关放余气,最后关闭流量表开关。取下湿化瓶,用扳手取下氧流表。		站姿
记录停氧时间, 礼貌告退。洗手,记录停氧时间,并请家属签字。	您好,氧气已经为您停掉了,请您或家属在这里签字好吗?请问您还有其他需要吗?这个卧位您感觉舒服吗?好的,那您先休息,呼叫器放在您的床头,有事您随时按压呼叫器,我也会随时来看您的,好吗?	站姿
整理用物,垃圾分类,洗手	报告:报告评委老师垃圾分类处理,操作完毕。	标准站姿,得体大方。

五十一、超声波雾化吸入服务规范

表 1-57

用物准备:基础治疗盘、50ml 注射器、棉签、无菌持物镊、纱布罐、砂轮、超声雾化吸入器、螺纹管、口含嘴、药液、冷蒸馏水、水温计、电源插座、纸巾、治疗巾、医用垃圾桶、生活垃圾桶、治疗车、洗手液、锐器盒		
操作程序	语言沟通	非语言沟通
自我介绍并报告操作项目	大家好,我是xxx,现在由我进行超声波雾化吸入技术。首先需要评估患者及环境。	站姿
评估:病人情况,用物准备情况,环境情况	报告老师:该患者是一位清醒患者,经解释理解此次超声雾化治疗的目的、方法及注意事项,能够配合,患者鼻腔黏膜完整,无药物过敏史。	报告时抬头,挺胸收腹,提臀,两眼平视前方,双手交叉放于小腹部

续表 1-57

操作程序	语言沟通	非语言沟通
	用物以准备齐全，一次性物品均在有效期内，雾化吸入药液新鲜配制，经检查超声雾化吸入器性能良好，各部件连接紧密，雾化罐底无漏水。病室宽敞，光线明亮，无干扰，适宜操作。请问是否可以开始操作？	报告语言组织有序，层次分明，声音洪亮
备齐用物携至床旁，再次核对患者信息并解释	张大爷，请允许我再次核对一下您的腕带信息，好的您准备好了我们就可以开始。	礼貌，亲和
水槽内加冷蒸馏水 300ml，液面高度约 3cm，要浸没雾化罐底的透声膜雾化罐内放入药液，稀释至 30~50ml，将罐盖旋紧		操作娴熟、干练，有条不紊认真仔细，动作轻柔
接通电源，先开电源开关，红色指示灯亮，预热 2~3min 患者取半坐卧位或平卧位，颌下铺治疗巾	张大爷，你坐起来做雾化吸入可以吗？好的我帮您把床摇起来，您这样坐着舒服吗？	
连接螺纹管和口含嘴或面罩，调节开雾化时间、雾量 打开风力调节开关，调节风力，药液成雾状喷出		
患者吸气时，将面罩覆于口鼻部，呼气时启开；或将"口含嘴"放入患者口中嘱患者紧闭口唇深吸气 在使用过程中，如发现水槽内水温超过 60℃，可调换冷蒸馏水，换水时要关闭机器。发现雾化罐内液体过少，影响正常雾化时，应继续增加药量，但不必关机，加药只要从盖上小孔向内注入即可。一般每次使用时间为 15~20min	张大爷，请您把口含嘴放在嘴里，好的，闭紧口唇，不要漏气，做深呼吸动作，好的吸气的时候尽量吸长一点好的您做得很好，持续 15min	操作娴熟、干练，有条不紊认真仔细，动作轻柔

操作程序	语言沟通	非语言沟通
治疗毕，先关雾化开关，再关电源开关	张大爷，您雾化吸入的时间已经到了，来，我帮您取下。您现在感觉怎么样？比之前舒服了是吧，现在可以咳嗽咳嗽，咳痰比较容易点	解释语速适中，语气缓和，亲和力强动作轻柔
床单位整洁，患者舒适卧位	你配合得很好，谢谢，您还有其他需要吗？好的，呼叫器给您放在手边，有需要您摁铃，我也会随时来看您的	
整理用物，洗手，做记录	报告老师：螺纹管、雾化罐浸泡消毒，倒掉水槽内的水，擦干水槽，超声雾化吸入器备用，操作完毕	鞠躬致谢

五十二、电动吸引器吸痰服务规范

表 1-58

用物准备：负压吸引器及电插板、无菌治疗盘(吸痰管、治疗碗、生理盐水、无菌纱布、无菌钳)、连接管、弯盘、无菌手套、治疗巾、执行单、听诊器、手电筒、必要时备压舌板、开口器、舌钳(口述)；医用垃圾桶、生活垃圾桶、洗手液、治疗车、含氯消毒瓶

操作程序	语言沟通	非语言沟通
自我介绍并报告操作项目	大家好，我是×××，现在由我进行口鼻吸痰技术。首先需要评估患者及环境。	站姿
病人情况，用物准备情况，环境情况	报告老师：该患者是一位清醒患者，经解释理解此次吸痰护士的目的、方法及注意事项，能够配合 经听诊患者肺部有痰，痰液黏稠不易咳出需要吸痰，患者口鼻腔黏膜完整，适宜吸痰 用物已准备齐全，无菌物品均在有效期内，经检查负压吸引器性能良好，连接紧密，负压调节至 0.04MPa 环境宽敞，光线明亮，无干扰，适宜操作 请问是否开始	报告时抬头，挺胸，收腹，提臀，两眼平视前方，双手交叉放于小腹部，语言组织有序，层次分明，声音洪亮

续表 1-58

操作程序	语言沟通	非语言沟通
备齐用物携至床旁核对患者信息，向患者解释配合事项，取得配合	张大爷，请允许我再次核对一下您的腕带，您准备好了，我们就开始	礼貌,亲和
患者平卧或侧卧头转向操作者并略向后仰张口,昏迷患者可用压舌板或开口器帮助张口 铺治疗巾,置弯盘于患者颌下或颈旁 接通电源,打开吸引器开关 负压吸引器与连接管相接,试吸连接管是否通畅,将连接管头端置于含氯消毒瓶中	张大爷，您现在躺平，头偏向我这边放松，不要紧张 经检查连接管通畅	操作娴熟、干练,有条不紊 认真仔细,动作轻柔
打开无菌治疗盘,正确戴手套 从治疗盘内取出吸痰管,正确连接连接管与吸痰管 试吸生理盐水(治疗碗中),检查吸痰管是否通畅	无菌治疗盘在有效期内 经检查,吸痰管通畅	操作娴熟、干练,有条不紊 认真仔细,动作轻柔
操作者左手持胶管与吸痰管连接处, 其拇指指腹按压控制口,交代配合事项 右手持吸痰管头端(保持无菌),将吸痰管轻轻插入口腔适宜深度 左手拇指堵住负压控制口控制负压 轻柔、灵活、迅速地左右旋转上提吸痰管吸出口腔及咽部分泌物 (插管时左手拇指离开负压控制口以免负压吸附黏膜,引起损伤)	张大爷，现在就为您吸痰，嘴张开，好，有点难受，您坚持一下，马上就好	操作娴熟、干练,有条不紊 认真仔细,动作轻柔
吸出痰液及时冲洗吸痰管,弃去吸痰管		
另换吸痰管,连接连接管与吸痰管,试吸检查其是否通畅 右手持吸痰管,左手取下吸氧管放在无菌纱布(或纸巾)上 右手持吸痰管头端(保持无菌),将吸痰管轻轻插入鼻腔适宜深度(或有阻力)	张大爷，您再咳嗽一下，还是有痰，我通过鼻腔再吸一下	

操作程序	语言沟通	非语言沟通
左手拇指堵住负压控制口控制负压,迅速地左右旋转上提吸痰管吸痰 吸痰过程中注意观察患者表情及血氧变化	好的,配合得很好,再坚持一下,有点难受,马上就好了	
拔出吸痰管后吸入生理盐水冲洗吸痰管 正确脱去手套,包裹吸痰管弃于医用垃圾袋 每次吸痰时间不超过 15s,如痰未吸尽,休息 3~5min 再吸(口述) 清洁患者的口鼻,观察口腔黏膜有无损伤及患者反应	张大爷,痰已经给您吸完了,来给您擦擦口鼻 眼睛闭上嘴张开,我再检查一下,您的口鼻腔黏膜完整,请您放心 现在感觉怎么样啊,比之前好点了就好	
重新给患者吸氧,并按要求调解氧流量 协助患者取舒适卧位 检查引流瓶吸引量	张大爷,来把氧气吸上,您这样躺着舒服吗? 张大爷,您平时要多咳嗽,尽量将痰咳出,平时还可以多喝水,利于痰液咳出好吗? 您还有其他需要吗?我现在离开病房,呼叫器给您放到手边,有需要您就摁铃,我也会随时来看您的,感谢您的配合。	解释语速适中,语气缓和,亲和力强
清理用物,洗手,记录	报告老师,垃圾分类处理,操作完毕	鞠躬致谢

五十三、中心吸引器吸痰吸痰服务规范

表 1–59

用物:中心吸引装置、无菌治疗盘(吸痰管、治疗碗、生理盐水、无菌纱布、无菌钳)、连接管、弯盘、无菌手套、治疗巾、执行单、听诊器、手电筒、必要时备压舌板、开口器、舌钳(口述);医用垃圾桶、生活垃圾桶、洗手液、治疗车、含氯消毒瓶

操作程序	语言沟通	非语言沟通
自我介绍并报告操作项目	大家好,我是×××,现在由我进行中心吸引器吸痰吸痰操作。首先需要评估患者及环境。	站姿
病人情况,用物准备情况,环境情况	报告老师:该患者是一位清醒患者,经解释理解此次吸痰护理的目的、方法及注意事项,能够配合 经听诊患者肺部有痰,痰液黏稠不易咳出需要吸痰,患者口鼻腔黏膜完整,适宜吸痰 用物已准备齐全,无菌物品均在有效期内,经检查中心吸引装置性能良好,连接紧密,负压调节至 0.04MPa 环境宽敞,光线明亮,无干扰,适宜操作 请问是否开始	报告时抬头,挺胸,收腹,提臀,两眼平视前方,双手交叉放于小腹部 报告语言组织有序,层次分明,声音洪亮
备齐用物携至床旁核对患者信息,向患者解释配合事项,取得配合	张大爷,请允许我再次核对一下您的腕带,您准备好了,我们就开始	礼貌,亲和
患者平卧或侧卧头转向操作者并略向后仰张口,昏迷患者可用压舌板或开口器帮助张口 铺治疗巾,置弯盘于患者颔下或颈旁 中心吸引装置与连接管相接,试吸连接管是否通畅,将连接管头端置于含氯消毒瓶中	张大爷,您现在躺平,头偏向我这边。放松,不要紧张。 经检查连接管通畅	操作娴熟、干练,有条不紊 认真仔细,动作轻柔

操作程序	语言沟通	非语言沟通
打开无菌治疗盘,正确戴手套 从治疗盘内取出吸痰管,正确连接连接管与吸痰管 试吸生理盐水(治疗碗中),检查吸痰管是否通畅	无菌治疗盘在有效期内 经检查,吸痰管通畅	操作娴熟、干练,有条不紊 认真仔细,动作轻柔
操作者左手持胶管与吸痰管连接处,其拇指指腹按压控制口,交代配合事项 右手持吸痰管头端(保持无菌),将吸痰管轻轻插入口腔适宜深度 左手拇指堵住负压控制口控制负压 轻柔、灵活、迅速地左右旋转上提吸痰管吸出口腔及咽部分泌物 (插管时左手拇指离开负压控制口以免负压吸附黏膜,引起损伤)	张大爷,现在就为您吸痰,嘴张开,好,有点难受,您坚持一下,马上就好	操作娴熟、干练,有条不紊 认真仔细,动作轻柔
吸出痰液及时冲洗吸痰管,弃去吸痰管		
另换吸痰管,连接连接管与吸痰管,试吸检查其是否通畅 右手持吸痰管,左手取下吸氧管放在无菌纱布(或纸巾)上 右手持吸痰管头端(保持无菌),将吸痰管轻轻插入鼻腔适宜深度(或有阻力) 左手拇指堵住负压控制口控制负压,迅速地左右旋转上提吸痰管吸痰 吸痰过程中注意观察患者表情及血氧变化	张大爷,您再咳嗽一下,还是有痰,我通过鼻腔再吸一下 好的,配合得很好,再坚持一下,有点难受,马上就好了	
拔出吸痰管后吸入生理盐水冲洗吸痰管 正确脱去手套,包裹吸痰管弃于医用垃圾袋 每次吸痰时间不超过15s,如痰未吸尽,休息3~5min再吸(口述) 清洁患者的口鼻,观察口腔黏膜有无损伤及患者反应	张大爷,痰已经给您吸完了,来给您擦擦口鼻眼睛闭上嘴张开,我再检查一下,您的口鼻腔黏膜完整,请您放心 现在感觉怎么样啊,比之前好点了就好	

续表 1–59

操作程序	语言沟通	非语言沟通
重新给患者吸氧,并按要求调解氧流量 协助患者取舒适卧位 检查引流瓶吸引量	张大爷,来把氧气吸上,您这样躺着舒服吗? 张大爷,您平时要多咳嗽,尽量将痰咳出,平时还可以多喝水,利于痰液咳出好吗? 您还有其他需要吗?我现在离开病房,呼叫器给您放到手边,有需要您就揿铃,我也会随时来看您的,感谢您的配合	解释语速适中,语气缓和、亲和力强 动作轻柔
清理用物,洗手,记录	报告老师,垃圾分类处理,操作完毕	蹲姿、站姿美观 鞠躬致谢

五十四、气管切开术后服务规范

表 1-60

用物准备:吸痰包、气管内套管、无菌换药碗、无菌镊子、无菌纱布、皮肤消毒用品,生理盐水、吸引器、吸痰管、雾化吸入器		
操作程序	语言沟通	非语言沟通
自我介绍并报告操作项目	大家好,我是×××,现在由我进行气管切开术后操作。首先需要评估患者及环境。	站姿
评估病人、用物、环境	报告老师,该患者是一位清醒患者,经过讲解理解此次治疗的目的、方法及注意事项,患者呼吸道有痰液需要吸痰,气管切开伤口周围无红肿无疼痛,有少量渗出,给予更换敷料,气管内套管已使用 4 小时,需要更换,给患者实施雾化吸入,稀释痰液,消炎,改善通气功能 用物已准备齐全,无菌物品均在有效期内 病室宽敞,光线明亮,无干扰,适宜操作 请问是否可以开始操作?	报告时抬头、挺胸、收腹、提臀、两眼平视前方,双手交叉放于小腹部,语言组织有序,层次分明,声音洪亮
携用物至床旁,再次核对患者信息,向患者解释	张大爷,请允许我再次核对一下您的腕带信息,好的您准备好了我们就可以开始	礼貌,亲和

操作程序	语言沟通	非语言沟通
术后取半卧位或平卧位，保持颈部舒展，及时变换体位，减少肺部并发症，儿童及不合作者应固定双手，防止抓脱套管	张大爷，您多采用半卧位，这样有利于呼吸，躺着的时候，尽量保持颈部舒展，采取您感觉舒适的姿势，我先把床摇平，您平躺一会，我给您吸痰	操作娴熟、干练，有条不紊 认真仔细、动作轻柔
保持呼吸道通畅，吸痰方法正确，能严格无菌操作	张大爷，我给您吧氧气流量调大至每分钟 4L，先吸会氧气，吸痰时有点难受，不过很快就好了，我尽量动作轻一点，好的，您坚持一下，马上就好，痰已经吸完，您是不是感到舒服点了	操作娴熟、干练，有条不紊 认真仔细、动作轻柔
观察病情细致，能及时处理并发症		
气管内套管定时消毒，取套管方法正确	张大爷，我给您吧气管内套管取出，更换消毒后的，您的颈部先不要活动，好的内套管已经更换好了	操作娴熟、干练，有条不紊
雾化吸入操作熟练、正规、管道消毒处理符合操作要求	张大爷，现在给您做雾化吸入，您深呼吸，好的，保持 15min	
保持伤口清洁、干燥，更换伤口敷料方法正确	张大爷，我给您更换一下伤口敷料，消毒时有点凉，马上就好了，您的伤口没有红肿，挺好的，请您放心	语速适中、语气缓和、亲和力强、动作轻柔
外套管固定带的松紧适宜	张大爷，我来检查一下您的外套管固定带，您的外套管固定带松紧合适，请您放心。	
整理床单位	张大爷，雾化吸入设定的时间到了，我来给您取下面罩吧。今天的治疗结束了，您感觉好点了吗？好的，您配合得很好，谢谢您，我现在离开病房，我会随时来看您的	
污物处理，洗手，记录	报告老师，垃圾分类处理，气管内套管消毒备用，雾化吸入螺纹管、口含嘴、雾化罐浸泡消毒备用，操作完毕	鞠躬致谢礼貌告退

五十五、血糖监测服务规范

表 1-61

用物准备:治疗盘内盛血糖仪一台、75%酒精、无菌棉签,血糖试纸及采血针,弯盘,记录单,笔,洗手液、生活垃圾桶、医疗垃圾桶		
操作程序	语言沟通	非语言沟通
自我介绍并报告操作项目	大家好,我是×××,现在由我进行血糖监测技术。首先需要评估患者及环境。	站姿
核对患者信息 评估病人、用物、环境 汇报评估内容	报告老师,该患者是一位清醒患者,经解释理解血糖监测的目的、方法及注意事项,能够配合患者指尖皮肤完整,适宜采血,用物已准备齐全,一次性物品均在有效期内,经检查血糖仪性能完好,血糖仪代码与试纸代码一致环境宽敞,光线明亮,无干扰,适宜操作,请问可以开始吗?	报告时抬头、挺胸、收腹、提臀、两眼平视前方,双手交叉放于小腹部,语言组织有序,层次分明,声音洪亮
备齐用物,携至患者床旁再次核对患者信息 血糖仪功能良好,电源设备完好	张大爷,请允许我再次核对一下您的腕带信息,您准备好了,我们就开始	礼貌,亲和
协助患者取舒适卧位	张大爷,您不用起来,躺着就好	
检查试纸(有效期,编号)插入试条自动开机或开机插入试条 核对并调整血糖仪编码,使血糖仪编码与试纸编码一致	请稍等一下	操作娴熟、干练,有条不紊认真仔细,动作轻柔
准备好一次性采血针头,75%酒精棉签消毒皮肤,待干 按无菌操作技术原则采血,弃去第一滴血,滴或吸血于试纸合适的需血量,采血部位止血	来,给您消毒一下 采血有点疼,恩,已经好了 来您自己揾一会棉签,一会就不出血了	操作娴熟、干练,有条不紊认真仔细,动作轻柔

五十六、心电监护操作服务规范

表 1-62

用物准备:心电监护士仪一台、一次性电极、多功能插线板 1 个,治疗碗(内盛酒精棉球数个、血管钳)、弯盘、洗手液、生活垃圾桶、医疗垃圾桶

操作程序	语言沟通	非语言沟通
自我介绍并报告操作项目	大家好,我是×××,现在由我进行心电监护操作技术。首先需要评估患者及环境。	站姿
病人情况,用物准备情况,环境情况	报告老师：该患者为清醒患者,经过讲解理解此次心电监护的目的、方法及注意事项,能够配合 患者未安装心脏起搏器,胸部皮肤完整,皮肤无过敏史,适宜心电监护 用物准备齐全,一次性物品均在有效期内,检查监护仪功能良好,各导联线完整,电源设备完好 病室宽敞,光线明亮,无干扰,符合操作要求,请问是否可以开始	报告时抬头、挺胸、收腹、提臀、两眼平视前方, 双手交叉放于小腹部,语言组织有序, 层次分明,声音洪亮
备齐用物,携至患者床旁,再次核对患者信息,再次解释,取得合作	张大爷,请允许我再次核对一下您的腕带,您准备好了,我们就开始	礼貌,亲和
协助患者取舒适卧位 接通电源, 必要时接地线,开机	张大爷,您平躺,这样舒服吗？好的,有不舒服,您及时告诉我	
将电极与导线连接 所选导联用电极上附带的磨砂纸将相应部位皮肤角质层擦净并贴电极,或用酒精棉球清洁相应部位	张大爷,我用酒精清洁一下您的胸壁皮肤,有点凉,您坚持一下	操作娴熟、干练,有条不紊认真仔细,动作轻柔

续表 1-62

操作程序	语言沟通	非语言沟通
五导联的安放位置 白色:右上(RA),右锁骨中点下 绿色:右下(RL),右锁骨中线第 6~7 肋间 棕色:胸前(C),胸骨左缘第 4 肋间 黑色:左上(LA),左锁骨中点下 红色:左下(LL),左锁骨中线第 6~7 肋间		操作娴熟、干练,有条不紊 认真仔细,动作轻柔
正确绑好袖带,袖带松紧适宜;测量血压	来,我给您绑上血压袖带	
连接血氧饱和度电缆 将氧饱和度探头安放在患者指端(有感光的面向指甲) 毋庸胶布固定	张大爷,我给您夹上氧饱和度探头,监测很长一段时间后,手指会感到不适,您可以更换另一给手指进行监护士	
根据患者具体情况预置 观察指标循环时间 各项参数报警预置	好的,现在我来预设各项指标 心率上限 140 次/min,下限 50 次/min,收缩压上限 160mmHg,下限 90 mmHg,舒张压上限 100mmHg,下限 40mmHg,呼吸上限 40 次/min,下限 8 次/min,血氧饱和度下限 85%	
整理用物、床铺 理顺固定好各导联线		
观察监护状况,将结果汇报医生	张大爷,您的血压为 130/85mmHg,心率为 115 次/min,呼吸为 18 次/min,血氧饱和度为 95% 您的心率稍有点快,其他指标均在正常范围,我会通知医生	解释语速适中,语气缓和,亲和力强 动作轻柔

操作程序	语言沟通	非语言沟通
记录心电监护时间,礼貌告退	张大爷,心电监护各导联及血氧饱和度探头都已接好,请您和家属不要随意取下心电导联及血氧饱和度探头或调节监护仪,在监护仪旁边不要使用手机,避免干扰,粘贴电极片的部位若出现发红,发痒请及时告诉我们我现在离开病房,您还有其他需要吗,好的,床头呼叫器我给您放到床边,有需要请摁铃,我也会随时来看您的,感谢您的配合	
备齐用物(治疗盘,弯盘,纱布),携至患者床旁 向患者做好解释,说明停机原因,取得合作 关掉开关,撤去各导联线及电极;纱布擦净导电糊 整理病床单元,清理用物,询问患者需要 礼貌告退	报告老师:遵医嘱,为患者停心电监护 张大爷,您好,你恢复得很好,现在各项指标都正常,根据医嘱,我给您停掉心电监护 来,我给你取掉电极,有没有什么不舒服? 张大爷,导联都给您取下了,您还有其他需要吗?好的,您好好休息	操作娴熟、干练,有条不紊 认真仔细,动作轻柔
整理用物,洗手,记录	报告老师,操作完毕	鞠躬致谢

五十七 徒手心肺复苏服务规范

表 1-63

用物准备:心肺复苏模拟人、治疗车、纱布(一次性 2 片包装)、弯盘、抢救记录卡、洗手液、手电筒、脚踏垫		
操作程序	语言沟通	非语言沟通
自我介绍并报告操作项目	大家好,我是xxx,现在由我进行心肺复苏技术	站姿

续表 1-63

操作程序	语言沟通	非语言沟通
立即使病人仰卧位，置于硬板床去枕，头、颈、躯干在同一轴线上，双手放于两侧，身体无扭曲		操作娴熟、干练,有条不紊认真仔细,动作娴熟
抢救者站在病人右侧的肩、腰部,解开衣领腰带暴露病人胸腹部 按压部位:胸骨中下 1/3 交界处 按压方法:两手掌根部重叠,手指翘起不接触胸壁,上半身前倾,双肩位于双手的正上方,两臂伸直(肘关节伸直),垂直向下用力,借助自身上半身的体重和肩臂部肌肉的力量进行操作 按压幅度:胸骨下陷至少 5cm,用力要均匀		操作娴熟、干练,有条不紊认真仔细,动作娴熟
按压频率: > 100 次/min,且每次按压后必须完全解除压力,胸部回到正常位置,保证每次按压后胸部回弹,手掌不离开胸部,连续按压 30 次,按压与人工呼吸之比 30:2,连续 2 个轮次		操作娴熟、干练,有条不紊认真仔细,动作轻柔
检查口腔,清除口腔异物,取出活动义齿。 判断颈部有无损伤,颈部无外伤采用仰头举颏法,颈部有外伤者采用双手托下颌法	清楚患者口腔异物,取下活动义齿。患者颈部无损伤,采用仰头举颏法	
保持病人口部张开状态。左手拇指和食指捏住病人鼻孔,深吸一口气,双唇紧贴并包绕病人口部吹气,连续吹气 2 次,每次不少于 1 秒,用力呼气,直至病人胸廓抬起。吹气完毕,立即与病人的口部脱离,同时松开捏鼻的手指,观察胸廓情况		操作娴熟、干练,有条不紊认真仔细,动作娴熟

操作程序	语言沟通	非语言沟通
操作 5 个轮次后判断病人复苏效果：颈动脉恢复搏动，自主呼吸恢复，瞳孔缩小有对光反射，面色、口唇、甲床和皮肤色泽转红	患者颈动脉搏动恢复，出现自主呼吸，瞳孔较前缩小，出现对光反射，面色、口唇、甲床和皮肤色泽转红	
整理用物 洗手记录	报告老师，复苏成功，给予患者保暖，进一步生命支持	鞠躬礼

五十九、除颤术服务规范

表 1-64

用物准备：除颤仪(包括监护导联线、电源线、地线)，酒精棉球、听诊器、治疗卡、生理盐水、纱布，盐酸肾上腺素，导电糊，电极膜，治疗车

操作程序	语言沟通	非语言沟通
自我介绍并报告操作项目 确定周围环境安静，安全，适于操作	大家好，我是×××，现在由我实施电除颤技术。 首先需要评估患者及环境。 环境安全、安静、适合操作	
向病人、家属 说明病情及除颤事宜，取得家属同意，签名 协助病人去枕平卧硬板床上	三床××患者家属，病人出现心脏室颤，需立即电除颤，您同意请在同意书上签名。 患者去枕平卧于硬板床	
接好地线及电源线，打开除颤仪开关。协助病人松解衣裤纽扣，检查除去金属及导电物质，暴露胸部。连接监护仪，做心电图。 取胸骨右缘第二、三肋间及左锁骨中线剑突水平电极部位，用酒精棉球将电极部位皮肤去脂擦红，范围同电极板大小，避开监护连线及电极膜。用纱布将两电极部位皮肤擦干，保证皮肤干燥。涂导电糊于电极板上，不可涂到手柄或用四层盐水纱布包裹电极板	设备完好，电量充足，连线正常；电极板完好 经检查患者身上无金属及导电物质	站姿 操作娴熟、干练，有条不紊 认真仔细，动作轻柔

续表 1-64

操作程序	语言沟通	非语言沟通
将选择开关旋至100J,按键充电。任何人、金属及其他导电物质不可接触病人使病床,找准部位,双手用力使电极板贴紧皮肤,两拇指同时按电极板手柄的按钮,放电除颤	请旁人离开,确定周围人员无直接或间接与患者接触	操作娴熟、干练,有条不紊认真仔细,动作轻柔
立即心脏听诊, 观察示波屏心电图。首次复律不成功时,可加大电能量至150J再次电击, 不可超过3次		
复律成功,用纱布擦净病人皮肤,帮助病人穿好衣裤,整理用物	除颤成功,恢复窦性心律密切观察生命体征变化,继续做好后续治疗, 病人病情稳定, 遵医嘱停用心电监护士,取下电极片,擦净皮肤	
关电源开关,拔出电源插头,去除地线及导联线,电极膜,擦干电极板备用		
整理用物,洗手,记录	报告老师,操作完毕	鞠躬致谢

五十九、伤口(造口)护理技术服务规范

表 1-65

用物:治疗盘、治疗碗2个、镊子2把、弯盘、治疗巾、造口测量板、造口袋一套(底板、袋)、剪刀、小方纱或柔软的纸巾、棉球若干、外用生理盐水或清水、屏风、笔、输液卡、手消毒液、垃圾桶2个。必要时备皮肤护肤粉。		
操作程序	语言沟通	非语言沟通
自我介绍并报告操作项目核对患者信息	大家好,我是×××,今天我演示的操作是伤口(造口)的护理,首先需要评估患者及环境。你好,我是你的责任护士×××,请问你叫什么名字?张大爷,我可以核对一下你的腕带信息吗?	站姿

操作程序	语言沟通	非语言沟通
评估患者(伤口,造口周围的皮肤,色泽) 评估病室的环境,屏风遮挡。 解释操作目的、方法及配合要点,取得合作 检查一次性用物	张大爷,您今天感觉怎么样,现在根据医嘱要为您进行伤口造口护理,目的就是保持局部皮肤清洁,预防伤口及造口感染。这个操作不会给您带来不适,请您不要紧张,好吗?我现在要检查一下您的伤口及造口情况,请您配合一下,好吗?你的伤口敷料清洁干燥,伤口处肉芽组织新鲜,颜色呈淡红色,愈合情况良好。造口皮肤黏膜颜色红润无水肿,略高于皮肤1~2cm。大便为黄绿色稀便。周围皮肤完整无破损,请您不要担心。 您还有别的需要吗?请您稍微休息一下,我去准备用物。	走姿,蹲姿,微笑服务 面带微笑沟通自然亲和力强
汇报评估内容	报告老师,患者神智清楚,经讲解理解此次操作目的,方法,注意事项,愿意配合。患者造口皮肤黏膜颜色红润无水肿,周围皮肤完整无破损。伤口敷料清洁干燥,伤口处肉芽组织新鲜,颜色呈淡红色,愈合情况良好。病室环境安静整齐,屏风遮挡,符合操作要求。无菌物品及一次性物品均在有效期内,用物已准备齐全,请问评委老师是否可以开始?	两眼平视声音洪亮
携用物至床旁,再次核对患者信息,向患者解释	张大爷,需要再次核对一下您的腕带信息好吗?您准备好了我们就可以开始	推车礼仪仔细、认真
患者取平卧位,暴露伤口及造口部位。 铺治疗巾,置弯盘。	张大爷,咱们现在平躺,给您把衣服打开。	亲和力强操作娴熟

续表 1-65

操作程序	语言沟通	非语言沟通
清洁伤口（撕去污染的伤口敷料，用生理盐水棉球自伤口中心点开始清洁，由内往外清洁，清洁范围达伤口外 2.5cm）。消毒伤口（用碘伏棉球消毒伤口，由中心点开始消毒。由内往外消毒）。粘贴敷料（伤口处放置消毒纱布，并粘贴固定好敷料）。	现在我揭去污染的伤口敷料,您稍微配合一下,好吗? 张大爷,我现在帮您清洁伤口,可能有点疼,您稍微忍耐一下,好吗? 消毒伤的时候可能有点刺激,您就坚持一下。张大爷,伤口消毒完以后我现在给您粘贴敷料。您在翻身的时候尽量小心伤口敷料蹭开好吗?	仔细，有条不紊
洗手,记录,整理用物	张大爷,待会我们继续给您造口护理,时间有点长,您稍微坚持一下,好吗?	亲和力强
暴露造口部位,铺治疗巾置弯盘,戴手套由上向下撕离造口袋	张大爷,现在给您将就的造口袋撕去	操作娴熟，动作轻柔
用生理盐水棉球清洁造口及周围皮肤,顺序由外向内。用纱布彻底擦干周围皮肤	现在帮您清洁一下造口及周围的皮肤。	动作轻柔仔细,认真
扑干燥粉,棉签涂抹均匀	张大爷,现在给您扑点干燥粉,您稍微配合一下。	动作轻柔仔细,认真
用造口量度尺或尺子度量造口的大小,将尺寸画在造口底版上。裁剪:不可过大,过小	张大爷,我现在给您测量一下造口的大小,您配合我一下好吧!	动作轻柔认真仔细
粘贴造口袋底盘,底盘和黏膜缝隙为 1~2mm,撕造口袋粘贴面的纸。由下而上粘贴,轻压内侧周围,再由内向外侧加压,固定便袋夹。	张大爷,现在给您将造口袋粘贴在皮肤上。注意底版要粘贴平整,不留褶皱。	操作娴熟

操作程序	语言沟通	非语言沟通
整理病人床单元，协助患者取舒适体位。	向患者交代注意事项 现在已经给您将伤口造口护理做完了，你是不是感觉舒服多了。您平时在休息时尽量侧躺于造口方向处以便于粪便流出，同时可预防对侧的伤口感染。好吗？ 您住院期间根据医嘱饮食，注意饮食卫生，多饮水。以宽松舒适柔软衣着为宜，勿过紧。在沐浴或更衣时要注意造口袋的位置。现在还有什么需要吗？我将呼叫器放在您的床边，您有什么事可以随时按压呼叫器，我也会随时巡回病房，您看好吗？	身体微微前倾 面带微笑
整理用物，医疗垃圾分类处理，洗手，记录	报告评委：垃圾分类处理，操作完毕。	鞠躬礼，礼貌告退

六十、化疗药物外渗服务规范

表 1-66

用物：治疗车，核对卡，治疗盘，空针，解毒剂，治疗巾，弯盘冰袋		
操作程序	语言沟通	非语言沟通
自我介绍并报告操作项目	大家好，我是×××，今天我演示的操作是化疗药物外渗的护理，首先需要评估患者及环境。	站姿
核对床尾卡评估患者及环境	床号、姓名、性别、年龄、住院号 您好，我是您的责任护士××，可以核对一下您的腕带信息吗？(可以) 李阿姨您好，由于您在输注化疗药物时引起外渗，为了避免局部组织坏死，现需要进行封闭治疗，您看可以吗？(可以)阿姨，您了解封闭治疗吗？(不了解)封闭治疗就是在药物外渗的周围注射解毒剂，以减轻局部反应，避免组织坏死，您看可以吗？(可以)李阿姨，注射的时候，稍稍有点疼痛感，请您不要紧张放松一点，好吗？(好的)。阿姨，您还有其他需要吗?(没有)那您休息一会，我去做准备。	推车礼仪 微笑服务 亲和力强 仔细、认真

续表 1-66

操作程序	语言沟通	非语言沟通
报告评估内容	我对患者及环境的评估如下:患者神志清楚,右侧上肢化疗药物外渗,外渗时立即给予停止输液,回抽药液,现需要进一步的处理。患者经讲解理解此项操作的目的及方法。环境安静整洁,光线明亮,符合操作要求,用物准备齐全,无菌物品均在有效期内,操作现在开始。	声音洪亮 沟通有亲和力 重点突出
洗手戴口罩 携用物至床旁 再次核对	床号、姓名、性别、年龄、住院号 您好,我是您的责任护士小宋,可以再次核对一下您的腕带信息吗?(可以)李阿姨,您准备好了吗?(好了)那我们现在就开始。	推车礼仪 仔细,认真 微笑服务 亲和力强
铺治疗巾放弯盘 消毒 核对药液 左手持干棉签,右手持空针,内盛解毒剂(外渗药物不同,解毒剂不同),环形封闭,按压止血 分离针头,撤弯盘及治疗巾	顺时针、逆时针各一边,消毒范围根据外渗范围而定,一般大于10cm。 李阿姨,现在我们要打封闭剂了,有一点疼,您坚持一会,好吗?(好的)	轻放于患处 操作娴熟 有条不紊 半蹲
冰敷 抬高患肢	李阿姨,解毒剂已注射完毕,局部需要冰敷24h。我现在把冰袋给您放好,如果有什么不适,请及时告诉我,我会定时巡视观察的。 李阿姨,您的患肢需要抬高一点,我来给您放个软垫,请你配合一下。	

操作程序	语言沟通	非语言沟通
整理床单元 交代注意事项	李阿姨,药物外渗部位已经给您处理好了,您这块要持续冰敷 24h,上肢保持抬高位,这两天应避免使用热水。阿姨,您不用担心,过两天就会好起来的。您这个卧位舒适吗?(舒适),那您还有其他需要吗?(没有)好,我将床旁呼叫器放于您枕边,需要时请您及时按压,我也会随时来巡视的,谢谢您的配合,您休息一会。	声音洪亮 沟通有亲和力 重点突出
洗手,记录,整理用物	报告评委老师,操作完毕,垃圾已分类处理。	鞠躬礼,礼貌告退,推车礼仪

第二部分 护士职业礼仪规范

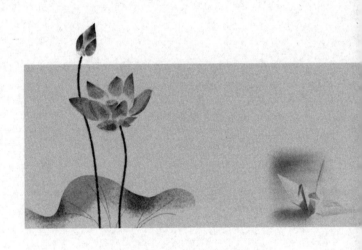

第一章 概 述

护士职业礼仪,是指护理人员在医疗护理工作中,用以维护医院和个人形象,对患者、患者家属以及同事之间表达理解、尊重,在各种工作场合应遵循的规范和准则。也就是护理人员在工作场合使用的行为规范和沟通艺术。主要包括护士的语言、行为、仪表、仪态等。

护士职业礼仪具有护理专业的文化特性,离不开临床护理实践,是一门应用性很强的技术。护理人员文雅健康的风姿、稳健适度的步伐、规范专业操作、自然亲切的微笑、关心体贴的语言,对稳定患者心态、激发患者追求美好生活欲望将产生很大的影响,对恢复患者的身心健康,会起到无可替代的积极作用。

护士职业礼仪也可以有效地润滑和谐护患之间的关系,增进护患双方的相互理解和信任,促进医疗护理工作的顺利进行。这就要求广大护理人员,不仅需要有娴熟的护理技能,更需要有高尚的医德医风和行为规范与沟通艺术。

第二章 护士仪表礼仪

第一节 仪容礼仪

仪容,就是指人的仪表容貌。在仪表礼仪中,仪容占有十分重要的位置。古人说:"慧于中而秀于外",就是反应一个人有涵养、有文化。护士仪容是病人感官最直接、最生动的第一信息,影响着病人对护士乃至医院的整体评价,在一定程度上带有社会化、广泛化、职业化的内涵。

仪表,泛指人的外表。是一种文化和修养,是一个人通过服饰语言来表达内在意蕴,使他人产生良好心理感受的一种个人礼仪形式。简单地说仪表也是一种无声地语言。护士仪表是护士职业对护士形象的要求,包括护士的容貌、姿态、发型、个人卫生以及服饰等。研究表明,在人际交往的初级阶段,一个人的仪表往往是最能引起对方注意的要素。良好的仪表不仅给人视觉上的享受,同时也令人产生尊重感。由于护士职业的特殊性,容貌的适当修饰也十分必要。

护士仪容、仪表的总体要求可概括为:容貌端正,举止大方;端庄稳重,不卑不亢;态度和蔼,待人真诚;服装规范、整洁挺括;打扮得体、淡妆素抹;训练有素,言行恰当。

一、面部礼仪

面部礼仪是护士的面部容貌以及面部容貌装饰、面部器官表情的总称,在护理过程中有着举足轻重的地位。略施粉黛能不仅可以掩饰一个人满脸的倦容,也能塑造护士美好的职业形象。

(一)面容的基本要求——美观、整洁、卫生、简单、得体

护士每天都要与病人进行面对面的近距离接触。因此,整洁、干净的面部仪容是护士职业基本的礼仪要求。面部仪容是指护士在护理过程中,所应有的由面容、发式构成的外观容貌。当一位护士容光焕发地出现在病人面前时,虽然她要传递的实体信息尚未发出,但病人已从见到的仪容上感知到了重视和尊重。面部仪容包括仪容自然美、仪容修饰美、仪容内在美三个方面。忽视其中任何一方面,都会影响仪容整体美。

1. 注意卫生与修饰。

2. 注重整体效应。

3. 注意营养与锻炼。

4. 注重外在美和心灵美的统一。

(二)面部表情

大众传播学认为,在人们接受来自他人的信息中,55%以上来自无声的语言,其中70%以上来自表情。可见,表情对人们交流和沟通的影响无疑是巨大的。护士的表情应体现亲切、友善、自然、沉稳,可给病人以安全信赖感,使其能尽快消除陌生,从而促进护患合作,利与疾病的康复。

1.目光:眼睛是心灵的窗户,目光是面部表情的核心。护士与病人交流时,护士应不断地用目光表达自己的意愿、情感,还要适当的观察病人的目光。从病人目光的变化中,分析其内心活动和意向,及时调整自己的谈话内容和目光表情,特别要注意病人疑虑、忧伤、烦躁、惊恐、喜悦的目光表达,这对采取正确的护士方法有十分重要的意义。

(1)目光注视方法。

注视不熟悉的患者及患者家属:大三角(以额头为顶点,两肩为低点所形成的三角形区域)。

注视较熟悉的患者及患者家属:小三角(头顶至面颊)。

注视很熟悉的患者及患者家属:倒三角(两眼至鼻子)。

(2)注视的忌讳。

护士和患者在一起的时候,除非是出于观察病情的需要,否则不要注视对方头顶、胸部、腹部、臀部、大腿或脚部和手部等"禁区"。不然会引起对方的强烈反感。

对于异性患者及患者家属,千万不要上卜左右反复打量,这种扫视的眼光会使对方感觉很不舒服。

无论如何,都不应该用非常不礼貌的斜视来看患者及患者家属。从注视的角度来说,提倡平视(即在注视他人时,身体和对方处于相同高度),以示双方的平等和自己的温和态度。

2.微笑:护理人员微笑服务,是护理服务亲和力的体现。自然真诚的微笑,它虽然无声,却可以表达高兴、同意、赞许、同情等诸多信息。微笑会给人一种亲切感。对病人来说微笑有时胜过千言万语,可以大大缩短护患之间的距离,从而减轻病人的心理压力,消除护患之间的陌生感和恐惧感。

（1）微笑的要求。

微笑的口诀"两颊上提,扬起嘴角向下,唇微闭"。即微笑四要:一要口、眼、鼻、眉、肌结合,做到真笑。发自内心的微笑,会自然调动人的五官,唇不露齿式或微露齿式的微笑是东方人的微笑特点。二要神情结合,显出气质。笑的时候要精神饱满、神采奕奕,要笑的亲切、甜美。三要声情并茂,相辅相成。微笑和语言美往往是孪生姐妹,甜美的微笑伴以礼貌的语言,二者相映生辉。如果脸上微笑,却出言不逊,微笑就失去了意义;如果语言文明礼貌,却面无表情,会让人怀疑你的诚意。四要与仪表举止的美和谐一致,形成完美统一的效果。

（2）微笑要适度。

微笑是有分寸感的。审时适度的微笑,才是真诚的微笑。不应把"微笑服务"理解为机械呆板的任务。例如:导医护士小李在经过护士职业礼仪培训的第二天,满怀信心地站到了导医台的岗位上。根据昨天礼仪老师交给的微笑训练法,她保持了"规范的微笑"。这时一位老人表情痛苦地朝导医台走来,焦急地询问小李,他心口疼,该去哪里看。小李边微笑着边不紧不忙地告诉老人应该先去挂号,然后再去三楼。老人一下火了,说他已经很难受了,而小李却站在那里笑他,当即向医院投诉了小李。小李"规范的微笑"不仅没能给工作带来帮助,反而被患者投诉。

一般来说,以下情况微笑是受欢迎的表现:窗口岗位服务时;护士在回答患者疑问时;护士在为患者进行健康教育时;患者因为手术感到紧张时;护士在给患者打针、输液时;同事间相互打招呼时等。

（3）微笑的禁忌。

在日常工作中，笑的种类很多。护士在日常工作时不能出现以下失礼、失仪的笑：话中带刺的讥笑、贬低他人的嘲笑、不怀好意的狞笑、不三不四的诡笑等，不要缺乏诚意，强装笑脸，更不要吝啬的把微笑只留给领导、同事以及熟悉的患者。

二、头饰礼仪

头饰礼仪主要包括头发的清洁与养护、发型的选择，各种发饰的装束。护理工作对护士的头饰礼仪有着严格的要求。

护士的头发要适时梳理，经常清洗，保持头发的干净、卫生，不能有明显的头皮屑，无异味。发型要朴实大方。可以适当染发，但应染成和黑色比较接近的颜色为宜。在戴护士帽时，必须佩戴统一的发饰。

三、手势礼仪

手势，是人际沟通交流的一种方式，具有很强的心理倾向性和表达力。

手势礼仪，是护理工作中必不可少的一种礼仪，使用规范、优美的手势，可以表现出一个护理人员的职业素养。工作中如果忽略了手势礼仪，不仅让患者觉得粗俗、失礼，也容易引起误解，不利于护患关系的和谐。

（一）基本手势

护理人员的手势礼仪，不仅要求美观、规范，还要实用、便于工作。

1. 介绍

无论是介绍人还是介绍物,都要注意手势。在介绍人的时候,比如把同事介绍给客人,脸的朝向和手势指向始终是相反的,即面向同事的时候,手势应该指向客人,而且不应双手左右开弓,可以只伸出右手给双方做介绍,介绍谁的时候手势示意谁;或者分别用相邻的手示意其中一方。这时候的手,应五指并拢,拇指稍弯曲,手伸至齐胸高度,掌心与地面约成45°斜角,手臂稍弯曲即可。

2. 引领

在楼道拐弯处或上下楼梯时,也要用手势提醒。在说"请左拐"、"请上楼"、"请注意脚下"的同时,用手势表达出来。比如在说"请右拐"的时候,面转向对方,提示的那只手五指并拢,拇指稍弯曲,指向右边,手臂稍弯曲;在进出房门、电梯的时候,也应用手示意。这种优美正确的引领会给人以真诚服务的深刻印象。

3. 持物

(1)递物接物:如果条件允许,递接物品的时候应尽可能用双手。即使不方便用双手递接,也要用右手递接物品,尽量避免只用左手递接。一定要把物品递到对方手中,等对方拿稳后再放手。如果是特殊情况也要放在对方方便拿取的位置。在接物的时候也最好是用双手,至少用右手,接受物品后要立即答谢对方。如果双方距离过远,自己应主动上前。如果自己是坐着的话,在递接物品的时候要起立。伸手去够和抛掷物品都是极不礼貌的行为。当然,如果是医院窗口坐着服务的岗位,就不必起立递接物品。递接带尖、带刃等物品,应把尖、刃部分朝向自己,同时提醒对方。

(2)搬放椅子:取右侧前位,面向背椅,以右手握住椅背下缘中段,左手扶住椅背上缘,四指并拢,拇指在内侧,向上提起。搬拿、放下动作要轻、省力、美观,避免发出声音,以保持病房安静。

（3）展示物品:在向客人、患者展示物品的时候,应该注意:无论是什么样的展示,一定要方便对方观看角度。应将展示物品的正面朝向对方,展示的高度方便对方观看,适当地变换角度,并给予足够时间,便于对方详细观看。当需要把物品捧到对方面前展示的时候,一般是双手捧住物品。有异味的物品,不可以直接把物品放到对方鼻子底下,要注意适当的距离。

（二）禁忌手势

工作中,手势的使用要适当。要注意手势的大小幅度,不要给人以虚张声势、手舞足蹈的感觉。

1.与他人交谈讲到自己时禁忌用手指自己的鼻尖,而应用手掌按在自己的胸口部位。

2.谈到他人的时候,禁忌用手指着他人,更忌讳背后对人指指点点等很不礼貌的手势。

3.接待的时候,禁忌抓头发、玩饰物、掏鼻孔、剔牙齿、抬腕看表,拉衣服袖子等不文明的手势动作。

4.做指引或指示时,最忌用食指指人,查点人数。

5.禁忌把手插放在工作服口袋里。这种表现,会使人觉得你工作不尽力。

另外由于文化差异,一些手势会有不同的含义。在工作中特别是对外服务的时,应斟酌对待。如掌心向下的招手动作,在中国主要是招呼别人,而美国人认为是在唤狗。如跷起大拇指,一般都表示顺利或夸奖他人,但澳大利亚人认为这是骂人。如 OK 手势,法国人表示"零"或"毫无价值",在巴西是表示粗俗下流。V 形手势,表示"胜利",但如果掌心向内就变成了骂人的手势。

(三)肢部要求

肢部,是指手部和腿部。作为护理人员来说,必须要注意肢部的清洁和修饰。

1.经常修剪和洗刷指甲,保持指甲的清洁。不应留长指甲,涂有色的指甲油。指甲的长度,以自己张开手,从手心这一面看不到指甲为宜。还应注意保持手的润滑细腻,经常涂抹护手霜。

2.注意腿脚的修饰。工作场合不应赤脚穿鞋,即使是窗口服务人员,也不应穿露脚趾和脚后跟的凉鞋及拖鞋,也不提倡佩戴首饰。

四、个人卫生

个人卫生是护理人员精神面貌的重要表现。个人卫生除了着装方面的整洁、干净、无异味,如果吃了有刺激性气味的食品,应嚼口香糖或用口喷等方式减轻异味。如果身体有异味,可以用一点淡雅的香水遮盖。

第二节 服饰礼仪

患者及家属对护理人员的第一印象,通常通过护士的着装、仪态和谈吐而产生。这就要求护士在仪态上,要表现得优雅大方,不畏畏缩缩、扭扭捏捏。有人将服饰喻为"人体包装",也有学者将服装比作"人的第二皮肤",并称"服饰是一种无声的音乐"、"活动的雕塑"。它包含着诸多艺术文化要素。同时,服饰能反映出人们不同的职业特征,因此不同职业有着不同的着装礼仪。护士正确得体的着装不仅体现护士良好的形象,而且还可以增强护士的自信,提高与人交往的能力。

一、护士工作着装的原则

护士着装应以浅淡、素雅为主旋律，以整洁、庄重、大方得体、衣裙长短松紧适度、方便工作为基本原则。

1. 端庄大方

护士上班必须穿工作服，这是护士职业的基本要求。护士在着装上应做到端庄实用、简约朴素、线条流畅，呈现护士的青春活力。

2. 干净整洁

工作装不是日常生活休闲装，是护士身份和职业的体现。干净整洁的护士服体现护士的尊严，也是护士职业的特殊性显示和护士群体精神面貌的展示。

3. 搭配协调

护士服应大小、长短、型号适宜，腰带平整、松紧适宜。同时注意与其他服饰的统一，如护士帽、护士鞋、护士裤等。

二、护士工作着装的具体要求

护士工作装是职业的象征，护士上岗必须自觉地穿工作服，而且要遵守上述的着装原则。护士工作服包括帽子、衣服、口罩、袜子、护士鞋等。

1. 护士帽

应清洁无皱折，系戴高低适中，短发前不遮眉，后不过衣领，侧不掩耳为宜。长发要梳理整齐盘于脑后，用黑色发套固定，发饰素雅、庄重。无论长发短发都要清洁无异味。

2. 护士服

一般为白色裙服,应清洁、平整、合身。一般要求是衣长刚好过膝,袖长至腕部为宜,内衣的领口袖口也不应暴露在工作服以外。腰部用腰带调整,宽松适度。经常更换清洗,保持洁净。

3. 护士裤

多的是冬季着装,长裤可与裙式护士服搭配,长短适宜,同时保持清洁、平整。

4. 口罩

佩戴口罩应完全遮盖口鼻,戴至鼻翼上。口罩带高低、松紧要适宜。工作时口罩应及时戴上或摘下,并经常清洗更换,保持洁净。一般情况下与人讲话要摘下口罩,长时间戴口罩与人讲话是不礼貌的行为。

5.护士袜子

长度要高过裙摆或裤角边,一般以肉色为主,也可是白色。不可穿破洞或漏丝的袜子。

6.护士鞋

为了适应病房环境和护理工作的需要,护士鞋以白色和乳白色为主,平跟或坡跟,软底防滑,穿着舒适。不宜穿高跟鞋、硬底鞋或待定带响的鞋。护士鞋应经常刷洗,保持干净。

三、穿着的注意事项

护士在工作中不能佩戴手镯、戒指、大耳环等。如佩戴耳钉,大小不可超过 1cm。着裤装时,应更换工作裤,袜子以白色或肉色为宜。着裙装时,应注意裙子不要露出在工作服外,着肉色长筒袜或连裤袜,配白鞋。

第三章　护士行为礼仪

　　行为,是指人的动作和表情的总称,即行为举止。行为举止是人们在活动或交往过程中所表现的各种姿态。中国传统礼仪中所说的"站如松"、"坐如钟"、"行如风"、"卧如弓"就是对人们行为举止的基本要求。一个人行为举止是否规范得体,直接反映人的内在素养,也影响他人对自己的印象和评价。行为是一种无声的语言,它能反映一个人的素质、受教育的程度及能够被人信任的程度,同时也是展示一个人才华和修养的重要外在表现。

　　行为礼仪是指人们在日常生活中举止方面应遵守的基本要求和规范。护士行为礼仪是护理人员在护理工作中如何恰到好处地运用各种举止,配合语言的交流来传达某种信息的过程。护理工作中的行为礼仪是以服务对象即病人为中心的行为要求和规范,实质内涵是护理人员在工作岗位上向病人提供服务时标准的具体做法,强调工作中的行为姿态。护士在工作中的举止和常见姿态礼仪,包括站姿、行姿、坐姿、蹲姿、推治疗车、端治疗盘、持病历夹、搬放椅子等。

第一节 站 姿

站姿是指站立的姿势,又称立姿、站相,是指人在站立时所呈现出的具体形态,是其他一切姿态的基础。优美的站立姿势,重点在脊背,力求做到"站如松"。

工作基本站姿:头正颈直,双眼平视,嘴角微微上翘,两肩外展,双臂自然下垂,挺胸收腹,收臀并膝,两脚呈"V"字或"丁"字形,两手交叉于下腹部,双手相握,还可见其他站姿。

女护士还可以采用正"丁"字步配上单侧手臂抬于腰间的站姿同样优美,男护士还可以采用双脚平行分开不超过肩宽,右手握住左手腕上方,自然贴于腹前。

工作中的站姿可根据不同情况,遵循力学原则及行为规范要求,采用不同的站姿,做到既节力又优雅。

一、站姿基本要求

(一)站立的基本要求——挺直、舒展、线条优美、精神焕发

正面看:要点是头正、肩平、身直。全身笔直,精神饱满,两眼正视,两肩齐平,两臂自然下垂,两脚跟并拢,两脚呈"V"状分开,脚尖张开约60°,身体重心落于两脚正中。也可以用"丁"字步站姿。站立时间较长时,可以一腿支撑,另一腿稍放松,保持自然随和。

侧面看:要点是含颌、挺胸、收腹、直腿。两眼平视,下颌微收,挺胸收腹,腰背挺直,手的中指贴于裤缝,整个身体庄重挺拔。采取这种站姿,会使人看起来稳重、大方、俊美、挺拔,还有助于呼吸,改善血液循环并在一定程度上缓减身体的疲劳。

(二)站姿的要领——平、直、高

平：头平正、双肩一样高低、两眼平视,最好经常通过镜子来观察、纠正和掌握。

直：腰直、腿直。后脑勺、背、臀、脚后跟成一条直线。训练时可以靠墙壁站立,后脑勺靠墙,下巴自然微收；腿、膝尽可能绷直,往墙壁贴靠；脚后跟顶住墙,把手塞到腰、墙之间,如果刚好能塞进去就可以了；如果空间太大,可把手一直放在背后,弯下腿,慢慢蹲下,蹲到一半时,多余的空间就会消失,然后再站直,体会正确直立的感觉。

高：重心上提。练习方法是挺胸收腹,梗直脖子。在墙上吊一个物体,每当挺直上拔的时候,头顶刚好能触到它。

二、站姿的基本要领

1.头正颈直,双目平视,嘴唇微闭,下颌微收,面带微笑或面容平和自然。

2.挺胸、收腹、展肩、提臀、立腰。

3.躯干挺直,整个身体有"向上拔"的感觉。

4.双臂放松,自然下垂于体侧,手指自然弯曲。

5.双腿直立,膝部及两脚跟靠紧,脚尖分开约呈 45°~60°。

三、站姿的变化

由于男女性别方面的差异,男女的站姿各有一些不同的要求。头部、目光及躯干部分的变化都不会很大,其变化主要体现在手、腿及脚上。工作场合护士仅用一种站姿会增加疲惫感,在不影响自身的整体形象的情况下 , 可将一些标准的站姿用较为轻松的形式表现出来。以下是几种站姿的变化:

（一）女士的站姿

对女士的要求是端庄大方,秀雅优美,妩媚动人。

1. 手的变化

女士的站姿是否自然、得体、优雅,除躯干部分是否符合基本要求外,和手的位置有很大关系。一般而言,手的变化可以有以下几种:

（1）双手垂握于下腹部:双臂基本垂直,双手几乎平展,一手叠于另一手上,并轻握另一手四指指尖,被握之手的指尖,不能超出上手的外侧缘。

（2）双手相握于中腹部:双臂略弯曲,双手四指相勾,轻握,置于中腹部。

（3）一臂垂于体侧,一手置于侧腹:一臂自然放松垂于体侧,手掌放松自然弯曲,另一臂放松自然屈曲置于体侧,手轻握成半拳,置于侧腹,前不过身体正中线。

2. 脚的变化

女士的站姿是否挺拔、大方、端庄,不仅和手有关,和脚的姿势也有很大关系。一般而言,脚最常见的变化是:

（1）"V"型脚:脚跟紧靠,脚尖分开 45°~60°。

（2）平行脚:脚跟脚尖全部紧靠,一般适合年轻女士采用。

（3）左右半"V"型脚:一脚的脚跟,紧靠另一脚内侧中点,两脚所称角度为 45°~60°,身体重心可在前脚或后脚。

（4）左右"丁"字形脚:将半"V"型两脚角度改成 90°,则为"丁"字形脚。亦可分为左右"丁"字形。

3. 女士常用的几种站姿

将上边所述的手的变化和脚的变化分别加以组合, 就构成了女士的工作、生活、社交及其他活动中常采的多种站姿。如"V"型脚+双手自然垂于身体两侧；左、右半"V"型脚+双手自然垂握于下腹部或双手相握于中腹部或一手垂于体侧一手置于侧腹或双手垂于体侧等。

(二)男士的站姿

对男士的要求是刚毅洒脱，挺拔向上，成熟稳健。

站立时可采用双脚平行，与肩同宽，上身直挺，头端颈直，双手垂于体侧或相握于后腰或垂握于下腹。如站立时间过久，两脚可呈半"V"型且前后分开，两脚间距不可过大，身体重心分别落于一只脚上，但上身仍需挺直，变换也不可过于频繁。总之，男士的站姿，可在女士站姿的基础上，表现出更随意、潇洒、不拘谨、不做作、落落大方，充满阳刚之气。

(三)工作场合站姿

因工作岗位和工作的不同，标准站姿有以下两种变化。

1.服务时的站姿

为患者提供服务时的站姿，俗称"接待员的站姿"。比如医院窗口岗位或站着与患者及患者家属交谈时。具体做法是：

头部微微侧向患者，面带微笑。手里可以拿着物品，也可以自然下垂，或双手叠放在身体前面。要收腹、挺胸、抬头、提臀。这时候女士可以双脚一前一后站成"丁字步"：支撑脚的脚尖指向前方，另一只脚脚跟贴着支撑脚的 1/2 处，脚尖向外展开 45°，形成"丁"字形。这种站姿看上去十分优雅。脚尖向外展开的角度也可以小一点。而男士站成"V"字步或两脚稍微分开就可以了。

2.导医时站姿

导医的岗位基本要求就是站立服务。如果长时间采用标准站姿,难免会感到疲惫不堪,也会让人觉得不自然。所以在情况允许时,采用正确适当的接待站姿,自己可以稍作休息,也不会影响到服务质量。具体做法是:

手脚可以适当地进行放松,不必始终保持高度紧张的状态;可以一条腿为重心,将另外一条腿向外侧稍稍伸出一点,叉开双脚;双手可以指尖朝前,轻轻地扶在身前的服务台边上;两膝要尽量伸直,不要弯曲;肩、臂自然放松,挺直脊背。

多种站姿变化为我们在各种场合及活动中体态变化提供了较大的空间,但无论如何变化,总的要求是不可改变的。

四、站姿禁忌

在医疗护理工作岗位,姿态不雅是令人不快的,也是礼仪禁忌。

(一)忌身体不端正

如:站立时东倒西歪、耸肩驼背、左摇右晃、探脖塌腰、双手插兜、双臂抱于胸前、双腿弯曲或不停地抖动。

(二)忌各种小动作

如:摆弄衣角、咬手指甲、抓耳挠腮等,这样会给人缺乏经验和自信的感觉。

(三)忌表现太随便

如:身体倚门或靠墙、靠柱,双手手势过大过频,或显得无精打采,自由散漫。

(四)忌双脚随意动

如:蹦蹦跳跳、踢来踢去,用脚尖乱点乱划,甚至把脚从鞋里"解放"出来,或脚一半在鞋里一般在鞋外面等。

(五)忌双腿大叉开

如:站立时间过久,可多换姿势进行自我调整、放松,以达到休息目的,但不可以双腿叉开过大,尤其女性更要谨记,否则会给人轻浮、随便之感。

概括起来禁忌的站姿主要有:

垂头而站;含胸而站、屈腿而站;双腿大叉而站;腹部松弛而站;肚腩突出而站;臀部突出而站;耸肩、驼背而站趴伏依靠而站;浑身乱动而站;脚位不当而站;勾肩搭背而站手插进口袋而站;双手平端或抱在胸前而站……

这些情况一般都是平时对自己要求不严格、举止过于随便而形成的不良习惯。只要不断提高自我的服务意识和仪态的训练,完全可以修正。

第二节 走 姿

走姿即步态、行姿,是人体运动中的形体动作,属动态美。走姿最能体现出一个人的精神面貌。

工作基本行姿:要精神饱满,头正肩平,双目平视,挺胸收腹,足尖向前,呈直线行走,步幅均匀,步速适中。

巡视病房或到病房进行治疗时应做到步履轻稳, 在病房出现紧急情况时,沉稳的加快步速,步伐应轻盈快捷,表现出"急病人所急"的工作作风,使工作紧张有序,忙而不乱,增加病人的安全感。

一、走姿的基本要求

走姿必须做到:背部挺直、下颌微收、挺起胸部、摆臂自然、步态轻盈、步幅均匀、步态矫健、优美。

行走时,头要抬高,双眼平视前方,双臂自然下垂,手掌心向内,以身体为重心前后摆动。收腹挺胸,腿伸直,腰放松。脚步要轻并且富有弹性和节奏感。

摆臂时,要前摆约35°,后摆约15度°,手掌朝向体内;起步时身子可以稍向前倾,重心落前脚掌,膝盖伸直;脚尖向正前方伸出,行走时双脚踩在一条线的两侧上。走路时要摆动大腿关节部位,才能使步伐轻捷,而不是摆动膝关节。

练习时,可将一本书放在头顶上,放稳后再松手。接着置双手于身体两侧,前脚慢慢地从基本站立姿势起步走。这是一种有效的良好的走姿训练法。

行走轨迹应呈直线形,走路不拖脚,步幅在30cm左右(通常为自己一只脚的长度),步态柔美均匀。巡视病房、行走操作时应柔步无声、轻盈稳健,显出成熟自信。即便遇到紧急抢救或病房传出呼唤时,也严禁慌乱奔跑,可轻盈机敏地加快步伐,表现出一名职业医务人员紧张有序、忙而不乱的业务能力。

二、走姿的基本要领

(一)步态

精神饱满,昂首挺胸,收腹立腰;双目平视,下颌微收,面容平和自然;双肩平稳,双臂前后自然摆动于体侧,摆幅以30°~35°为宜。

(二)步位

理想的落地点是两脚内侧落在一条直线上,如若矫正困难至少应取柳叶形步位。

（三）步幅

一般而言前脚跟—后脚尖间距以一脚为宜。

（四）步速

男士：100~110步/min，女士：100~120步/min为宜。

（五）步韵

身体重量应由脚跟、脚掌、脚尖过渡。步履轻盈而有节奏。弹足有力，柔步有声。

三、走姿注意事项

1. 要养成靠右侧行走的习惯。

2. 公众场所走路要注意保持自己的风度，不要"激动"起来走路便上蹿下跳，蹦来蹦去。

3. 在道路狭窄的地方，要迅速通过。一旦发现自己阻挡了他人的路，一定要请对方先行。

4. 穿的鞋子要跟脚，工作中不穿带有金属鞋跟或钉有金属鞋掌的鞋子，走路的时候落脚不要太用力。

四、走姿特例

1. 护士的快步行

在医院，病人病情的变化就是无声的命令。在抢救病人、处理急诊等情况下，通常要快速行进，争取时间，抢救生命。但如果毫无顾忌地跑起来，就会一方面骚扰病人，令其不安。另一方面，会显出护士的慌张和不成熟。因此，要用快步"走"，以达到"跑"的目的。此时的快行步，在步速上至少达到每分钟130~150步，步幅自然要减小，但步韵、步态、步位均不能有大的变化，仍要做到轻盈、灵敏、行如风。

一是陪同引导。陪同引导患者或客人的时候,如果是在走廊或平地引领,双方并排走路时,陪同引导人员应在左侧。如果双方单行走路时,要在左前方2~3步左右的位置。当被陪同人员不熟悉行进方向时,陪同引导员应该走在前面外侧;另外走的速度要照顾到患者或客人。每当经过拐角、楼梯或道路不平的地方,要提醒对方留意,使用手势,并提醒"请左拐"、"这边请"、"小心路滑"、"地不平,请您小心"等。走的过程中若要交谈,应侧转身朝向对方。

二是上下楼梯。上下楼梯的时候要注意:坚持"右上右下"原则。无论上下楼梯,都不应该并排行走,而应当从右侧上、右侧下。这样一来,有急事的人,就能从左侧快速通过。注意上下次序。上下楼梯时,不要和患者或客人抢行,出于礼貌,可以请对方先走。当陪同引导患者或客人的时候,上下楼梯时就要走在前面。

三是进出电梯。在乘电梯时遇到并不相识的人,也要以礼相待,请对方先进先出。进出电梯时,要侧身而行,免得碰撞他人。进入电梯后,要尽量站在里边。人多的话,最好侧身站立,后进的人面向电梯门。下电梯前,应提前换到门口。不应在电梯内大声喧哗或嬉笑吵闹。如果是负责陪同引导对方,而又无人驾驶电梯,必须自己先进后出,以方便控制电梯。如果是有人驾驶的电梯,应让患者、客人优先。

四是开关门。如果门是向外开,先敲门,打开门后把住门把手,站在门旁,请客人或患者先进。如果门是向内开,先敲门,自己随门先进入房间,然后侧身把住门把手,再请客人或患者进入。当和他人一起进出房门时,为表示自己的礼貌,要后进后出,请对方先进先出。当陪同引导的时候,出入房门应替对方拉门或是推门,但在拉门或推门后要使自己处于门后或门边,不要挡住对方。

五是助臂。无论是医生还是护士,工作中经常需要对一些老、弱、孕的患者主动搀扶。即用一只手或双手,轻轻架着对方的一只手或胳膊。助臂的时候要注意:

助臂之前,首先要征得对方的同意。助臂的关键在于手位,要用一只手臂穿过对方的腋下,架着其胳膊,再用另一只手扶在其小臂上。主要是穿过对方腋下的那个手臂轻轻用力。

助臂时,步速要和对方保持一致。否则,就像拖着别人走。还要经常"暂停"一下,以便对方缓口气。

五、走姿禁忌

1. 忌左摇右晃,重心不稳;弯腰驼背,步履拖沓。

2. 忌内外八字脚;扭腰摆臂,上下颠动,左顾右盼。

3. 忌背手、插兜、抢肘、叉腰、速度多变。

4. 忌两人以上并排成行走在病区,嬉戏打闹等。

不雅的走姿不仅有失风度,也破坏了行进时的平衡对称及和谐一致的感觉。

第三节　坐　姿

坐姿是人们相互交往活动中最重要的人体姿势。得体、优雅的坐姿传递着自信、友好、热情、庄重、大方的信息。稳重的坐姿应力求做到"坐如钟",即坐得端正、稳重、温文尔雅。

工作基本坐姿:坐下时将右脚后移半步,双手放于身后顺势从腰间向下理顺工作衣,轻坐于椅子上,臀部占椅面的 1/2~2/3 左右,上身自然挺直,双手相握,双手拇指自然弯曲向内,交叉相握于腹前,双膝轻靠,两脚并拢。

在不同的工作环境中,护士可采用下列几种坐姿:双腿斜放式,前伸后屈时,还有双腿交叉式和双脚内收式。

一、坐姿基本要求

首先上半身要直,下颌微收,脖子要直,胸部挺起。

入座一般要求用背部接近座椅。和客人或患者一起就座,最好不要背对着对方。可以先侧身走进座椅,背对着站立,右腿后退一点,以小腿确认一下座椅的位置,然后随势坐下。必要时,用一只手扶着座椅的把手也可以。如果自己已经就座,患者入座时,应对患者以点头或欠身致意。

入座时,应轻、缓、稳,动作协调柔和,神态从容自若。女子入座尤要娴雅、文静、柔美,如穿裙子则应注意收好裙角。当腿进入基本站立的姿态后,其中一条腿后撤,稍碰椅子,目的是感觉到椅子的存在,然后轻轻坐下来。如果是女士,两个膝盖一定要并起来,双腿可以一起放中间或一起放一侧。如果想跷腿,两腿也要合并。

一般讲究左入左出,入座的时候最好从座椅左侧进去,起身时也应从椅子的左边站立,这是一种礼貌。坐的时候动作要轻,不要坐得吱呀乱响。如果要移动椅子的位置,应当将椅子移到欲坐处,然后再坐下去。坐在椅子上移动位置,是失礼的表现。出于礼貌,接待客人的时候,如果和客人一起入座或同时入座,要分清尊次,请对方先入座。

落座后,应双目平视,嘴唇微闭,面带微笑,挺胸收腹,腰部挺起,重心垂直向下,双肩平正放松,上身微向前倾,手自然放在双膝上,双膝要合拢,亦可双脚一脚稍前,一脚稍后两臂曲放在桌子上或椅子(沙发)两侧的扶手上,掌心向下。坐沙发时一般只坐 2/3。

男士坐的时候膝部可以分开一点,但不要超过肩宽,更不能两腿叉开过大,半躺在椅子或沙发内。

离座。离开座椅时,如果身边有人在座,应该用语言或动作向对方先示意,然后再站起身来。当跟客人同时离座,要注意起身的先后次序。离座的动作要轻缓,不要"拖泥带水",弄响座椅,或将椅垫、椅罩掉在地上。

二、坐姿的变化

坐姿因为腿的不同摆放,可有多种变化。护理人员在工作中可以选择以下自己认为最舒适、最方便的坐姿。

1. "正襟危坐"式。适用于最正规的场合。要求是:上身和大腿、大腿和小腿,都应当形成直角,小腿垂直于地面。双膝、双脚包括两脚的跟部,都要完全并拢。

2. 垂腿开膝式。这是男性正规坐姿,要求上身和大腿、大腿和小腿都成直角,小腿垂直于地面。双膝允许分开,分的幅度不要超过肩宽。

3. 双腿叠放式。适合穿短裙的女士采用。要求是:将双腿一上一下交叠在一起,交叠后的两腿间没有任何缝隙,犹如一条直线。双脚斜放在左右一侧。斜放后的腿跟地面呈 45 度夹角,叠放在上的脚的脚尖垂向地面。

4. 双腿斜放式。它适合于穿裙子的女士在较低的位置就座时所用。要求:双腿并拢,然后双脚向左或向右侧斜放,力求使斜放后的腿部与地面呈 45°夹角。

5. 双脚交叉式。它适用于各种场合,男女都可用。双膝先要并拢,然后双脚在踝部交叉。需要注意的是,交叉后的双脚可以内收,也可以斜放,但不要向前方远远地直伸出去。

6. 双脚内收式。它适合在一般场合采用,男女都适合。主要要求是:两条大腿首先并拢,双膝可以略微打开,两条小腿可以在稍许分开后向内侧屈回,双脚脚掌着地。

7. 前伸后曲式。是女性适用的一种坐姿。需要双腿并紧后,向前伸出一条腿,并将另一条腿屈后,两脚脚掌着地,并且前后要保持在一条直线上。

三、坐姿的注意事项

无论坐姿怎样变化,坐好后,上身的姿势都要注意以下几点:

1. 头部端正。在他人面前就座时不要出现仰头、低头、歪头、扭头等情况。整个头部应当如同一条直线一样,和地面相垂直。在写东西的时候,可以低头俯看桌上的物品,但在回答对方问题的时候,必须抬起头来,不然就带有爱理不理的意思。与患者或家属交谈的时候,可以面向正对方,或者面部侧向对方。但不能把后脑勺对着对方。

2. 躯干直立。女士夏天穿裙装坐下时,先要自然地从上而下将后面衣裙抚平。一般应坐椅面的 2/3 就可以。工作中通常不应把上身完全依靠着座椅的背部。在与患者及其家属交谈时,为表示重视,不仅应面向对方,而且同时要把整个上身朝向对方。

3. 手的摆放。通常可以把手放在两条大腿上,也可以双手各扶在一条大腿上,还可以双手叠放或相握后放在大腿上。侧身与患者或其家属交谈的时候,可以把双手叠放或相握放在自己侧一方的大腿或扶手上。如果身前有桌子,也可以把手平扶在桌子边沿,或是双手相握放在桌上。

总之,坐姿要特别注意:落座的声音不要过重,不要猛地蹲坐、噼啪作响,防止又急又猛,特别是忽的坐下,腾地而起。落座后,头不要东摇西晃,歪斜肩膀,半躺半坐,前仰后挺,歪歪斜斜,也不应两手叉腰、两臂交叉在胸前或摊放在桌上摆弄手指头,或将手里的扇子不停晃动,把手中的茶杯不停地转来转去,一会儿拉拉衣服,一会儿整整头发。而且要注意,两只腿和脚、两膝盖分开,这种坐姿最不雅观。

四、坐姿的禁忌

1. 忌坐在桌子上、窗台上或者沙发、椅子的扶手上。向患者询问病情时不宜坐到患者床上。

2. 双腿叉开过大。双腿如果叉开太大,不论是大腿叉开还是小腿叉开,都非常不雅。

3. 架腿方式欠妥。坐下后把双腿架在一起,不是说绝对不可以。但正确的方式,应当是两条大腿相叠,并且一定要使两腿并拢、如果把一条小腿架在另一条大腿上,两腿之间还留出很大的空隙,就显得有些放肆了。

4. 双腿直伸出去。坐下后,不要把双腿直挺挺地伸向前方,这样既妨碍别人,也不雅观。

5. 抖腿。坐着的时候不由自主地抖晃腿。这种动作会让患者或其家属心烦意乱,更会给人留下不稳重的印象。

6. 以鞋底示人或脚尖指向他人。不管是哪种坐姿,用脚尖指向他人,特别是把脚抬得过高使对方能看到鞋底或把脚尖指向他人,都是非常不礼貌的。

7. 用手触摸脚部。就座以后,有些护理人员用手抚摸小腿或脚部,这是极不卫生也不雅观的动作。

8. 双手抱腿。这本来是一种惬意、放松的休息姿势,但在工作中是不合适的。

9. 把手夹在腿间。个别人坐下来后就很习惯地把一只手或双手夹在两腿之间,好像特别冷的样子,这一动作会使你显得胆怯或不自信。

10. 上身向前趴伏。就是坐下来后上身趴伏在座椅上或自己大腿上,这种高度放松的姿势最好不要出现在工作中。

第四节 蹲 姿

蹲姿,是护士在工作中低位操作、拾取物品时常用的一种姿态。蹲姿和坐姿不同,但都是由站姿或走姿变化而来的,相对处于静态的体位,也应做到优雅得体。

工作基本蹲姿:下蹲时,应注意掌握左脚在前右脚稍后的原则,头略低,上身挺直前倾,双脚靠紧,臀部向下。俯身拾物时,一脚后退半步,理顺身后工作衣,屈膝下蹲,拾物。

一、蹲姿基本要求

无论全蹲还是半蹲,手要尽量贴近腰身,站在需要操作或拾起东西的一侧,一脚在前,一脚在后,并住膝盖,两腿靠紧同时下蹲(前脚全脚着地,小腿基本垂直于地面,后脚跟提起,脚掌着地,臀部要向下)。注意上身保持正直,不要弯上身和翘臀部,特别是女性穿裙子时,这种姿势很不雅观。用一手拾取物品时,以双腿高低式最为多用,走到物品右边或左边,一脚踏出半步后再蹲下身来,防止扭转身体或撅臀。

二、蹲姿规范

通常用的四种蹲姿:

1. 高低式。高低式蹲姿,基本特征是双膝一高一低。主要要求在下蹲的时候,双脚并不排在一起,而是左脚在前,右脚稍后。左脚应完全着地,小腿基本上垂直于地面;右脚应脚掌着地,脚跟提起。这时候右膝低于左膝,右膝内侧可以靠在小腿内侧,形成左膝高右膝低的姿态。下蹲时臀部向下,女性两腿应靠紧,男性可以适度地分开,基本上以右腿支撑身体。

2. 交叉式。交叉式蹲姿,通常适用于女士,特别是身穿短裙的女士采用。基本特征是蹲下后双腿交叉在一起。主要要求在下蹲的时候,右脚在前,左脚在后,右小腿垂直于地面,全脚着地。右腿在上、左腿在下,二者交叉重叠。左膝由后下方伸向右侧,左脚脚跟抬起,并且脚掌着地。两腿前后靠近,合力支撑身体。上身略向前倾,而臀部朝下。

3. 半蹲式。半蹲式蹲姿,一般是在行走时临时采用。它的正式程度不及前两种蹲姿,但在需要应急时也采用。基本特征是身体半立半蹲。主要要求在下蹲时,上身稍许弯下,但不要和下肢构成直角或锐角;臀部务必向下,而不是撅起;双膝略微弯曲,角度一般为钝角;身体的重心应放在一条腿上;两腿之间不要分开过大。

4. 半跪式。半跪式蹲姿,又叫单跪式蹲姿。它也是一种非正式蹲姿,多用在下蹲时间较长,或为了用力方便时。双腿一蹲一跪。主要要求在下蹲后,改为一腿单膝点地,臀部坐在脚跟上,以脚尖着地。另外一条腿,应当全角着地,小腿垂直于地面。双膝应同时向外,双腿应尽量靠拢。

三、蹲姿切忌

蹲时两脚平行,两腿左右分开,弯腰或者半蹲的姿势;突然下蹲,离人太近,方位失当等。

第四章　护士工作中的体态礼仪

护士工作中的体态礼仪即行为礼仪是指护士在护理治疗工作中应当遵守的行为规范,涉及推治疗车、端治疗盘、持病历夹和搬放椅子等常见姿态,这些姿态的规范、优雅不仅可以体现护士的基本职业素质,而且还可以减少负荷,减轻疲劳。

在护理工作中行为礼仪要遵守举止有度的原则,体现文明、优雅、敬人。文明要求自然大方,高雅脱俗;优雅要求规范美观,得体适度,不卑不亢敬人要求礼敬他人,体现出尊重、友好和善意。

第一节　端盘礼仪

端治疗盘是护士工作中常见的姿势, 也是每一位护士每天都要重复的工作。端治疗盘要求做到节力,平稳,姿势优美。

一、基本要领

在站姿或行姿的基础上,上臂贴近躯干, 肘关节弯曲 90°, 四指和手掌托住两侧盘底, 四指自然分开, 拇指置于盘缘中部,盘内缘距躯干 2~3cm,前臂同上臂及手一起用力。行走时保持治疗盘平稳。

1. 身体正直,按站姿的基本要领进行要求,面带微笑。

2. 上臂紧靠躯干,上臂与前臂呈 90°角。

3. 进出房门时可用肩部轻轻将门推开和关闭。

4. 端起放下治疗盘时动作要轻稳,身体各部位协调一致。

二、不良体态

1. 治疗盘紧靠身体。

2. 一手持盘边,盘的另一边置髂骨处。

3. 两手端盘于体侧或体前侧。

三、注意的问题

1. 礼让病人:端治疗盘行走中迎面遇到病人,应向左或右侧方让开一步,请病人先过。

2. 端治疗盘时盘不可倾斜;双手拇指不能触及盘的内面;盘缘不可触及护士服。

3. 端治疗盘时应该用肩部或肘部将门轻轻推开。

4. 端盘行走过程中,迎面遇到病人,应向左或右侧让开一步,请病人先过。盘不可倾斜。

5. 切忌端盘进出门时用脚踢开门或关门。

第二节　推车体态

使用各种推车是护士在工作中经常要遇到的。比如推治疗车进行治疗,推平车或轮椅运送病人等,都要涉及推车的体态问题。

推车时,应注意动作自然优美、平稳安全。

护士推治疗车是在站姿和行姿的基础上进行的,推车时应双手扶车把,身体正直,面带微笑,用力点适宜,动作协调一致,保持车速适中,运行平稳、安全。

一、基本要领

护士位于车后,用双手扶住车缘两侧,双臂均匀有力,把稳方向,躯干略向前倾,重心集中于前臂,抬头,挺胸直背,步伐均匀,匀速行进,停放平稳。

二、注意的问题

1. 遵循"病人先行"的原则。

2. 礼让病人:推车在走廊和对面病人相遇时,应先将车推在一侧,请病人先行。

3. 用车撞门:进门前先将车停稳,用手轻推开门后,推车入室,入室后,关上门,再推车至病床旁。

4. 避免发出响声:经常检查治疗车的完好性,避免推车速度快发出声响,也避免用手拽着车走。

三、不良体态

1. 方向不稳。

2. 由于身体重心落在双手上而形成身体前倾及耸肩或身体离车太近或太远。

3. 用车将门撞开或关闭。

4. 一手拽车把或一手随意推着或拉着车走等。

四、不同的推车体态

在护理工作中,常因工作的需要护士会用到不同推车,以下介绍几种推车的体态。

1. 推平车

推平车(担架车)转运患者时应注意平稳并保持直线推行。护士应站在患者的头侧,随时观察患者的反应。对于躁动的患者,在推车前应妥善进行保护性约束;昏迷患者应采取平卧位,头偏向一侧,防止呕吐物误吸;心肌梗死的患者转送时避免剧烈震荡;四肢骨折的患者,应提前妥善固定伤肢;推送过程中护士还要随时注意保护患者,防止坠落。

2. 推治疗车

推治疗车时应用双手扶住车缘两侧,身体略向前倾,轻柔地向前推进,而不能用手拽着车叮叮哐哐地拉着走,这样不仅看起来不雅观,而且会给病区带来噪声。

3. 推抢救车

推抢救车和治疗车一样,要快中求稳。在运送患者时,患者的头部位于大车轮一侧,以减少对患者头部的震荡,小车轮一端位于前方,这样不仅好掌握方向,而且便于观察患者的面部表情。

4. 推轮椅

用轮椅推送患者时,护士应在患者身后,手扶好车把,固定轮椅,保护患者安全落座后,放下脚踏板,将患者的脚放好。可根据病情使用固定带,将患者妥善约束安置,尤其上下坡的路段,要谨防患者前倾跌伤。推动轮椅时,应注意双手用力均匀,步幅平直稳妥,避免颠簸。

第三节　持病历夹时体态礼仪

病历是重要的医疗文件,护士与病历夹的接触最为密切,工作中会常需持夹行走。正确的持夹方法不仅能体现护士对医疗文件的重视,也反映出护士对工作的严谨,更能展示护士的姿态美。

一、基本要领

在良好站姿和稳健行姿的基础上,一手臂自然垂于体侧,一手持夹,使其下端在髂嵴上方,病历夹平面与身体纵向呈45°;亦可一手握病历夹于侧脚,另一手臂垂于体侧;或使握病历夹前臂于上臂成90°,将病历夹置于侧胸,另一手臂垂于体侧;翻病例夹时,右手拇指与食指从中缺口处滑至边缘,向上轻轻翻开。

1. 行走时持夹方法:肩部自然放松,上臂贴近躯干,病历夹正面向内,一手握住夹的1/3,病历夹前部略上抬,另一手自然下垂,或一手握住病历夹中部,放于侧腰部。

2. 书写或阅读时的持病历夹方法:一手持病历夹一侧前1/3处,将夹放于前臂上,手臂稍外展,持夹上臂靠近躯干,另一手可翻阅或书写。

二、不良体态

过于随意地拎着病历夹。

三、注意事项

1. 不可随意拎着病历夹走来走去。
2. 持病历夹时,不应做与治疗无关的事情。

3.在病人面前不要随意乱放病历夹。

第四节　搬放椅子礼仪

椅子是病房中配给每位病人床边的物品，在进行床铺整理或某些治疗操作时，需要移动，搬放时要做到动作轻巧、节力、姿势优美。

一、基本要领

搬放椅子时，人侧立于椅子后面，双脚前后分开，双腿屈曲，一手将椅背夹于手臂与身体之间，握稳背撑，起身前行，另一手自然扶持椅背上端。拿起或放下时要保持轻巧，控制好力度。

二、注意事项

1. 搬起前应告知病人，如椅子上放有物品，征得病人意见后，将物品改放他处。

2. 搬起后要避免与床等物品相碰。

3. 操作完成后要放回原位或征得病人意见后放置。

三、训练方法

在护士示教室内，准备好治疗车、方盘、病历夹和椅子，配上音乐，进行练习。

在训练的同时，也要在日常生活和运动中，培养有规律的生活习惯，使自己的姿势更加规范。

第五章 护士言谈礼仪

　　言谈是语言和谈吐的总称,而语言是人类特有的交往工具,它是一切文章宣事达理、表情写意的工具和主要手段。南丁格尔说过:"要是千差万别的人都处于接受治疗和护理的最佳状态, 这本身就是一门艺术。"由于护理职业的特殊性,护士的言谈关系到病人的治疗效果,既可以"治病",也可以"致病"。同时,护士言谈的内容和方式也能反映出护士自身的水平、能力和综合素质。因此, 规范护理人员的行为,加强语言艺术修养,是日常医疗护理工作中不可缺的重要环节。

第一节　语言在护理工作中的重要性

　　随着护理学的不断发展和整体护理模式的推进, 语言在护理工作中的重要性越来越被人们所认识, 一名护士如果不懂得如何正确运用语言将严重影响本职工作。

一、语言是护士工作中的重要工具

　　护士的服务对象是病人, 护士与病人进行交流与沟通更是离不开语言。病人对护士的期待、要求、思想上的顾虑、疑惑等都要通过语言方式表达，护士在各项操作中又必须用良好的语言取得病人的理解、合作，并用美好的语言促进病人增强治疗的信心，以使病人得到心理上的满足，以利于身体上的早日康复。例如：责任护士从她与新入院病人的相互认识到建立和谐信任的护患关系，再到完成各项护理操作进行健康指导，有大量的工作是通过语言来完成的，如果护士只会机械地打针、输液，进行各项操作，又何谈护患沟通呢？而这其中应用最广泛的口语交谈，是有声语言，对于一些特殊病人如聋哑、气管切开、口腔疾患的病人不能说话者还应使用手势、表情、动作、文字等无声语言。再有就是医院的一些制度、规章、各种记录、交班报告、病历、处方等还涉及使用严谨、规范的书面语言。因此护士要做好工作就离不开语言的学习和修养。

二、护理工作中语言的双重功能

语言既可以治病，也可以致病，这是人人皆知的。古希腊著名医生希波克拉底曾说过："医生有两种东西能治病，一是药物，二是语言。"作为病人守护神的护士这两样东西对她也同样重要。护士工作的对象是人，人是有感觉、知觉、思维、情感心理活动的。护士的语言无疑会使病人产生心理反应，从而引起情绪上的变化。良好的语言能抚平病人心理上的创伤，带给病人幸福、温暖、信心和力量，而不适当的语言则会加重病情。正如人们常说的："良言一句三冬暖，恶语伤人六月寒。"如果护士能针对病人的不同心理特点，通过谈话给病人以启发、开导、劝说、鼓励，用科学的道理解决病人的精神负担和顾虑，有时能收到药物起不到的效果。例如：一位老人身体消瘦，食欲不振，失眠，医生开了药，随口说了句："年纪大了，总是这样,要想像年轻人那样吃得香睡得好怎么可能?你想开点,想吃什么就多吃点。"引起病人疑心,越想越以为自己得了不治之症。于是渐渐卧床不起,不思饮食,如此恶性循环,终于造成不良后果。如果病人真遇到这么一位说话随意的医生,不加重病情才怪呢!

三、掌握语言的艺术性是提高整体护理质量的保证

在整体护理模式下,人是具有生物属性和社会属性的统一体,需要护士应用护理程序和语言技巧去了解病人各个方面——政治的、经济的、文化的、社会的、心理的等因素对身体的作用与影响,从而通过交谈、表情、态度和行为去劝说、影响、指导、暗示病人,建立健康的生活方式,恢复健康状态,以达到最佳健康水平。所以,重视语言沟通是提高整体护理的有力保证。

四、语言是护士美的体现

护士美是人们在实施医学美的创造活动中,以维护和塑造人体美为目标的一系列护士审美行为、效果、评价等。

护士善良的心灵、美好的职业形象,精湛的护理技术,优美的语言、温馨的护理环境等都是护士美的种种体现。特别是护士的语言可以体现出护士对职业的真挚热爱,忠于职守;对病人关心体贴、高度负责感;对同行的相互尊重,团结协作。它可以在潜移默化中美化人们的心灵,唤起人们对美好生活的追求。

总之,语言可以较全面地反映出一个人的知识水平、文化素养和精神风貌,无疑也是护士素质的外在表现,护理队伍的整体形象有赖于全体护士用良好的语言来加以维护。

第二节　言谈的基本礼仪

　　言谈礼仪是指人们在运用语言进行交谈过程中的礼仪规范。其目的是通过传递尊重、友善、平等的信息，给对方或他人以美的享受，进而影响对方，让其接受自己的观点、思想和信念，在相互理解、协调及适应的过程中实现和谐的人际关系，从而提高个人和组织的形象。

　　言谈可以反映一个人的文化水平，内心世界、审美境界、品德修养等。人们常说的"听其言，观其行"便是这个道理。因此，护士必须掌握言谈礼仪，才能更好地为患者提供优质护理服务。

一、语言要求

(一)语言规范性

　　语言是一种社会现象，也人际交往的一种工具。语言是丰富生动、千变万化的，但语言的使用必须遵守其基本的规范性。语言不规范就不可能为人们所接受，所以在沟通交流时，应遵循语法规范，使用规范的语言进行交流，并根据言谈的场合、时间、地点、对象不同有所变化。

(二)语言准确性

　　会说话的人能在交谈中不仅能清晰地表达自己的观点和意愿，而且在与人交往的过程中，也更容易获得别人的好感和尊重。在与人的沟通和交流中，语言表达得清晰、准确才不致被人误解，特别是书面语言经过了浓缩加工，更要讲究准确、严谨、稳定，使语言突破时间和空间的限制，利于知识和信息的交流传播和储存。例如："下雨天留客天留人不留"这十个字根据表达运用的不同,可以理解为"下雨,天留客,天留人不留"和"下雨天,留客天,留人不,留!"两种意义。

(三)语言文明性

使用文明、礼貌的语言,是言谈礼仪最基本要求,是尊重他人的具体表现,是建立友好关系的基础。我国素有"礼仪之邦"的美誉,从古至今待人接物中语言的文明性更为重要,讲究"文雅、和气、谦虚"。所谓文雅,即文明雅致,不脏不俗;所谓和气,即平等待人,口气和蔼热情,措辞委婉贴切,不用高声调,急促语言说话等;所谓谦虚,即尊重对方,诚恳待人,措辞朴实,注意使用尊称、敬辞、谦辞、不骄横、不强词夺理、不恶语伤人。所以,在语言交往中要注意语言的文明性,忌讳说粗话、脏话。下面列举一些文明用语。

称谓语:先生、女士、同志、师傅、老大爷、老伯、阿姨、小朋友等。切忌直呼患者的床号。特殊合理称谓有首长、经理、主任、老师等。

问候类:"欢迎您"、"您好"、"您早"、"早上(中午、晚上)好"、"晚安"等。

见面语:"初次见面,请多关照"、"很高兴认识您"、"认识您是我的荣幸";对于很久未见面的朋友可问"一向可好"等。

请托语:"请"、"劳驾"、"拜托"、"请鼎力相助"、"请多关照",请人让路可用"对不起,请行个方便"等。

致谢语:"谢谢"、"麻烦您了"、"难为您了"、"劳您费心了"、"十分感谢"等。

赞美语:"很好"、"好极了"、"美极了"、"你真了不起"等。

安慰语:"不要着急,请稍等"、"您别担心"、"请多保重"、"请节哀顺变,保重身体要紧"等。

询问语:"我能为您做点什么"、"您喜欢吗"、"我可以进来吗"、"您需要……吗"、"我能为您效劳吗"等。

祝福语:"祝贺您功成名就"、"恭喜恭喜"、"祝贺您取的好成绩";"祝您好运"、"祝您幸福"、"祝您健康"、"祝您生日快乐,心想事成"等。

迎送语:表示欢迎时应说"欢迎光临"、"欢迎各位来访";向别人告别时应说"再见"、"祝您一路平安"、"欢迎再次光临"、"后会有期"、"谢谢您的帮助,给您添麻烦了"等。

致歉语:表示歉意应说"请原谅"、"让您久等了"、"让您受累了";责备自己照顾不周应说"失敬"、"实在对不起"、"实在抱歉"等。

特殊问候语:如"新年好"、"节日快乐"。

(四)语言艺术性

语言的艺术性是语言的最高要求,也最能体现语言的美和魅力,例如表达的简明,反应的机敏,语气的谦和和幽默等。这与人的文化知识修养、思维理解水平、应急应变素质、能言善辩的口才、驾驭语言文字的能力紧密相关的。例如:日常生活中两个人见面了,你就不应该对一个矮胖的人直呼,"呀,你怎么又胖了?"而应礼貌地说:"几天没见,又发福了!"因此语言表达要有日常生活的修养,又要有较强的科学性、灵活性,从而体现出语言的艺术性。

第三节　态势语言的应用

态势语言是交际艺术的重要组成部分,人与人交往不但要"听其言",而且要"观其行"。所谓态势语言就是能够传达信息的面部表情、举止神态、手势和身体的姿态与动作,也称人体语言或动作语言。有时态势语言所传达出来的信息要比有声语言更富有表现力和感染力。

一、目光接触

目光接触是态势语言沟通的主要信息通道。眼睛所表达的是一种无声的语言,他可以表达传递感情,显示个性特征。在与人沟通中,这无声的语言能加深语气,起到对有声语言推波助澜的作用,有时甚至超过有声语言所表达的感情深度。所谓"眉目传情"、"怒目而视"等等,都说明了眼睛在表达感情的强烈和所起到的特殊的功效。一个护士要获得病人的尊重,应懂得传神的目光给人以魅力;宁静的目光给人以稳重;快乐的目光给人以青春的活力;诚挚的目光给人以信赖。与人交往不要以轻蔑和鄙视的目光看人,与人交谈时眼睛要注视着对方,不要东张西望,表现出心不在焉的样子。眼神要自然、温和、稳重,使患者感到亲切,可以信赖。

二、面部表情

人的面部表情是人内心的晴雨表,在传达信息方面起着重要的作用。在护理工作中,要尽力用好面部表情,使听者受到极大的感染,收到事半功倍的效果。

1. 保持面部表情的基调,即端庄中有微笑,严肃中有柔和。

2. 面部表情要有灵敏感,应当迅速、敏捷地反映出内心的情感。

3. 面部表情要具有鲜明性,所表达的感情不仅要准确,而且要明朗化。

4. 面部表情要有真情实感,要让对方从你的面部表情中看到你真实的内心世界。相反,装模作样、矫揉造作的表情会令人反感及厌恶。

5. 面部表情要得体、有分寸,表情应恰如其分,与谈话内容协调一致。

面部表情除了有助于语言沟通之外,还应给对方一种美的享受。除了注意自己的面部表情外,护士还应注意病人的面部表情,从中寻找信息,了解病人的心理状态。

第六章　护士日常工作礼仪规范

护士日常工作礼仪主要是包括工作的接待、送别以及门诊、病区等护士工作礼仪，这些工作礼仪是在公共社交礼仪基础之上扩展形成的,同时又具有护士职业的特性。不仅表现在对患者的治疗护理过程中,还体现在日常工作中,如办公接待、演讲参赛、参加会议等。

第一节　见面礼仪

见面礼仪是日常礼仪的基础，包括致意、称谓、介绍等方面内容。

一、致意

这里所讲的致意,是指以一定方式表达当面问候的形式。护理人员常见的致意方式有如下几种。

(一)点头礼

适用于不便于对方交谈的场合。如在会场上或在与他人谈话时遇见熟人,和相识者在同一地点多次见面,或仅有一面之交的朋友在社交场合相见,只需致意即可。

在工作场合遇到熟悉的患者,以及社交场合遇到领导,可以礼貌地点头致意,不必上前握手问候。

行礼点头的具体做法是头部向下轻轻一点,同时面带笑容,不宜反复点头不止,也不必点头的幅度过大。

(二)问候礼

问候,也就是问好、打招呼,是以语言向对方致意的一种方式。问候时的态度要主动、自然、专注。同时要面带微笑,以双目注视对方的眼睛,以示口到、眼到、意到,专心致志。不要在问候对方的时候,眼睛看着别处,令对方不知所措。如果问候多人,还要讲究一定的次序,通常是"位低者先问候"。如果一个人问候多人,这时候既可以笼统地问候,比如说"大家好",也可以逐个问候。当需要一个个逐一问候多人时,既可以由尊而次、由长而幼依次而行,也可以由近而远依次而行。

(三)举手致意

举手致意,多用于向他人表示问候、致敬、感谢。当护士忙于工作,而又看见相识的人,且无暇分身时,向其举手致意,可以消除对方的被冷落感。彼此相识的人在公共场合相见,相隔距离又较远时,也可以相互举手致意。

举手致意时的要求:面向对方、手臂上伸、掌心向外,切勿乱摆。举手致意时手臂轻缓地由下向上伸起,而不是自上而下或向左右两侧来回摆动。摆动幅度不要过大,不必反复摆动,若看到客人用这种礼节招呼自己,应施以鞠躬礼答礼,漠然视之是失礼的表现。

(四)拱手礼

拱手礼也称抱拳礼、作揖礼,是我国传统的会面礼。现在主要用于过年时举行团拜活动,向长辈祝寿,向友人恭喜结婚、生子、晋升、乔迁,向亲朋好友表示无比感谢,以及与海外华人初次见面时表示久仰大名等。

施拱手礼时,施礼者先立正,右手握拳,左手抱右手,两臂屈肘抬至胸前,目视对方,拱手齐眉,上下轻轻摇动几下。行礼者还可以向受礼者致以祝福或祈求,如"过年好!"、"请多关照!"、"谢谢!谢谢!"。在行拱手礼后还可以再行鞠躬礼。

(五)鞠躬礼

鞠躬礼,表示对他人的敬重、感激、欢迎的一种礼仪。在我国主要用于向他人表示感谢、演员谢幕、领奖之后、举行婚礼等活动中。行鞠躬礼时应脱帽,双脚立正姿势,以腰为中轴,上身向前倾,目光注视受礼者,女士双手下垂,双手掌重叠放于下腹部;男士双手垂于两腿外侧裤缝处。鞠躬的度数应收礼对象而不同:15°是面对平辈、同事等行使的礼节;30°~40°面对主管、长辈、宾客等行使的礼节;弯腰45°是致以最高的谢意或歉意等。导医护士在工作中的某些场合中可以施躬礼。

鞠躬忌讳的是:只弯腰、不看对方、头部左右晃动、眼睛盯着客人看、双腿没有并齐、驼背式及可以看到后背的鞠躬。

(六)欠身致意

一般用于坐着时和客人打招呼。只需将上身微微向前一躬,不必完全站起。欠身致意时不可以弓着背、扭着腰,否则也就失去了原有的恭敬之意。

(七)微笑致意

微笑致意,就是轻轻地笑一下,不发出声音。微笑本身是一种友善的表示,但在和人相见时微笑却又是一种致意的方式。适用于一面之交的朋友或初次会面的客人或在同一场合反复见面的老朋友打招呼。护士对患者,特别是即将做检查、手术的患者微笑致意,往往会起到"此时无声胜有声"的作用,是任何药物也代替不了的一种心理安慰。

二、称谓

称谓总的要求是:"得体、有礼有序",还要符合身份。

在和患者或患者家属的交往中,可以对方的职业相称,也可以对方的身份相称。在对方身份不明的情况下,也可以性别相称如"李先生"、"周女士"等。如果对方是从事文化教育、艺术工作的知识分子,称为"某老师"比较妥当。对年长者合理称呼要恭敬,不要直呼其名,可以合理称呼"老张"、"老王"、"刘大爷"等;如果是有身份的人,可以把"老"字和其姓倒置,这是一种尊称,如"张老"、"王老"。合理称呼时可借助声调、热情的笑容和谦恭的体态表示尊敬。对年龄相仿的人可以直呼其名。合理称呼时态度要诚恳,表情自然,体现出你的真诚。但在输液、配药、手术等特殊情况下,为防止合理称呼上的混淆、出错,一定要合理称呼患者全名。

对于年老者,要避免使用个人化合理称呼,如"大爷"、"大妈"等。

对于儿童患者应非常亲切地合理称呼为:"小朋友"、"小同学"或幽默、亲昵地称"小勇士",同时加以抚摸儿童的头、背、肩等,都会让患者儿感到亲切、温暖、可信、有安全感。以无形的力量解除患者儿的恐惧和焦虑,使患者儿安心的接受治疗和护理。

切忌用床号称呼患者,以免使患者感到不被重视,从而增加患者的压力,产生烦躁、焦虑和恐惧情绪。另外,以床号代姓名,还容易造成医疗差错,给患者带来不必要的痛苦,甚至危及生命。如医院有时因床位紧张需要暂时加床,会同时有"3"床和"加3"床两个患者,若在进行治疗和护理时,只喊"3"床,可能会出现张冠李戴,误将"3"床当"加3"床,其后果是可想而知的。

对于自己的同事,可以姓氏相称,如"小王"。或职业相称,如"李护士"、"周医生"。对于有较高职称的同事,应以职称尊称,如"丁教授"。

护士同患者打招呼,也可加以问候和肯定的短语,如"张老师,今天气色不错!"、"老李,昨晚休息的好吗?"等。此时的简单招呼胜过千言万语。

三、握手礼

握手是世界上最通行的见面礼。握手是相见、离别、恭贺或致谢时相互表示情义、致意的一种礼节。握手不仅将尊敬、礼貌传达给对方,更是在握手过程中把彼此的诚意和友好表达出来。握手的时候,要注意以下两个方面。

1. 握手力度

除非关系亲近的人,可以长时间握手外,一般相互间以三至五秒为宜。过紧的握手,或只用手指漫不经心地接触对方的手都是不礼貌的。如果是热烈握手,可以使劲摇晃几下,表示十分友好。握手时要注视对方的眼睛,表示诚意。在任何情况下拒绝对方主动握手的举动都是无礼的。如果由于工作上的不方便,应该谢绝握手,同时做出解释并致歉。

2. 握手顺序

上下级之间,应该是领导伸出手后,下级才能接握;在长幼之间,应长辈先伸手后,晚辈才能接握;同等身份的男女之间,应女士先伸手后,男士才能接握。

被介绍之后,最好不要立即主动伸手。年轻者、职务低者被介绍给年长者、职务高者时,应根据年长者、职务高者的反应行事,即当年长者、职务高者用点头致意代替握手时,年轻者、职务低者也要随之点头致意。和年轻女性或异国女性握手,一般男士不要先伸手。

护理人员在为患者治疗护理中,除非患者及患者家属主动伸出手来,一般不必主动握手。

第二节 接 待 礼 仪

接待来宾亦称礼宾,即强调接待方礼待宾客的关注程度。每个人都有可能担当接待的角色,这个角色扮演的好坏,直接影响着个人形象和组织形象。因此,做好接待工作,意义重大。

一、接待原则

(一) 平等原则

谁也不希望拜访别人时受到冷落。所以,在接待中无论来访者身份高低、地位异同,单位级别大小,财富不同而嫌穷爱富、厚此薄彼,应一视同仁、平等对待。

(二)惯例原则

惯例即预定俗称的习惯做法。在接待从未接待的贵客时,可参照惯例,借鉴其他人或其他单位的接待经验。这样既可以防止接待不周,又可以防止接待过度而产生不良影响。

（三）主随客变原则

中国习俗有道是出门拜访、做客，讲究入乡随俗，主随客变原则。但是作为接待方，接待人员在接待工作中，应一切以来宾为中心，要从来宾的角度考虑并安排事宜，这样才能取得良好的效果。

二、接待礼仪

接待礼仪往往体现在细微之处，例如礼宾次序、见面礼、敬茶等，不仅能体现出对来宾的尊重，更让每一位来宾都有一种宾至如归的感觉。

（一）迎宾礼

"迎三步、送七步"，这是我们迎送客人的习惯做法。客人到达后，主人应主动起身热情迎接，不应在会谈地点静候。见到客人应热情打招呼，先伸手相握，以示欢迎，同时说一些寒暄的话。如果客人是长者或身体不太好应上前搀扶，如果客人手中提有重物应主动协助提拿。

接待过程中，陪客人走路，一般邀请客人走在自己右边。主陪人员要和客人并排走，不能落在后面；其他陪同人员走在客人和主陪人员身后。在走廊里，应走在客人左前方几步。转弯、上楼梯的时候要回头以手示意，有礼貌地说声"这边请"。

对于身份较高的来访者，或者非常重要的接待事宜，虽然可能事先没有要求和相关负责人见面，但为表示尊重和慎重，接待人员应及时和相关负责人协调沟通，可由相关负责人出面接待。

（二）敬茶

给客人敬茶是起码的待客礼仪。敬茶要先客后主。客人比较多的话，按级别或尊次依次敬上，必要时上完茶后应主动退出。

敬茶时要注意：如果事先准备有茶叶、饮料或咖啡的话，应征求客人的意见，看客人选择哪一种。倒茶的时候，放入适量茶叶，掺上 4/5 杯开水，把杯子盖好。从客人的右边上茶，右手递上，手指不要搭在茶杯上，也不要让茶杯撞到客人手上。续水时用右手拿着茶杯盖子，如果妨碍客人交谈，首先说一声"对不起"。如果要把杯盖放在茶几上，盖口应朝上。

(三)谈话

谈话是日常接待的核心内容。无论是接待，还是本讲要提到的拜访，都要注意以下五点谈话礼仪。

一是交谈的态度。谈话态度要诚恳、自然、大方，语气要和蔼亲切，表达要得体。对方讲话的时候要耐心倾听，目光要注视对方，不要左顾右盼，也不要有看手表、伸懒腰、打呵欠等漫不经心的动作，更不能轻易打断他人的谈话。自己讲话的时候，要给他人发表意见的机会，不要滔滔不绝，旁若无人，大搞一言堂。如果对方提到一些不便谈论的问题，不要轻易表态，可以借机转移话题。如果有急事需要离开，要向对方打招呼，表示歉意。

二是目光交流。交谈时目光正视对方是起码的礼仪，以表示对谈话的兴趣和对对方的尊重，同时也更有利于创造愉快和谐的谈话气氛。如果两个人在室内交谈，目光注视范围可以在头部和肩部之间。道别或握手的时候，更应该注视着对方的眼睛。

三是学会倾听。善于"说"是天性，而认真"听"则是修养。与他人谈话的时候，要目视对方，全神贯注。或可以通过点头、微笑及其他肢体语言的运用，使对方感觉到这一点。当对方讲到重点的时候，要避免弄出声响；当对方讲到难过处时，要在语气表情上表达出同情；当交谈者表达的观点和自己一致时，可以轻轻点头以示赞同……

四是善于打破僵局。对于冷场面而造成的僵局,接待者一定找话题主动搭话。如果冷场的时间过久,会造成特别尴尬的局面,特别是对于来访者来说,无异于给人脸色看。有时候也会遇到不知道先和对方说些什么,特别是对方比较冷淡有敌意的时候。就其方法而言,无非就是谈论一些能被对方认同的、轻松参与的、没有歧义的,最好和对方有些关联的话题。这样会使对方消除戒备心理,进行下一步交流。

五是谈话的禁忌。不要论人是非,攻击他人短处,不要对自己不满的人和事发泄不满的情绪。不要花言巧语,虚伪客套。交往中要目中有人,礼让对方。要多给对方发言、交流的机会。不要一人独白,不给对方张嘴的机会;不要插嘴抬杠,出于尊重的需要,对方讲话的时候,不要中途打断或是与人争辩。即使有话要说,也要等到对方说完一件事或中途停顿的时候再说。不要说"你错了"。谈论某个话题的时候,即使是对方的观点错误了,也不要直接说"你错了"之类的话。如果你这样说了,不但改变不了对方的态度,反而会招致对方的反感和敌对的情绪。

注意手势不要过大。谈话的时候,肢体语言的表达要恰当,不要有夸张的手势,不要和对方离得过近或过远,更不要拉拉扯扯、拍拍打打,尤其注意不要唾沫四溅。

三、送别礼仪

送别来宾是接待来宾活动的具体延续,是接待工作的最后一个环节,关系着接待对象对接待方的最后印象。热情有礼的送别可以给来宾留些美好的印象,为以后的往来奠定基础。

　　圆满周到的欢送仪式,可以使来宾满意而归,回味一生。送别仪式主要有以下几种:

　　(一)道别

　　在道别时来别往往会说:"就此告辞"、"后会有期"。而此时主人一般会讲:"一路顺风"、"旅途平安"等。有时宾主双方还会向对方互道"再见",叮嘱对方"保重",或委托对方代其同事、家人问好。

　　(二)饯别

　　饯别又称饯行。在来宾离别之际,专门为对方举行饯别宴会,这种形式显得热烈而隆重,还会让对方感到备受尊重之感,加深宾主之间的友谊。

　　(三)话别

　　话别亦称临行话别。与来宾话别的时候,一定要讲究主随客变,二是要注意预先相告。最佳的话别地点是来宾的临时下榻之处。另外,在接待方的会客室、贵宾室或专门举行的宴会上,也可与来宾话别。参加话别的人员应为宾主双方身份、职位大致相似者、对口部门的工作人员、接待人员等。

　　(四)送行

　　送行仪式亦是一种比较隆重的送别礼。主要用于正式来访的国际贵宾、远道而来的重要客人、关系密切的协作单位负责人、重要的合作单位的有关人员、年老体弱的来访之人、携带行礼较多的来宾等。把来宾送到门口的时候,应站在门口目送一段时间,等来访者的身影消失后再离开。那种在来访者刚出门就返身"砰"地关上门的做法,是非常不礼貌的,并且很有可能因此葬送掉造访期间精心培植起来的所有感情。

　　如果把来访者送进车里,则要等车辆离开你的视线之后,再返身离开。

如果是远客的话,可以考虑安排交通工具送到车站、码头或机场。分手的时候再说一些诸如"慢走!"、"走好!"、"欢迎下次再来!"、"合作愉快!"、"祝一路平安,万事如意"等道别的话。如果客人要乘飞机,送别的时候切忌说"一路顺风",而应该说"一路平安"。

第三节 电话礼仪

医院电话不仅有对外联系,还有内部呼叫。因而,接打电话的礼仪,也同样是医院形象和服务质量的反映。

一、打电话礼仪

1. 事先准备。为了获得最佳的通话效果,每次打电话之前都要做好充分准备。比如,把受话人的姓名、电话号码、通话要点等内容列出一张"清单"。这样就不至于在通话的时候出现边说边想、缺乏条理、丢三落四的情况了。

2. 注意打电话的时间。一般认为打电话的时间有:一是双方预先约定的时间,二是对方方便的时间。什么是对方方便的时间?因为这是因公交往,所以对方方便的时间即为工作时间内,方便接电话的时间。这个时间段是:早上9点以后,下午5点之前。如果知道对方的上下班时间,还要避免对方刚上班半小时或下班前半小时通话。中午休息的时间,也不要给对方打电话。国内有些地区还有时差的问题,如北京与新疆。

如果不是十万火急的情况,不要在节假日、用餐时间和休息时间给别人打工作电话。

3.要注意通话时间的长度。打电话的时候,刚开始的寒暄是必要的,但要点到为止,不要没完没了、本末倒置。交谈完毕后,再简单复述一下内容,然后就结束电话。如果是一次较长的电话交谈,在通话之初就要告诉对方这次通话的大致时间长度,在获得对方许可的情况下再继续。

二、接电话礼仪

1. 接听及时。一般应在电话铃响三声之内接听电话。但要避免电话铃刚刚响起就接电话,否则可能会让对方吓一跳。当电话响第二声以后接电话是最合适的时间。如果因为其他原因在电话铃响第三声后才接起的电话,在接起电话以后首先要说声:"对不起,让你久等了!"

但对于病房呼叫电话(呼叫器)来说,应该立即回复。因为一般只有较紧急的情况,患者及患者家属才能使用呼叫电话(呼叫器)。所以这时候的及时应答就显得非常重要。那些接听呼叫电话不及时的医务人员常用的借口就是"我这儿都有显示,知道是那个床位在呼叫"。但问题是,患者并不知道医护人员当时到底是不在岗还是在岗不应答电话,这一点往往也成为患者抱怨甚至投诉医务人员的重要原因。

2. 应对谦和。拿起话筒后,首先就要问好,然后自报家门。比如说"您好,护士站"、"您好,××医院",如果是分机电话的话,则要用"您好"加上部门名称,比如"您好,住院部"等。向打电话的人问好,一是出于礼貌,二是为了说明有人在接听。严禁以"喂"字开头,因为"喂"表示是希望先知道对方是谁,在等着对方告诉你。而且,如果"喂"时语气不好,就容易让人反感。所以,接电话时的问候应该最热情而亲切的"您好!"。如果对方首先问好,就要立即问候对方。在通话过程中,态度要谦恭友好,尤其是在打来咨询电话或有求于己的时候。通话终止的时候,不要忘记向发话人说声再见。如通话因故暂时中断,要等候对方再打进来;如果是重要的事情或上级,应该主动打回去。

3. 主次分明。接听电话的时候,要暂时放下手中的工作,不要和其他人交谈,或做其他事情。如果正在和别人谈话,来电终止谈话时,应该向交谈者表示"请稍等"或"一会儿再说",并表示歉意。同时也不要让打电话的人感到"电话打得不是时候"。但如果目前的工作非常重要,那么就要在接到电话后向来电说明原因,表示歉意,并再约一个具体时间,到时候自己再主动打过去,当然要在通话的开始向对方致歉。

在接咨询电话、患者电话的时候,非常有必要一边听讲一边仔细做记录。遇到听不清的地方,应该及时确认。工作中不论多忙,都不能用拔下电话线的方式不接电话。也不要在接电话的时候以忙为借口敷衍了事。

4. 不要随便应答。特别是对外接听的咨询电话,因为每个人的表达能力不一样,而且即使同一种病症的症状也不尽相同,不同病症也可能有一种症状。所以在电话中的解答要适可而止,不要胡乱猜测,更不要随便主观臆断。可以建议患者为了确诊,还是到医院来请医生当面检查,以免误诊、耽误病情。

5. 做好记录。接电话时,要经常进行电话内容的记录,特别是关于症状、药名、剂量、服用方法或者需要做检查的项目名称、病人姓名、床号等内容。记录时要规范清楚,这样才能保证工作中不会出现张冠李戴等不必要的差错,从而能提高工作效率。

三、接、打电话注意事项

(一)语言文明

无论接电话,还是打电话,拿起电话的时候首先要向对方问好:"您好!"或"你好!",杜绝以"喂"开头。终止通话前,要先说"再见"。如果少了这句礼貌用语,就会让对方感觉通话终止有些突然,而且也无法判断通话是否结束。对方虽然不能从电话中看到你的笑容,但可以从你的声调、语气中感觉到你的服务态度。所以,在接听电话时要注意你的语气和言词,这样才能让对方在电话中感受到你的情感和你的态度。

对外打电话的时候,如果电话需要总机转接,不要忘记对总机的话务员问上一声好,并且还要加上一声"谢谢"。另外,"请"、"麻烦"之类的词,也要经常挂在嘴边。

如果是找同事的电话,应礼貌转接;即使同事不在,也应礼貌告知。

如果拨错了电话号码,要对接听的人表示歉意,不要一言不发就挂断。

(二)举止文明

通话的时候,一般话筒与嘴保持 3cm 左右的距离,以正常、适中的音量就行了。

同时要站姿或坐姿。不可以坐在桌角上或骑在椅背上,也不要趴着、仰着、斜靠着或者双腿高架着。另外,电话要轻拿轻放,切记不可因自己的情绪变化而摔电话。

四、对投诉电话的处理

电话形式也是常见的投诉形式。这种只闻其声、不见其人的特殊投诉形式,同样要处理得当,以免演变成上门投诉甚至纠纷。

1. 态度要认真

首先要认识到,电话投诉是正常的形式。既然患者或患者家属电话打来了,肯定有一定原因,很少有人刻意打来电话来胡搅蛮缠。所以,要一种积极、平静、认真的心态来接待这样的电话。在电话中即使患者或患者家属情绪激动,说了些过头话,也都是情有可原的,毕竟医疗工作是人命关天的事情。所以,在接到"有脾气"的电话时,首先要做的就是稳定对方的情绪,以便进行下一步的沟通。同时在沟通中,对于抱怨,应以同情心态对待并给予安慰。

2. 权责要分明

电话中不管是投诉还是抱怨,首先应安抚、稳定对方的情绪,并认真倾听。在沟通中,自己代表的就是医院,所以对于一些具体事件,不要随便发表评价,不要随便表态,然后再及时将这些情况反馈给领导或医院的相关部门,以便在改进工作时做参考之用。

第四节　护士参加会议礼仪

护士日常工作中,常需参加各种会议,或有时需进行演讲、参加比赛等各种公众活动,这种场合更要讲究礼仪,以充分展示护士的职业风采。

一、参加会议礼仪

一般对与会人员的最基本要求是,要衣着整洁、仪表大方,服从会议组织人员的安排,准时入场,仔细听讲,认真记录,进出有序。如果是重要的会议,或是涉及外单位人员参加的会议,着装上更要规范,举止上更要得体。比如说穿统一的工作装;没有工作装的男士最好穿西装打领带,女士最好穿套裙;更要做到不迟到、不早退,遵守会议纪律。

出席会议前要把该做的准备工作都做好:比如准备好记录用的笔记本、笔等,会议中不要随便向他人借东西,以免打扰他人。

进入会场之后,首先就要把自己的手机关闭或调成振动状态。开会的时候要尊重会议主持人和发言人。当别人讲话的时候,要认真倾听,可以记录下和工作相关的内容。

如果想发言应该举手,等待会议主持人明确以后再说。说的时候声音要洪亮,保证所有与会者都能听到。如果是人数很少的会议,特别是像圆桌会议,就可以坐着发言。但如果在大的会议室,参会人员较多的话,就要站起来发言了。不要在别人发言的时候交头接耳、随意走动、看书、抽烟、吃零食、睡觉、玩手头的东西等。即使对发言人不满,也不可以有吹口哨、喝倒彩、喧哗起哄等失礼行为。

别人发言结束或者讲到精彩的地方,应该鼓掌表示肯定或鼓励。

会中尽量不要离开会场,如果必须离开,要轻手轻脚,以免影响发言者或其他与会者。如果长时间离开或提前退场,应该和会议组织者打招呼,说明理由,征得同意后再离开。

二、演讲礼仪

演讲,就是当众讲话,与我们日常交谈中的说话有很大不同。演讲是一个人面对许多人讲话,其思路是单方面的,可以不受外界影响。参加医院内各地活动时往往会涉及演讲。护士的演讲有它的基本技巧与独特的方式。

（一）明确演讲要素

一般而言，演讲就是由演讲内容、演讲者及听众三个方面构成的，这三个方面也称为演讲三要素。

1. 演讲内容

是演讲的最基本要素。组织演讲材料时要注意使其精彩、生动、易于理解，讲起来顺口，便于叙述自己内心情感，以便引起听众的共鸣，接受演讲者的观点。

2. 演讲者的个人因素

演讲，是在听众面前就某一问题表示自己的意见或阐述某一事理，也叫"演说"。演讲内容是否能通过演讲者传送到听众脑海里并留下深刻的印象，与演讲者的演讲技巧、表情动作等个人因素都直接相关。如护士在大交班时，陈述病人的病情，要有理有据，有声有色，具有很强的说服力，从语速的适中及用词的准确到声调的把握均应引起注意，才会取得好的效果。

3. 演讲的听众构成

演讲的目的是陈述某一事理或强调某一观点，因此要根据听众的特点进行。

（二）讲究演讲台风

演讲者在演讲的过程中，不仅传递着演讲内容的相关信息，更隐含着演讲者个人的道德品质、精神境界、气质风度等信息。演讲者若能通过演讲的"言"显示出自己的"行"，体现出富有感染力的"自我人格"，则能达到演讲的成功。

良好的演讲台风应注意以下几个方面：

1. 态度从容大方

演讲者在演讲台上要兼顾体态、仪表、举止、言谈均符合礼仪规范,做到表情自然、落落大方,充分显示出自己的知识和教养。切不可做一些搓手、耸肩等应避免的手势或举止。

2. 用语文明礼貌

演讲的全过程中要始终尊重听众。开始时要根据演讲场合和听众用礼貌的见面语,如"大家好"、"女士们,先生们,你们好"等,见面语要出自真情,热情亲切;演讲过程中要通过内容、眼神、表情表示对听众的尊重;演讲完毕要有致谢并有告别语。

3. 服饰适度得体

演讲时要注意自己的服装、仪表、饰物与演讲主题、演讲场合相协调,注意仪表,应轻妆淡抹,适度得体。

4. 情感表达恰当

演讲者在演讲过程中,应注意自己情感的真实表达。表达方式是语言和非语言双重的。非语言的应用要和语言内容相配合,情感表达要做到准确、恰当、适可而止,切不可过分夸张。

(三)演讲礼规

1. 演讲时间不宜过长。

2. 演讲时最好脱稿进行,特殊情况特殊对待。

3. 演讲语速要根据内容来定,一般不可过快,尾音一定要清晰。

4. 事先试用一下话筒,了解一下听众的构成。

5. 正确使用对听众的合理称呼。

三、参赛礼仪

为了提高现代护士的整体素质及各种场合的应对能力，护士参加各种层次、各种规格的技能大赛、智力竞赛等比赛的机会越来越多。如何在比赛中给别人留下深刻的印象，从而取得较好的成绩呢？一般应注意以下几个方面。

（一）参赛前

1. 明确参赛目的与比赛形式。

2. 可能的话，了解评委的组成及参赛选手的情况。

3. 认真准备参赛内容，不要指望"台下练三分功，台上出十分彩"的神话出现。

（二）参赛时

1. 服饰、仪容要得体适度。

2. 精神状态饱满，面带微笑。

3. 无论什么样的评委都要在比赛全过程对其十分尊重有礼。

（三）参赛后

1. 按要求立即离开比赛场地。

2. 无论出现什么结果都不要围攻评委，以显示自己良好的教养与风度。

第五节　护士交往礼仪

在医院这个特殊的环境中，护士要很好地履行自己的工作职责，出色完成工作任务，与医院内与其他人员建立和保持良好的合作伙伴关系至关重要。

一、上下级交往礼仪

（一）尊敬上级

1. 维护上级权威

维护上级的威望是尊重上级的表现。维护上级的权威要做到：

（1）上级工作难免有失误的时候，或者批评错的时候，在上级理亏时，要给他台阶下。有道是"得饶人处且饶人"，没有必要凡事都和上级争个孰是孰非。当上级面临尴尬时，应尽可能地给予安慰或者协助，以维护上级应有的尊严。

（2）别太计较。对上级的工作不能求全责备，而要多出主意，帮助上级干好工作，不要在同事间随便议论上级。

2. 正确面对上级的批评

人非圣贤，孰能无过。受到上级的批评，有怨言也很正常。但对于上级的批评，护士首先要做到正确对待，给予理解，并学会换位思考。如果上级真的批评错了，也不应当面反驳上级，可以私下选择一个适当的时机向上级说明情况，上级一定会对你有个好印象。一个会尊重上级的下级，也同样会受到上级的尊重。

3. 如何向上级做汇报

下级向上级汇报工作，是下级应尽的工作责任。汇报的时候我们要注意：

适时汇报：下级应经常向上级汇报工作进度，以让上级对整体工作进程做到心中有数，这也是基本工作常识。千万不要整天闷头干，非要等到上级催问才想起汇报。

守时不失约：这是基本礼貌。汇报工作时，如果过早抵达，会使上级因为没准备好而难堪；迟迟不到，又会让上级久候而失礼，同时也耽误了上级正常的工作安排。万一因故不能赴约，必须尽早告知上级，好让上级提早安排其他工作。

进办公室要注意礼貌：到达上级办公室后，不管门开着还是关着应该先轻轻、有节奏地敲门，等听到上级招呼后再进门。汇报工作时，仪表举止要文雅大方，彬彬有礼。

汇报要实事求是：对自己的工作要有喜报喜，有忧报忧。那种曲意逢迎上级，上级喜欢听什么就汇报什么的做法，不仅有违职业道德，更是失职的表现。把汇报工作看成是"摆功"或者是"诉苦"的机会也是不对的。

适当回避：在向上级汇报工作时，如果上级中途要接重要电话，或者有其他上级或重要人物来访，可以请示上级"您看我是不是先回避一下？"不要坐在那里装作看不到。

冷静对待：当你提出的意见被否定时，不要马上给上级脸色看，也不要轻易打断上级的谈话。一旦需要插话，应征得对方的同意。

4. 如何向上级提意见

选择合适的时机，说合适的话：当上级公务缠身、诸事繁杂时，未必有很好的耐心倾听你的建议，所以你应选择合适的时机。提意见时要注意"态度诚恳，言语适度"，恰到好处地表达出你的意思。而且，聪明的下属给上级提意见时，永远都是给上级出选择题，而不是问答题，即把敏感的"意见"转化为轻松的"建议"。

内容上言之有据：提意见时一定要设身处地站在上级的立场上，不仅要把自己的意见表达出来，还要以大量的数据材料为依据，提出解决问题的方案。

提意见不一定非要在严肃的办公室，可以在饭桌上、走廊里、车上等不太正式的场合,借着聊天的机会,随口就把意见温和地提出来。意见的内容要尽可能压缩、简化,在一两分钟内说完最好,这样上级也更容易记住。

5. 迎接上级检查

上级来检查工作时,护理人员应以饱满的工作热情和得体的仪表迎接检查人员的到来,可以向检查人员微笑点头致意,同时正常进行自己的工作。当检查人员要进入特别区域,比如隔离室、无菌室时,也应同样要求检查人员穿上相应服装后再进入检查。主动配合检查工作的同时,随时记录和听取检查者提出意见,以便改进工作。当检查完毕离开时,要说:"请多提宝贵意见,欢迎经常来检查指导工作,辛苦了,再见!"等礼貌用语。

(二)尊重下级

1. 以身作则

以身作则是上级塑造个人形象的重点。只有上级恪尽职守,廉洁奉公,言行一致,才会受到下级的真诚拥戴。以身作则还包括不推卸责任,如果自己在工作上有失误、失策,必须要承担起相应的责任,这才是上级应有的尊严和风范。当然尊重下级也是上级道德修养的外在表现。

尊重下级的人格、尊严、志趣和习惯:应该放手让下级大胆工作,对下级的指挥权不插手、不越权、不干预、不包干。当下级在工作中出现失误时,上级要尽可能地给予帮助,在必要时还应主动承担相应责任。这样,就会使下级增强责任感,调动下级的积极性、主动性和创造性。

宽待下级:上级应心胸开阔,对下级的失礼、失误应用宽容的胸怀对待并尽力帮助下级改正错误,而不是一味地打击、处罚,更不能记恨在心,挟私报复。避免在众人面前指责下级,尤其不要过分指责已经认错的下级。

尊重有才干的下级:作为上级,对下级的长处应及时地给予肯定和赞扬。如接待客人的时候,把本单位的工作骨干介绍给客人;在一些集体活动中,有意地突出一下某位有才能的下级的地位;这样做,可以进一步激发下级的工作积极性,更好地发挥他们的才干。

2. 关怀下级

大凡口碑好的上级,往往都是懂得关心爱护下级的人。平时工作也许繁忙,和下级接触的机会不多,但如果知道哪位下级病了,应尽量抽时间去探望。像下级的结婚、乔迁、升迁,上级也要适当地表示祝福、恭贺,这不仅让当事人感到上级的关心、团队组织的关爱,也让其他下级感到温馨。

3. 不做滥好人

好的上级绝不是没有原则的一团和气。对于工作不力、频频出错下级,应该进行批评乃至必要的处理。对于工作能力较低的下级,应给予教育帮助。批评下级的时候,要让对方有机会发表自己的看法,帮助其进一步做出分析,认识到自己的不足,以进一步改进工作。

二、同事间交往礼仪

护士作为一个社会人,在医院这个特殊的社会环境中,免不了要与同事进行广泛的交往与合作。同时关系的好坏,不仅关系到事业的成败,也与每个人的身心健康有着密切的关系。包括医护关系、护技关系等。和同事间交往应遵循的总的原则是相互尊重、信守承诺、诚信合作、互相关心、宽容大度。

（一）尊重同仁，举止文明

相互尊重是同事间交往的基础，日常工作中应注意以下三个方面。

1. 学会问候

有人认为熟人之间不需要问候，其实不然。调查发现不少同事间的隔阂，竟然是源于不懂得问候。比如同事间相遇的时候，把头一扭，当作没看见，甚至对上级或比自己年长者也如此。这是不尊重他人的行为。

2. 学会倾听

同事之间，同样需要倾听。认真倾听不仅是个人修养问题，还是促进同事间有效沟通的润滑剂。谈话的时候，要目视对方，全神贯注。身体微微倾向说话者，表示对说话者的重视。还可以通过点头、微笑及其他肢体语言的运用，让对方有种亲切感。

3. 注意迎送

临床工作中，经常需要请其他医生来为病人进行会诊。护士如何迎送，是整个工作的重要环节。

（二）以诚待人，信守承诺

诚信是中华民族的传统美德，要取信于人，首先要尊重自己。一般情况下不要轻易承诺没有把握的事，一旦承诺就要努力做好。如果由于特殊他原因未完成时应主动道歉，并予以解释，以求谅解。

（三）相互关心，密切合作

和同事相处，不仅在工作上要团结协作，还要在生活上相互关心，互相帮助。通过对其生活上的关心，让对方感觉到你的好意、善意。同事有了困难,对方也会伸出援助之手,这样工作上就更能相互支持和配合。

另外,医院工作有不同的分工,无论是医护人员、辅助科室,还是行政后勤人员,大家既要有分工,更要讲合作,同事间应大力支持、互相配合、密切合作。密切合作还包括不推卸责任。自己的职务、职责要明确,必须担起相应的责任,这样无论在同事还是在上级看来,才是一位真正有作为的护士。坚决杜绝工作扯皮、推卸责任等不良行为和作风。

(四)严于律己,宽以待人

严于律己可以使自己克服缺点,以高尚的人格赢得同事的友谊。而待人宽厚,容人之过可以使别人更乐于和你接近,从而推动工作的顺利开展。对于别人的缺点,善意的批评和提醒是必要的,而不要嘲笑和鄙视。

每个人都希望得到别人的关爱,只要从自身做起,才能营造出一个温馨、和谐的工作氛围。同事之间,在工作中难免会产生分歧,甚至矛盾。遇到这种情况,一定要以工作为重,只要不是原则问题,不必争辩谁是谁非。应认真分析产生隔阂的原因,努力化解它。假如因小事而产生矛盾,应放下面子主动与对方沟通。对方出于自尊,也许不会马上与你和好。但只要坚持善待对方,过一段时间后矛盾就会迎刃而解了。

(五)善待个体、幽默有度

每个人的能力、水平、性格以及教育均有差异,不必自卑、也不要骄傲,要学会善待他人,对同事的成绩、幸运以及进步要给予真诚的祝福,而不是妒忌和报复。再单调重复的工作中,幽默风趣的交流会带给同时轻松愉快的感觉,但避免油嘴滑舌和低级庸俗。

三、与不同病人交往的礼仪

举止文明、注重语言,尊重病人是与病人交往的基础。

(一)与病人交往的基本原则

1. 尊重病人

指尊重病人的人格和权利。尊重人格只尊重病人的个性心理,尊重其作为社会成员应有的尊严。对待精神病人,同样也要做到尊重病人人格。尊重权利。即尊重病人获得及时医疗和护理的权利、护理过程中的知情权、对医疗和护理的选择权与拒绝权以及个人隐私等。现在,病人隐私越来越受到重视,而且病人的隐私权已得到法律的保护。

2. 诚实守信

护理人员在与病人的交往过程中,必须做到言必行,行必果,认真履行护理人员工作职责,只有这样,才能取得病人的信赖,建立起和谐的护患关系,更好地为患者服务。

3. 举止文明

护理人员的行为举止,直接会影响到病人的对她们的信赖和治疗护理的信心,尤其是护士患者初次接触时,护理人员的仪表、行为举止等是形成"第一印象"的主要内容。所以护理人员的仪容仪表要规范,举止要文明大方、面部表情要自然,谈吐要温文尔雅。切忌浓妆艳抹,语言失礼。

4. 雷厉风行

指一个人办事敏捷,干脆利落,处理问题果断。护士的服务对象是人,护理工作是治病救人,抢救病人生命是一场争分夺秒的战斗,赢得了时间就是赢得了生命。因此,护理工作,尤其是抢救工作,特别需要雷厉风行的工作风格,同时应正经果断,机智敏捷。任何怠慢迟疑、优柔寡断都会贻误抢救的时机,危及生命。

5. 共情帮助

共情是冲对方的角度出发,用对方的眼光看问题,从对方的角度去感受,理解他人感情,简言之就是设身处地的意思。

共情不是同情。同情是以自己的眼光看对方,在某种程度上产生与对方感情交流或共鸣;共情则是把自己摆在对方的位置上,去体验对方的内心世界,提出"如果是我,该怎么办?"这类问题。在护患交往中护士多表达共情,可以使病人减少被疏远和陷于困境的孤独感,使病人能够感到护士能真确理解他,从而使护患产生共鸣,促进护患关系的良好发展。

护理人员对服务对象的共情不是简单的"悲病人之悲,乐病人之乐",而是在理解感受服务对象包括家属在内的痛苦的同时,能够明确判断自己应该如何采取有效措施来帮助服务对象提高其健康水平。

四、与病人家属及探视人员的交往礼仪

病人来医院就诊,护士免不了要与其家属或探视人员打交道沟通。一般来说,病人家属的心理多是焦虑、急切、紧张的,尤其是当病人病情危重,家属更显得恐慌、束手无策。他们都希望从护理人员那里了解病人的更详细的情况、如治疗过程以及治疗效果等。他们的言行举止无疑会直接或间接的影响病人的情绪及病情的转归,有时也会影响到病区医生护士工作的顺利开展。因此,在接待时护士应遵循尊重、礼貌、真诚的原则。

(一)接待患者家属

首先,要热情礼貌、面带微笑接待病人家属,耐心听取他们的要求,根据患者病情的需要和医院陪护制度的规定,决定是否留其陪护。同时要耐心解释,使患者家属感到放心。切忌态度生硬、冷若冰霜。其次,对初次来院探望的家属,可亲自带他们去病房,并嘱咐家属探视时间不宜太长,以免影响患者的休息。总之,要让患者满意,家属才能放心。

(二)巧妙介绍病情

患者住院之后,家属迫切希望了解病情和治疗方案,医护人员应主动向患者家属介绍治疗方案和有关情况,尽可能得到病人家属的支持与配合。在向家属介绍病情和治疗方案时,尽量使用大众性语言,不要使用专业术语,同时应注意说话分寸,尽量做到科学的解释,诚恳地安慰。

例如,向胃癌病人家属介绍病情时,护士说:"病人虽然病情危重,还好发现得早,手术又比较及时,通过我们的治疗和护理,加上病人顽强的意志力,病情还是很有希望控制的,病人现在更需要家属的支持和鼓励,你的信心会给病人极大的鼓舞,我们共同努力吧。"这样的语言沟通护士传递的是一种积极的信息。如果护士这样说:"你终于来了,快去看看病人吧,他得的是胃癌,你千万别在病人面前说呀。"试想这样的病情介绍会收到什么样的效果呢?家属会是什么样的情绪呢?

(三)建立良好的关系

根据家属与探视人员的性格特征以及心理需求采取有效的沟通方式,建立良好的人际关系,这不仅有利于病人的康复,而且也会大大地提高护理质量。首先要让家属放心就必须做好病人的基础护理服务。其次,护理人员亲切、友好的态度,文明礼貌的语言和娴熟的操作技巧均能给探视人员以信赖和安全感。

五、护士与护生交往礼仪

医院,不仅承担医疗护理工作,还承担着教学、科研任务。所以,护士也应做好与护生的交往。

(一)真诚礼待是前提

初次与学生见面,带教老师要亲切友善的接待。可使用"早上好,欢迎你们来到我们科室学习。我的名字叫××,今后我们共同完成我们的实习计划。希望我们合作愉快。""我的介绍就到这里,请在座的同学们各自做一下自我介绍,我们互相认识一下。"等用语。每当学生说完自己名字的时候,带教老师要重复一遍。留给学生第一印象是非常深刻的,这时作为带教老师的第一任务就是记住学生的名字。带教老师还应关心他们的生活和身体情况,要根据具体情况,给予不同的帮助与心理疏导。当好老师的前提,是作学生的知心朋友。这样,师生双方才能配合默契,共同完成教学任务。

(二)做好传、帮、带

带教老师在与护生的交往中,首先要明确老师与学生的角色及主要的工作的任务。做好传、帮、带工作,是处理与护生和进修人员关系的关键。

传:就是要把护士的职业精神、南丁格尔的精神传给护士,使他们深刻的理解自己肩上的责任。要培养护生学会思考,提高分析问题和解决问题的能力。具备勇于开拓、创新、选取、求学、奉献的精神。

帮:就是帮助他们完成不同的护士教学目标,灵活的运用于护理实践，解决患者健康的问题。同时指导他们克服学习过程中遇到的各种问题。

带：就是在临床实习中，带教老师对学生的每项护理操作，都要进行指导和监督，帮助她们掌握基础护理操作及专科护理技术等。护生在为患者进行各项护理技术操作时，带教老师一定要在护生旁边。在整个带教过程，无论示教、护士查房、为患者做各项检查和处置等，都要首先征得患者同意，讲清目的，以便患者更好地配合。

总之，老师对待学生，要坚持"放手不放眼"的原则，认真仔细的考察他们的学习和工作实践情况。

(三)不要吝惜表扬，多给学生鼓励

勇气和信心是牢固确立人生最佳目标的内在因素。大量的事实证明，足够的勇气和信心常常引发意想不到的奇迹，收到意外的效果。教学要给学生更多的自信心，每当学生取得一点进步，老师都要给予及时表扬。以鼓励为主，可以说："问题问得好"，"你分析问题、观察问题很有特点"。多给予一次鼓励，就等于多给予学生一次信心和勇气。

(四)注意协调患者与护生的关系

在临床工作中，有些住院时间长的患者，表现出不愿接纳护生的护理处置。如遇到这种情况，带教老师首先要说服患者，比如说："老大爷，我们这些人都是从护生的经历中走过来的。您老先别急，其实，你还不了解她，这位小同志学习很优秀，技术也比较过硬，只是来病房不久，看到这么多患者有点紧张，您老作为她的长辈，您就把她当成自己的孩子吧！多给她点鼓励，她的静脉穿刺一定会成功。"经过老师这么一说，很可能那位患者就愿意配合。这样也给护生提供了一个实践锻炼的机会。操作结束后,一定还要向患者表示感谢。

总之,带教老师要注意协调患者与护生之间的关系,这也是医院护患关系中的一个重要组成部分。对于再三劝说,也拒绝护生的患者,也要尊重他们的意见。否则,易造成不必要的纠纷。

(五)不断加强学习,掌握护士新信息

作为临床教学人员,必须注意自身整体素质的提高和专业知识的学习,掌握国内外医学领域和护理发展的新动向、新信息,注意文化底蕴的积累,才能不断提高礼仪修养,适应飞速发展的时代要求,为护理事业培养出更多的优秀人才。

第七章 各部门护士日常工作礼仪

医院由于疾病种类和治疗的不同分很多部门,如门诊部、急症科、内科病区、外科病区、妇产科、儿科等部门。各部门护理工作既有共性,又由于所属科室的特点不同,也有特性,所以,礼仪要求也有其各自的特点。

第一节 门诊护士工作礼仪

门诊是病人到医院就诊的第一站,是面向社会的窗口。一般情况下,门诊护士尤其是接诊、分诊、导诊的护士,是病人接触最早的医务人员,良好的形象容易被病人接纳,能展现出医院的精神风貌。病人来医院就诊,客观上存在一种被动、祈求的依赖心理,由于患者对环境陌生,易产生孤独感和恐惧感,希望得到医务人员的重视、理解、同情和关心。因此,护理人员应注重自己的言行举止,给病人提供优质的服务,使其得到及时的诊断和治疗。

一、基本要求

(一)仪表文明端正

护士的仪表应文明端正,做到衣冠整齐。护士上岗着装要合适得体,工作服必须清洁平整,内衣、裙边、领边不应露在护士服外;不化浓妆,不戴首饰,佩戴胸牌清晰、端正;梳妆整齐,戴燕帽时,短发则要求前不遮眉、后不搭肩、侧不掩耳,长发要束起或盘于脑后,发饰素雅端庄,给病人以文明、大方、高雅的感觉,留下良好的第一印象。

(二)语言礼貌规范

护理人员与病人接触时,必须做到语言礼貌、规范,态度热情、诚恳,语气和蔼、亲切,声调柔和、悦耳。针对不同的对象使用相应的称谓,多用于礼貌用语,有利于融洽护患关系。

(三)表情热情真诚

面对表情的变化能动态的反映其内心情感。护士与病人接触时,应面带微笑,热情真诚,由衷地表达出对病人的关爱之情;眼睛是心灵的"窗口",护士可通过这个窗口向病人传递语言所不能充分表达的信息。热情、亲切、和蔼的眼神,可使病人精神振奋,增加信任感和安全感,增加抗病的信心;反之,责备、冷淡、漠视的眼神,则会使病人不知所措,猜疑多虑。

(四)举止文雅大方

护士的举止是一种无声的语言,包括站、坐、行的姿态,操作的动作和头、手及身体各个部分的体态语,是护患之间非语言沟通的重要内容。门诊护士举止应端庄、规范,文雅大方;进行护理操作时,动作应熟练、轻稳、协调、准确;身体各个部分的体态语要表达确切,表里如一,使病人感到护士的真诚、关爱和帮助。

二、礼仪内容

(一)布局合理,环境适宜

病人的候诊和就诊环境要求布局合理,路牌、标志醒目;护士要维持候诊、就诊秩序,保持环境安静整洁;可适当摆放花草,装饰宣传壁画;要经常检查设施设备,保证正常使用等。

(二)主动介绍,热情接待

对大多数病人而言,医院是一个陌生的环境,病人希望通过与护士的交流,了解医院环境、医疗水平、诊治医生的情况和其他相关信息。护士应主动、热情接待病人,可向病人介绍医院的概况与其相关的专科特色,介绍医生的诊疗特长及本院的服务宗旨,营造温馨友善、互助有序的就诊环境。

(三)指引方向,提供方便

门诊病人从挂号到就诊、做各项辅助检查、领取药物等要经过几个环节和几个不同的场所,需要护士引导和帮助时,护士应详细的说明行走的路线和方位,特殊情况可有护士全程带领,对病情较重或行走不便的病人,要主动用轮椅或平车协助护送。

(四)组织就诊,灵活机动

病人挂号后到各科候诊室就诊,护士除按先后次序组织就诊外,应随时观察候诊病人的病情,对特殊病人要主动给予特殊照顾,如高热、高龄、危重症、临产妇、剧痛、呼吸困难等,可视情况给予提前诊治或送急诊室处理。必要时注意向其他待诊的病人做好解释,征得同意和理解。

(五)认真治疗,周到服务

对在门诊进行治疗的病人,要做到治疗前按规定项目认真核对,对治疗措施给予科学解释,充分尊重病人的知情权;治疗操作中,严格执行操作规程,动作轻柔,神情专注,态度和蔼;治疗结束离去前,要嘱咐病人注意事项等,留下联系方式,礼貌送别。

（六）健康教育,形式多样

病人到候诊室等候就诊,护理人员可利用候诊时间,采用口头、图片、黑板报、电视录像或赠送宣传小册子等形式开展健康教育。由于病人在受教育程度、年龄、理解能力方面存在差异,护士语言要通俗易懂,语气温和,讲解中注意观察病人的反应,及时沟通,必要时给予重复说明。对病人提出的询问应耐心、热情地给予解答。

第二节　急诊科护士工作礼仪

急诊的服务对象多是发病较急、病情较重或需要紧急抢救的病人,急诊护士应根据工作的特点,针对病人不同的心理状态和实际情况,采取适当的接待和救护方式,提供及时、快捷的医疗急救服务。

一、基本要求

（一）陈述利弊,稳定情绪

急诊护士应针对急诊病人紧张、惊慌和恐惧等情况,全力配合医生按急救程序进行救治,同时善于抓住时机,向病人及家属进行必要的解释和安慰,陈述利害,稳定病人及家属的情绪。

（二）抓紧时机,果断处理

急诊工作突出一个"急"字,时间就是生命,护士应迅速对伤病员进行救治处理。救治工作决策要果断,方法要正确,措施要得力,充分体现护理人员处理问题的及时性、针对性和有效性,增强病人及家属对护理人员的信任。

(三)急不失礼,忙不失仪

对急诊病人的接诊和处理应做到急不失礼,忙不失仪。急诊病人心理较为复杂,对医护人员的言谈举止非常敏感,急诊护士语言要把握分寸,语言要柔和礼貌,态度应和蔼热情,举止有度。

二、礼仪内容

危重、急诊病人入院后,争取在最短的时间内,用最有效的措施进行救护,为进一步诊治争取时间。

(一)充分准备,急而不慌

急诊工作具有紧急性和不稳定性的特点,要求诊治物品的准备要做到"五定",即定数量品种、定点安置、定人保管、定期消毒灭菌、定期检查维修。急诊护士在日常工作中要保证诊治物品的"五定",熟悉抢救物品性能和使用方法,救治时应具有较强的应变能力,急而不慌。

(二)忙而有序,配合抢救

在病人的诊治过程中护士要始终做到急而不乱、忙中有序。脚步要轻快,表情应从容,物品取放有序,配合医生做好心肺复苏、吸氧、建立静脉通路、止血等。

(三)团结协作,文明礼貌

急诊救护工作涉及医疗、护理、检验、影像、收费、药房及行政等多方面,要求个科室人员要以救治病人为中心,护士应协助做好各科之间的协调工作;救治过程中护士应以大局为重,服从救护工作的安排，理解尊重、密切配合，全力以赴的投入工作。

（四）做好疏导，健康宣教

急症病人在意识清楚的情况下，心里较复杂，承受压力较大。急诊护士要针对每个病人的具体情况做好心理疏导工作，用体贴、关心的语言缓解病人紧张恐惧心理，减轻压力，同时进行健康教育，对病情变化、护理治疗过程及效果给予适当的解释和预告，帮助病人接受诊断、治疗、护理，增强战胜疾病的信心。

（五）给予理解，获得支持

由于病人起病急、病情重，护送病人抢救的家属或朋友没有思想准备，表现为焦虑、坐立不安，担心能否抢救成功，想更多地向医务人员询问有关病情及抢救情况，甚至想进急救室目睹抢救现场等。护士要对这种焦虑心情予以理解，耐心回答病人家属提出的各种问题；为保证抢救秩序的正常运行，劝说家属及护送人员在急救室门外或家属休息室等待，及时向家属反馈病人的抢救情况；给家属适当的安慰和必要的心理疏导，对家属的过激言行，要冷静对待，充分理解，妥善处理好与病人家属的关系，从而获得家属对抢救工作的支持。

第三节　手术室护士工作礼仪

手术室是医院中一个环境特殊的科室。手术室工作性质特殊，细微的差错都可能给病人造成伤害。工作中必须严格要求自己，养成严谨、认真、细致的工作作风，以最好的精神面貌、心理状态和工作态度，获得最优质的服务质量和最佳的效率。

一、术前工作礼仪

手术对躯体是一种创伤性的治疗手段，对病人心理会产生较严重的刺激，引起不同程度的心理问题。这要求护士不仅要协助医生进行手术治疗，而且要自觉以文明礼貌的言行关心、尊重病人，尽可能减轻或消除病人因手术而引起的紧张、焦虑和恐惧的心理反应，确保手术的顺利进行。

(一)术前疏导礼仪

手术无论大小，对病人和家属来说都是一次重要的人生经历，紧张、焦虑和恐惧是术前普遍存在的心理状态，如：担心手术是否存在危险、能否成功、预后如何？这些都会影响手术效果。为此，护士要给病人做细致的疏导工作。

1. 亲切交谈，积极沟通：多预期手术，手术室护士要提前到病房，与病人沟通，了解病人的病史、病情。主动向病人介绍自己："您是×××床××老师(先生、女士、大娘、大爷)吗？我是您手术时的配合护士，我叫×××，很高兴认识您！"要了解病人的社会背景，生活习惯、性格、爱好，了解病人对手术的认识和态度。通过交流，掌握病人的心理状态，对病人提出的问题给予耐心解答，必要时可与病房护士一起进行心理疏导，给予病人激励和安慰。同时，有针对性的帮助病人熟悉手术的各项准备和需注意的事项，让病人放心的接受手术治疗。

2. 讲究技巧，满足需要：护士与病人交谈应注意选择适宜的时间，交谈时间不宜过长，以不引起病人疲劳感为宜；语言应通俗易懂，交谈内容精炼，避免使用"癌症"、"死亡"等病人忌讳的语句。通过交谈，疏导病人心理，以积极配合手术及术后的治疗与护理。

(二)接待病人的礼仪

手术前,病人由手术室的护士负责接到手术室。虽然接病人的过程很短,但它是病房护理工作向手术室护理工作过渡的重要阶段,需要手术室护士以和蔼可亲的语言,严谨可信的工作作风,使病人心理放松,获得安全感,配合手术。

1. 仔细核对,防止差错:手术前护士到病房接病人时,要用礼貌的语言仔细核对病人科室、床号、姓名、性别、年龄、诊断及手术等,防止接错病人造成医疗事故。例如胸外科,5 床,李明华,58 岁,教师,支气管肺癌,可以这样核对:"您是 5 床李明华老师吧,今天要给您做手术,知道吗?""您今年多大岁数,知不知道给您做什么手术?"同时,还要核对手术前准备工作是否完成。

2. 安慰鼓励,减轻压力:虽然手术前病房护士已为病人做了术前教育,手术室护士也做了心理疏导,但病人还是会有紧张、恐惧、焦虑等心理问题,因此,手术室护士到病房接病人时,要态度温和,语言亲切,首先道一声问候,"您好,您昨晚休息的好吗?我来接您去手术室,手术时我会陪伴在您身边。""您的手术医生很有经验而且对病人又非常负责,您就放心好了。"使病人能以平静的心面对手术。

(三)术中工作礼仪

病人在手术过程中处于高度应激状态下,非常敏感,医护人员对待病人的态度、言谈、举止等都要遵守礼仪规范,容不得半点疏忽。

1. 礼貌待人,视如亲人:护士对待每一位病人,无论贫富贵贱、地位高低、年龄长幼、亲疏远近等,均应一视同仁,视病人如亲人,始终以高度的责任心、细心地照顾手术病人。送病人进入手术间时,护士可以主动向病人介绍手术间的布局、设备,以消除病人对手术室的陌生感和恐惧感。进入手术间后,病人安置在手术床上,注意遮盖,轻稳的帮助病人摆好麻醉体位,向病人介绍正确体位对手术、麻醉的作用以及减少并发症的意义。手术过程中,要细心观察病人的各种体态语言,如面部表情、手部动作等。主动询问有何不适,多用亲切、鼓励性的语言安慰病人,如:"请放心,我就在您身边,可随时为您服务"等等。手术将要结束时,病人进入麻醉苏醒期,护士用手抚摸病人的面部,小声而亲切的呼唤病人的名字,轻声对病人说:"××先生,您醒醒,手术已经做完了,您感觉怎么样?伤口疼吗?"

2. 举止从容,言行谨慎:手术中,由于麻醉方式不同。局部麻醉时,病人处于清醒状态,对医务人员的表情、行为举止和器械的撞击声非常敏感。因此,医护人员语言要严谨,举止从容、动作轻稳,避免讲容易造成病人误会的话语,如"糟了"、"错了"等。此外,还要做到不显露出惊讶、可惜、无可奈何的表情,以免病人受到不良的暗示,增加心理负担。

(四)术后工作礼仪

手术完毕,要密切观察病情,将病人安全送回病房,与病房护士做好交接工作,保证护理工作的连续性。

1. 和蔼可亲,告知效果:手术结束,等候的家属和朋友会十分焦急的前来询问术中情况,护士要给予充分的理解,耐心的解释,告知手术结果。

2. 认真交接,鼓励安慰:病人被送回到病房后,手术室护士要全面详细地向病房护士介绍生命体征、目前用药、手术情况、注意事项等,做到交接及时、认真、全面、细致,以利于病房护士对手术病人病情的掌握,利于术后护理。另外,手术室护士在离去前也应给予病人和家属一些嘱咐,告知术后的有关注意事项,鼓励病人及家属树立信心,战胜疾病,祝病人早日康复。

第四节　病区护士工作基本礼仪

病区是病人在医院接受治疗的主要场所,各病区护理工作既有共性,也有特性。护士要掌握病人入院、住院和出院接待的基本工作礼仪,同时,针对不同病区病人的特点,在护理工作中做好服务工作。

一、基本礼仪

(一)入病区的护士礼仪

1.入院病人的接待礼仪

(1)迎接礼仪:当病人来到病区时,护士应放下手中的工作,起身而立,微笑相迎,安排病人就座,亲切问候,进行自我介绍:"您好,我是护士×××,由我来接待您。"若其他护士在场,也应抬头面视病人,点头微笑,表示欢迎。

(2)介绍礼仪:接待护士带病人入病房后,应主动介绍:"这是您的床位,您的治疗医生是×××,责任护士是×××,医生马上来看您,为您检查,请稍等片刻。"责任护士接到通知,应立即带着必备的用物如血压计、体温计、入院介绍资料来到病床前,与病人打招呼:"您好,我是您的责任护士,我叫×××,您就叫我小×就行了,有什么要求可随时找我,我会尽可能帮您解决的。您的治疗医生是×××,他有多年的临床经验,人又很负责任,希望您能积极配合治疗,安心养病,我们会尽可能地使您早日康复的。"然后,给病人测量生命体征,做好记录,询问病人有什么需求和亟待帮助解决的问题,介绍病区环境,介绍呼叫器的使用方法,介绍住院的有关制度等等。介绍时注意语气和措辞,尽可能用"为了您的健康,请您……""谢谢合作"等文明、客气的语句,避免使用"必须……""不准……"等命令式的祈使句。

2. 住院中的护士礼仪

在病人住院过程中,护士的行为举止会影响着病人的治疗护理效果,要求护士进行护理活动时必须做到:

(1)举止端庄,轻盈稳准:护士在工作中的站、坐、行应姿态优美、端庄,各种操作动作规范、舒展、如推车平稳,开、关门轻,进行操作时,动作熟练、轻稳、规范,操作步骤有条不紊。

(2)语言亲切,关怀尊重:入院后,病人有一个适应新环境的过程,希望得到医护人员的认可、重视和尊重。因此,病区护士在护理和治疗前应先向病人问候。在与病人交谈时,应目视病人,以示对病人的尊重。主动给病人生活上的帮助,如倒一杯水或搀扶病人,也会使病人产生一种亲近、信任和感激之情,这样可有效地缩短与病人之间的距离,融洽护患关系。

①快捷及时,安全周到:护士在临床实践中,尤其是遇到病人病情突变时,应思维敏捷,判断准确,动作快、准、处理及时。如遇到上消化道大出血的病人时,护士应处事不惊,根据病情果断的按抢救程序准备抢救物品,并派人通知医生,置病人平卧位,头偏向一侧,保持呼吸道通畅等,为病人进一步的治疗赢得时间。

②知识丰富,技术娴熟:作为一名合格的护士,要不断地钻研业务,努力学习广博的科学知识,熟练掌握操作技能,掌握现代护

理新技术,更好地为病人服务。

③坚持原则,满足需要:住院期间,每位病人都会有不同的需求,护士应在把握原则的基础上,尽量给予满足。例如:病人住院后,想要了解自己的病情、治疗情况、预后情况等,如果不能得到满足,就会产生焦虑和不安,不利于治疗与康复。因此,责任护士给予恰当的解释,满足病人知情权的需要。

满足病人需要时,需坚持的原则:遵守医院规章制度;遵守社会公德;不侵犯他人的利益;坚持医疗、护理原则等。

3. 出院护士礼仪

(1)出院前的祝贺:病人即将出院时,真诚的对病人的康复表示祝贺,"×××,祝贺您康复出院! 脱去病员服,您的气色显得更好了,真为您高兴!"感谢病人在住院期间对医护工作的理解、支持和配合,表达对病人一如既往的关怀之情,随时都会为病人提供力所能及的帮助等。

(2)出院时的指导:病人出院时,责任护士应对每位病人做好耐心、细致的出院指导。指导和帮助病人办理出院手续,告知疾病的治疗情况,介绍出院后如何调整心态、如何服药、调整饮食和休息以及复查时间等,使病人更好地适应出院后的生活。

(3)送别时的礼节:病人办理好出院的所有手续后,责任护士可以协助病人整理个人用物,必要时将病人送到门口、电梯口或车上,与病人礼貌道别。

第五节　内科病区护士工作礼仪

一、内科护士工作特点

内科疾病病种多，病因较复杂，有些疾病至今尚不能完全治愈，还有一些内科疾病如心脏病、肾脏病、糖尿病、血液病等，病程长，疗效不显著，有迁延性和反复性。因此，内科护士服务的对象具有以下特征：①住院时间相对较长，心理问题比较多；②中老年病人较多；③反复住院病人较多，加之内科治疗用药复杂，使内科护士工作较繁重。

二、内科护士工作礼仪

(一)理解病人，真诚相待

病人对护士的信任程度取决于护士对病人的理解程度，护士了解病人越深入，越容易建立良好的护患关系，特别是对于慢性病、反复长期住院治疗的病人显得更为重要。护士只有经常换位思考，"假如我是一个病人"，从病人的角度了解他们的痛苦，理解他们的要求，才能耐心、细致、主动、热情的护理病人，解决他们想要解决的问题。即使遇到病人的指责或不理解，不配合行为，也不会与病人发生冲突。只有真正理解病人，才能在医疗护理工作中，不论病人职位高低、病情轻重、亲疏远近、态度好坏都会一视同仁，真诚地对待每一个病人，建立起感情融洽、相互配合的护患关系。

(二)稳定情绪，增强信心

由于内科疾病的特点，病人往往易出现急躁、焦虑、愤怒或悲观、失望等不良情绪。不良情绪不仅会影响健康的恢复，作为一种压力源还可导致身心疾病。因此,在护理工作中,要根据病人的情绪状态,有针对性地做好解释安慰的心理疏导工作;创造优雅的环境和舒适的治疗护理条件;同时根据慢性病病人空闲时间多的情况,组织必要的活动,如欣赏音乐、绘画、看电视、听广播等,活跃病房生活,转移病人的注意力。此外,通过介绍治疗成功的案例、善于观察病人病情的微小变化给予鼓励,增强病人战胜疾病的信心。

(三)尊重老年病人

在内科患者病人群中老年病人占一定比例。老年人的心理特点表现为对病情多为悲观,存在无价值感和孤独感;情感幼稚;要求被重视,受尊敬。因此,工作中注意对老年病人要给予特别尊重。如对他们的称呼要有尊敬之意,与病人谈话要有耐心,注意倾听,回答询问要慢,声音要大些。老年病人一般盼望亲人来访,护理人员要有意识地约家人多来看望,带些老人喜欢吃的东西;对丧偶或无子女的老人,护士要加倍关心,格外尊重;老年人生活方式刻板,看问题有时固执,在不违反治疗护理原则的情况下,尽量照顾他们的习惯,使他们有一个良好的心态接受治疗和护理。

(四)细心观察,及时护理

内科疾病病因复杂,病情变化也非常微妙,有些疾病表面看上去很平静,但随时都可能发生突变,甚至危及生命。因此,护理人员要有高度的责任感、广泛而扎实的理论知识、丰富的临床经验和敏锐的观察能力,经常深入到病人中有目的地利用各种感官全面观察病人,从症状到体征,从躯体到心里以及治疗后的反应等,及时发现问题,进行有针对性的处理,挽救病人生命,保证病人安全,满足病人需要。

（五）做好教育，鼓励参与

对患有慢性疾病的病人，除提供有关治疗和护理外，要积极做好健康教育工作。向病人介绍疾病发生的原因、目前治疗的方法、有关用药、饮食、锻炼等方面的问题，教会病人如何自我监测病情；鼓励病人参与治疗护理的讨论和方案的制定等。这样不但体现对病人人格的尊重，权利的维护，而且还能充分调动病人的积极性，增强病人的信心，融洽护患关系，提高护理的质量。

第六节　外科病区护士工作礼仪

一、外科护士工作特点

外科的专业性强，手术是治疗外科疾病的主要方法，是具有创伤性的治疗措施，无论手术大小，都会给病人的身心带来不同程度的影响。外科护士的服务对象可分为两部分，一部分是择期手术治疗的病人，另一部分是创伤性急症病人，这部分病人病情急、变化快、病情观察程度特别高，护士中要求观察病情及时、准确、细心、判断迅速，连续性及预见性强。此外，外科的基础护理难度和特殊性等，决定了护理工作量大和繁重。因而护理难度大和要求高，要求护士责任心强，技术全面。

二、外科护士工作礼仪

（一）术前教育，科学合理

恐惧和焦虑是手术前病人普遍存在的心理问题。幼儿害怕手术引起疼痛，青壮年对手术的安全性、并发症及术后康复问题担心等。护士应根据病人的不同情况，进行科学合理的术前教育，增加病人的信心和安全感。如鼓励病人倾诉自己的担心，向病人介绍一些手术治愈的实例，进行心理咨询；以适当的方式介绍术前、术后治疗护理方案及其目的、意义；介绍手术医生和护士的工作情况，树立医护人员的威信等。

（二）术后效果，及时告知

手术后的病人，尤其是大手术后的病人，一旦从麻醉中醒来，便渴望知道自己疾病的真实情况和手术效果。因此，当病人回到病房或从麻醉中醒来后，医护人员以亲切和善的语言给予必要的告之。即使手术效果不理想，病人病情较重，护理人员也要给病人支持和鼓励，告诉他（她）很坚强，术中配合很好，劝慰家属克制情绪，多做病人思想工作，使病人配合治疗和护理，以获得最佳的治疗效果。

（三）了解需要，给予满足

人有多种需要，包括生理、心理、精神和文化等，当个体需要得到满足时，就处于一种平衡状态，反之，个体则可能陷入紧张、焦虑、愤怒等负性情绪中。术后病人由于手术创伤、疼痛和治疗的限制，导致病人自理能力下降或缺失，许多需要不能自行满足。这就需要护士加强病房巡视，注意观察病人的情绪变化，多与病人沟通与交流，及时发现病人的需求和存在问题，如睡眠、饮食、排泄、伤口疼痛、肢体活动等，积极主动地为病人解决。

（四）鼓励病人，积极面对

有的外科手术可达到比较理想的效果，恢复健康；但也会有一部分病人术后效果不好或预后不良，甚至带来部分生理功能缺陷，如为大部分切除、直肠癌术后人造肛门或躯体部分的残缺，如截肢、全身大面积重度烧伤、乳腺癌手术切除乳房等，给病人带来巨大的打击，使其产生自我形象紊乱。所以对已经或可能致残的病人，护士要给予同情、关爱和帮助，鼓励他们勇敢面对现实，接受现实，树立战胜疾病的信心，顺利度过人生的困难时期。

（五）科学解释，正确指导

手术后的病人常出现一些不适症状（如疼痛、腹胀、排尿困难等），要礼貌、科学的给病人及家属讲清道理，争取得到病人及家属的理解和配合，让病人认识到术后的恢复需要一个过程，以增强病人的信心。病人术后的适当活动对病人的康复是很重要的，护士应正确的给予指导，如鼓励并教会肺部手术后的病人有效的咳嗽、咳痰，保持呼吸道通畅；让腹部手术后的病人适当活动，以促进肠蠕动，加速血液循环，促进康复等。

第七节　妇产科护士工作礼仪

一、妇产科护士工作特点

妇产科主要包括妇科和产科。妇科住院病人多为需要手术治疗的病人，如子宫切除术、卵巢囊肿切除术等，具有外科工作的特点。产科主要涉及正常或异常妊娠及分娩，病人以年轻人为主。妇产科都是女性病人，女性病人具有对周围事物感知敏锐，反应强烈，情绪不稳定，易波动等特点。

二、妇产科护士工作礼仪

（一）营造氛围，环境舒适

美好舒适的环境有助于稳定病人情绪，使病人保持良好的精神状态，对缓解病人紧张和焦虑的心理起到直接或间接的作用。如设立母婴同室的家庭式病室,室内布置突出家庭氛围,通过灯光、壁画和鲜花来营造舒适温馨的环境;有条件的病室,可播放一些轻松愉快的音乐;病室要保持安静,经常通风;周围环境及床上物品应避免单调的白色。

(二)细心观察,因势利导

病人的心理比较复杂,会因病情不同而有区别,在工作中护士要深入到病人中,细心观察病人的心理反应,给予相应的疏导。如患者有子宫或卵巢肿瘤需手术切除的病人,大都表现为情绪消沉、顾虑重重,精神压力大,未婚青年考虑术后影响婚姻、生育、已婚已育女性虽无再育要求,但会担心术后影响夫妻生活。针对这些病人,应鼓励病人正视现实,鼓起生活勇气,今后的人生路还很长,使她们认识到治疗疾病是当务之急,身体恢复健康是家庭和事业的根本。同时,动员家属做好病人的思想工作,充分发挥其主观能动性,配合医护人员积极治疗和护理,从而恢复健康。

(三)尊重病人,防止伤害

未婚先孕的女性担心受到歧视,精神苦恼,心理自卑,非常希望得到医护人员的同情和理解,不使隐私外漏。作为医护人员要理解病人的心理,尊重病人意愿,给予平等对待,以极大的同情心和责任感关心他们。不能随便议论病人个人隐私,态度上不能歧视,更不能使用伤害性语言对病人讽刺、挖苦、指责和训斥。未婚先孕者更需要护士的帮助,使他们感受到人间的温暖。对病人进行正确教育,使她们树立起正确的人生观、价值观,要自尊、自重、自爱。

(四)宣传科学,破除旧俗

通过健康教育,使病人和家属相信科学,正确对待有关产后的传统习俗。宣传产后营养的重要性,对病人的饮食进行科学指导;

教育产妇注意个人卫生,可用温水刷牙、洗澡,注意室内通风;指导进行适当的活动和锻炼,以利于产后子宫的恢复;大力宣传母乳喂养的优点。

第八节 儿科护士工作礼仪

一、儿科护士工作特点

儿科接受的病人主要是从新生儿到 14 岁这一年龄段的孩子。特点是年龄小,生活自理差,活泼、好动,情感表露比较直率,比较单纯,注意力易转移,缺乏自控能力。病儿住院后,离开熟悉的环境和妈妈,又要面对治疗和护理,会出现一系列的心理反应。

二、儿科护士工作礼仪

(一)慈母关怀,病儿需要

孩子离开母亲来到医院这个陌生的环境,焦虑、恐惧、不安等笼罩着孩子幼小的心灵,作为儿科护士要有慈母之心,关怀、爱护、体贴每一个病儿,把他们当成自己的孩子看待。如在医院里,护士像母亲一样,对他们轻拍、抚摸和搂抱,是病儿的"皮肤饥渴"得到满足,心理上得到安慰,促进神经系统的发育和免疫功能的提高,产生如在母亲怀中的安全感。

(二)温馨环境,护士创造

在护理工作中,不能忽视环境对病儿的影响,如墙壁、病床上被服和医护人员衣帽的白色,在某种程度上会增加病儿对医院的恐惧感。因此,要创造适合病儿的温馨环境,满足其心理需要。如将白色墙壁换成浅彩色(浅黄、浅绿、浅蓝、粉色),或在白色墙壁上绘彩色图案、卡通画;在病房或诊疗室摆一些儿童喜爱的装饰物和玩具、图片、儿童读物;在病房中经常播放优雅轻松的儿童音乐,这样的环境给病儿一种亲切感,可以减少或消除病儿对医院的恐惧,安心住院治疗。

（三）理解病儿,尊重人格

患病儿童也有丰富的情感,也需要成人的理解和尊重。因此,工作中护理人员要以礼相待,尊重他人的人格。如病儿尿床,要理解病儿的羞愧心理,为病儿保守秘密,使病儿心理自然放松,减轻精神紧张,不要训斥、恐吓或威胁;分析尿床的原因,做好心理疏导,同时在护理中注意夜间及时唤醒病儿,培养病儿夜里定时排尿习惯。此外,尊重病儿还表现在护理中使用文明用语,遇事要用商量的口气与他们交谈,避免使用命令式语句,决不能在病儿面前处处表现出权威、指挥的态度。

（四）细心观察,注重沟通

不同年龄的儿童个性差异很大,对疾病感受的语言表达能力也不同。因此,护士在工作中要多接触病儿,一方面通过语言来了解病儿反应,另一方面还要细心观察非语言行为(表情、眼神、体态),仔细体会和理解所表达的信息,如婴儿的不同哭声代表了不同主诉,饥饿时哭声婉转,婴儿平和,用手触其口周围时有觅食反应,疼痛或不适时,哭声急、声音大且表情痛苦。

第八章 护士护理工作中的交往礼仪

一个人生活在社会中，总是要以各种形式与他人进行沟通交往,这种形式就称为人际交往。在社交场合被大多数人认为的交际准则和规范,称之为交往礼仪。护士人际交往是指同护理工作有直接联系的人和人之间的交往关系。它包括护士与病人之间的护患关系,医生与护士之间的医护关系,护士与护士之间的同事关系,护士与非临床科室人员及后勤保障人员之间的关系等。

第一节 护士与患者之间的交往礼仪

随着护理学的不断发展和整体护理模式的推行，护士如果不懂得如何与患者沟通交流,如何与患者家属沟通,就不能获得病人病情变化的信息,就无法制定相应的护理计划,并按照护理程序进行工作,也就很难达到预期目标。护士与患者的沟通交往,可以建立起新型的护患关系,有利于护士工作的进行;通过护患沟通,可以得到更有价值的病情资料,有利于护理计划的制定;通过护患沟通,有利于心理护理的实施;通过护患沟通,有利于护士白衣天使形象的树立;通过护士与患者的沟通,有利于健康教育的普及。

护士与患者交往中存在着技术交往和情感交流。技术交往一般是发生在实际的护理工作中,尤其是护理措施的决定和实施中。而护患关系中的情感交往是指护士与患者关系的非技术方面,这是护患关系中最基本、最经常的重要交往,在一定条件下,能起主导作用。

一、护士与患者交往的基本要求

(一)重视与特殊病人的沟通

特殊病人是指小儿或身体某一部位器官发生疾病造成沟通障碍的病人。如聋哑、听觉下降或丧失,眼疾导致的视功能丧失,喉癌术后长期带气管套管等病人。

在沟通中,对视觉听觉障碍的病人护士要以温和亲切的表情,运用手势、动作、书面表达形式与他们交流信息,使他们内心得到安慰,自尊心得到满足,使病人的人格受到尊重,并实现自我实现的价值。这些病人由于视觉听觉功能障碍,生活上多有不便,最需要得到护士真诚的帮助。在与病人接触中,尊重他们,体贴关心他们,鼓励他们做些力所能及的事,用爱心唤起病人生活的希望,建立平等信任的护患关系。

心理社会因素作为直接或间接的原因影响着一些致残行为的发生,如自杀、刎颈行为等。究其原因,与心理压力增加,人际关系紧张,事业不如意,家庭生活不和谐以及个性特征有关。若在治疗护理中处理不善,缺乏适当的预防措施,就会影响疾病的恢复。护士不注意解决心理行为问题,就会出现治好旧伤又添新伤;所以应加强健康教育,帮助病人树立正确的人生观、价值观,纠正不良的心理行为,缓解心理社会应激所带来的负面影响。

儿童病人的突出特点是年龄小,生活不能自理。他们活泼、好动、好玩、情感表达直接,不善于用语言表达。护士难以用语言交流了解他们的心理。当前我国大都是独生子女,孩子一旦患病,牵动着父母家人的心,他们希望得到过分照顾,会对医护人员提出高要求。对儿童病人进行心理护理,是对家属的心理支持。

护士与患者之间的亲密合作,默契配合,是做好护理工作的基础。但是,由于病人身体上的痛苦、精神上的负担、生活上的不习惯,对治疗护理难以合作,甚至不满。这样即使药物效果再好,手术做得再成功,如果护士与患者之间缺乏配合,也会影响身体的康复。护士应通过自身努力,提高技术水平和语言艺术修养,树立威信,赢得信赖。在病人积极支持配合下,做好护理工作。

(二)沟通前的准备

1. 资料准备

资料准备是有效沟通的前提。护理人员每次向患者了解情况进行沟通的时候,都应该提前进行必要的准备,明确需要收集哪些资料。在沟通前应该先知道会谈的对象是谁,为什么需要进行这次交谈,交谈的内容以及要达到的目的。根据患者的病情和入院时间选择会谈时间,应选择医患双方均感到方便的时间进行交谈,并在此之前阅读患者的病历,以了解患者过去的病史和现在的情况。

2. 个人准备

个人准备是有效沟通的关键。护理人员在与患者初次沟通前,要做好个人仪表和心理上的准备。良好的个人准备往往能给患者一个好印象,无形中拉近护士与患者之间的距离。着装得体、仪表端庄、举止稳重、态度和蔼、精力充沛,就是良好的个人准备。护士一张苍白疲倦的面容、边工作边打哈欠，只会增加患者的不信任感，患者会觉得不注意修饰的护理人员工作也同样不会出色。

护士与患者沟通时，护士应具有良好的心理素质，调整好自己的心态，言谈举止不急不躁，耐心听取患者意见。

3. 环境准备

良好的环境是有效沟通的催化剂。如果护士与患者沟通首次交流的环境是整洁、安静的，那么患者的心情就更容易平和、宁静，他(或她)也会对所在的医院充满信心，并能正确对待疾病。即使是在病室床旁与患者初次沟通，也要选择比较安静、他人较少的时候。不宜选择人来人往随意的环境，如护士站、走廊等进行沟通，这样嘈杂的环境会让患者感到烦躁、不安和不满。

有些涉及隐私的沟通，就应该选择在单独的环境中进行，而且还应关上门、拉开床旁屏风或拉上围帘。由于多种原因，有的患者在和护士交谈时希望有其他人在场，即和患者有某种特定关系的人能在场陪伴，而有的患者不希望由他人存在，他人的存在可能会妨碍患者说出全部的实情，因此，医务人员要事先了解患者的愿望，以达到预期的沟通效果。

(三)关注和关心

患者往往都有很强的"自我强调"欲望，希望医护人员都能重视自己，更加关注和关心自己，他们认为这样才是悉心医治自己的表现。所以，医护人员在与患者沟通中，就有必要让患者感受到这种"关注和关心"。

在与患者沟通中，交流用语要通俗易懂，不要讲专业术语，以增强沟通效果。

患者需要做某些检查时，医生护士不能不负责任地说"做不做您自己考虑吧"之类的话,让患者和家属无所适从。应该从关心患者的角度,把做检查的利弊给患者讲清楚,以便患者及家属对是否做某些检查做出最后的判断。

医护人员要尊重患者的隐私,但有时隐私又是弄清病情的关键,这就需要技巧。首先,医护人员要善于从患者的神情和叙述中探查到其病情背后有"难言之隐"。虽然医护人员意识到患者"有事",但也不宜贸然直接问。可以似问非问地说:您心里还有什么烦恼?很多患者或许在短暂的思想斗争后将隐私告诉医生、护士。由于医护提问较委婉,即使患者回避,双方也不会难堪。

很多患者都伴有心理焦虑。比如慢性咽炎是一种很顽固的病,让患者总是嘀咕自己是否长了瘤子。遇到这样的患者,医应先详细解释病情,告诉患者不是肿瘤,用点药,慢慢会好的。如果患者还有顾虑,就让患者做相关检查。但是如果真遇到了疑似肿瘤情况,也不要急于将自己的怀疑告诉患者,而要对患者说,"您的咽部长了个不明物质,为了更好地判断,需要给您做个检查。"这样即使检查结果不好,患者也不会感到意外。

对于住院的患者,由于住院时需要和家人暂时分开生活,很多生活习惯也会因住院改变,患者容易产生强烈的无助感。这时候,患者非常需要医护人员的关心、关爱、理解与支持。一声问候,一句关切的话语和一个关注的目光,都可以使患者感到舒适和被人重视与关怀。

(四)尊重患者

护士在与患者沟通中,要相互尊重。相对来说,患者是弱者,所以护理人员更应该尊重患者,这样才能赢得患者对护士的尊重,才能更有利于疾病的治疗。尊重患者必须尊重患者的三项权利。

1. 自主权

患者往往和其家庭联系密切,医疗决策一般都是通过医生、患者、家属三者之间协商做出的。最后的决策者又往往是患者及其家属。另一方面,某些疾病的有关治疗也和患者的配偶和家庭密切相关,这种协商更重要。所以,在护患沟通中,应充分考虑患者的自主权利,不应损害、侵犯患者的自主权。

2. 知情同意权

知情权体现了对患者的人格尊严和个性化权利的尊重。知情权包括对所患疾病、严重程度及预后有知情的权利。还包括获得及时治疗的权利,以及诊疗措施、治疗方案的选择权,医疗费用的知情权和隐私的保护权。比如输血签字、谈话记录签字及手术签字等。

医疗护理工作中,提倡要尊重患者的"知情权"。但在实际工作中,从关心患者的角度出发,就要权衡患者"知情"后的利害关系,把握"知情"的内容和尺度。如果"知情"能使患者受到伤害,还不如不告知;如果"不知情"能带给对方愉悦,帮助患者促进健康,那就选择让其"不知情"更妥当。比如患者得了癌症,而且已经是晚期,医护人员就可与患者家属做好沟通,并对患者暂时善意隐瞒。

3. 保密、保护隐私权

为患者保密,尊重患者的隐私权是良好的护患关系必须要遵循的一个原则。当患者的身体存在某一缺陷或某种特征时,患者有不愿被外人知道的疾病等,医护人员有职责为患者保守秘密,而不是传播扩散这些秘密。在护士与患者沟通中,应尽可能地使用保密设施和保护性措施。比如在给患者做治疗护理时,需暴露其隐蔽部位,最好单独在一室;条件不允许的时候,也要使用布帘、屏风遮挡。对于患者身体部位的特别征象不应表现出大惊小怪,进而高谈阔论。

二、护患沟通的注意点

1. 不要只顾自己:在沟通中,话多说好还是少说好,没有统一的要求,要看沟通的实际需要。如果你说的话有用,对方又很需要这方面的信息,当然可以多说。倘若你的话不是对方所关心的,如说话的场合不合适或遇病人心情沉重,还是少说为好。一般来说,与人交谈,假若"金口"不开,会使对方感到尴尬,对方即使有兴趣说下去,也会因为你反应冷漠而不想再说什么了。交谈时不要只顾自己滔滔不绝,长篇大论,要不时地观察对方反应,也留给对方谈话的机会。病人的反应有时用语言,有时用暗示,如点头微笑,或用手势、目光、面部表情来表示。护士须及时了解并做出必要的反应,还应注意他的语言是否有逻辑性,这些都可以帮助判断病人的身心情况。

2. 要给病人放松自己的机会:现代社会,信息传播加速,人际交往频繁,加大了人们的心理压力,这种心理压力大都表现为忧郁,烦闷和浮躁的情绪,威胁和损害着人们的身心健康,尤其是病人要给他一个宽松的环境放松自己,通过双方轻松交谈、唠叨、倾诉,可以缓解心理压力,减少消极影响。

3. 富有耐心:交谈时,即使你已经领会了对方的意图,也不要表现出不耐烦的神态,不要急于插话,否定和打断对方的话。应等到对方谈话到一段落时再不失尊重地表明自己的看法。在倾听中,及时的捕捉宝贵的信息,获取重要的知识和见解,了解说话对方的意图和个性特征。例如某位病人家属在叙述病人情况时说"当时没注意,后来伤口就烂了",细心的护士应该从中发现病人的文化程度较低且健康知识缺乏,因为具有较高文化和疾病知识的人会引起重视并且会说是"伤口感染"。

4. 坚持正面说话:正面谈话就是从肯定的、积极的、鼓励的、满意的、希望的方面说话,给人以良好的刺激;而反面说话则是从否定的、消极的、贬斥的、不满的、嫌弃的、责怪的方面去说话。正面说话,会使对方受到鼓舞,振奋精神,产生一种积极向上的力量。反面说话,会使人泄气,产生抵触情绪。坚持正面说话,而不从反面说话,意味着不要对病人挑毛病、泼冷水,随便批评指责。例如病人因双手麻木不小心将体温表打了,护士可以说"不要紧,还是我来帮您吧,您不要不好意思,要不我们的体温表可就都下岗了",而不要说"怎么搞的,这么大的人了,体温表都拿不住?"挖苦病人伤其自尊。

5. 讲究沟通的策略性,注意语言的暗示效应:护士肩负着救死扶伤的重任,既要通过交谈询问病情,以提供准确的诊疗信息,又要通过交流安慰患者,以减轻病人的精神负担。有时这种精神负担会产生巨大的压抑感,甚至恐惧感。因此,病人很希望从医护人员问话、答话,或者一个表情、动作中推测自己的病情,这时医生护士的语言就产生了一种暗示作用,有人称之为"暗示性"。这种暗示作用会产生难以想象的影响力。因此,在交流时应谨慎,讲究策略。谨慎并不等于沉默不语,沉默同样会使病人猜疑。谨慎在于询问的艺术性,解释的科学性和安慰的诚挚性。

6. 要注意掌握交谈的场合和时机

护士与患者交流时,双方总是处在一种特定的关系中,要根据对象,因人而异,恰当地传递信息,有的放矢。交流目的不同,说话的重点选定都应有所不同。交流双方在客观上总是存在着辈分、角色、地位、亲疏等关系,这种特定的关系直接影响着双方对语言的选择和理解。因此,要考虑交流对象的这些因素,考虑对方的知识水平和理解能力,以及对方的心境、情感和处境,选择对方易接受的语言形式和内容。如与农村来的病人讲话,要讲的通俗易懂,说话时不厌其烦,多说几次,并注意方言土语,地区差距,应用家常口语,说大白话。又如在晨间护理时,可向病人问好,询问病人的睡眠、饮食情况,这样与病人产生感情交流,缩短了彼此间的距离。话虽不多,但让病人感到温暖。

7. 尽量避免同音异义词:在临床实践中,有的护士可以写出很好的论文,却不善于同病人交谈,不善于在口头上说清道理,传情达意,好比茶壶里煮饺子。在护患交流中,要求护士在选择词汇时,要尽量避免同音异义的词语,以免听者误会,要求护士用语通俗、清晰、明了,不要模棱两可,使病人似懂非懂,产生误解、猜测和无所适从。护患交流还要求护士尽可能用病人的话描述病症,由于病人常常不能理解护士惯用的术语,这些术语对病人毫无意义。如全麻手术的病人在手术当天早上要禁食,是为了防止病人在手术麻醉过程中食物反流吸入呼吸道引起窒息。护士在病人手术前一天交代时说,你明天早上禁食,结果病人第二天还是吃了东西,原来他把禁食当成进食了。有时,护士交代病人早上禁食,要抽血化验血标本,病人听不明白,只好说,你明天早上不要吃饭。当然,通俗与文雅是相对而言,不可以机械地、片面地理解护士语言的通俗化,应根据病人理解语言的能力和对语言的反应而定。

8. 语言应简洁明快:语言应简洁明快,以使对方在短时间内获取大量有用的信息,可以节省时间。而烦琐、冗长的语言表达则会影响交际效果,往往会引起听者的反感。适可而止的赞美是成功之妙决,而使用过多的华丽辞藻,过度地恭维,只能使对方感到不舒适不自在,甚至难堪、令人厌恶,其结果适得其反。一个有经验的护士与病人之间总会体现恰如其分的礼节,说话表情自然,语言亲切,表达得体,为了把话说明,说话时可加适当的手势,但动作不要过大,更不要手舞足蹈,说话时不要离得太近也不要太远,不要拉拉扯扯,唾沫四溅。

9. 交谈时要注意语气语调:音调过高容易刺耳,导致反感;过低又往往使人感到沉闷或听不清楚。与人交谈,直通通硬邦邦,常常惹的对方不满,甚至是一句话导致一场纠纷。如果能语气平和一点,婉转一些,就不会有这类事情发生。选择委婉的口气既是有修养的表现,又是有礼貌的表现。对病人更要注意使用愉快和鼓励的声音,并伴微笑以影响对方。这样往往会化困难为容易,转窘迫为友善,起到意想不到的效果。如:一名患者病情已好转,由于家离医院很近,所以希望晚上能回家,但这样对病情观察很不利,护士应如何去做呢?护士可以面带微笑的回答:"我衷心祝您早日康复,及早出院,不过要是您一切正常就该出院了,怎么没办出院手续呢?"患者不好意思地说:"医生说我还没完全恢复正常,还得观察治疗几天"。护士接着说:"那你回家病情如果有变化谁来观察呢?"这位护士用良好委婉的语言说服了患者。

第二节　医护之间的交往礼仪

在临床护理工作中,医生和护士是工作者上的合作伙伴,既相互独立又相互补充、协作,共同组成医疗护理团体。虽然分工不同,但服务的对象和目标是一致的。运用非言语信号沟通交流是医护人员最常用的一种交流方式。

医患之间的非言语信号交流,在双方一见面就开始了,并贯穿医疗护理的全过程。患者对医护人员非言语信号的反应一般都很敏感。为此,接受入院患者时,除有热情的语言外,医护人员还应伴有和善的目光,微笑的表情,以消除患者的紧张与不安。当患者进入或离开诊室时,工作人员起身迎送,做出请进或再见等手势,患者就有一种亲切感,就会对医院留下美好印象。如果不予理睬或是一副冰冷的面孔,患者就会尴尬不安。当患者叙述病情时,医护人员面带微笑,全神贯注倾听,目光不时地注视对方,患者就会认为你在关心他,很认真的为他诊治。如果医护人员表情冷漠,东张西望,坐立不安。则会被患者认为是心不在焉、工作不认真。就会对医生的诊治表示怀疑。

医患之间的关系,在某种程度上具有一定的神秘色彩,这是由医护人员治疗时的权威性决定的。正是因为如此,患者对医护人员的非言语信号十分在意,一个无心的举动有可能给患者带来沉重的心理负担或心灵伤害。解决这一问题,一是医护人员的细致观察和细心体贴,以此来了解患者的心理动态,掌握患者的心理变化。二是广泛增加医患之间的沟通和交流,消除不必要隔阂,避免误解和猜疑。三是建立新型的医患关系,平等对待、相互尊重、融洽和谐、彼此信任。在医患之间相互理解的基础上使非言语信号表达恰当的情感和信息交流。

以前,医护关系是主导——从属型模式,医护关系只是一种支配与被支配的关系。随着现代医学的发展,医学模式的转变,人们对疾病和健康的认识发生了根本性的变化,以单纯的执行医嘱的疾病护理和以病人为中心的护理，发展到以人为中心的系统化整体护理，医护关系已被并列——互补型关系所代替。并列就是在疾病中，医疗和护理是两个并列的要素，各有主次，各有侧重，医疗和护理的总和组成了治疗疾病的全过程，各自发挥自己专业的功能，不能相互替代。两者是相辅相成，互相依存、互相促进。这充分说明没有医生的诊治，护士工作也无从做起，没有护士的护理，医生的诊治也无从落实。医护关系的好坏，直接影响到医疗和护理质量。

因此，正确处理医护关系，建立良好、融洽的合作关系尤为重要。

一、建立新模式下交流—协作—互补的新型医护关系

1. 护士不能盲目地依赖医生，要学会主动观察病情。对病人实施身心各方面的全面护理时，始终把病人的利益放在第一位，协调一致，密切合作，共同为病人服务，以形成融洽的医护关系。

2. 医生护士之间应互帮互学。护士可以利用各种机会，如科室例会、交接班、或病例讨论时向医生请教医疗或护理工作中的疑难问题，也可以向医生介绍护理新业务、新技术，从更深的角度把握疾病的诊疗和护理，让医疗和护理工作相互渗透，相互启迪，使全体医护人员为了共同的目标更新知识，互相学习，互通技术，提高医疗护理质量。

3. 互相尊重，互相支持，以诚相待。在工作中医护出现某些意见分歧和矛盾是不足为奇的。医护双方应本着真诚、宽容的态度谦让谅解、取长补短。首先，护士要尊重自己的职业，主动配合与支持医生的工作，医生要从各方面关心和帮助护士工作。只有相互尊重，才能密切配合，才会有效地提高医护质量。

二、护士向医生报告病情时的礼仪

1. 把握机会，有礼貌地敲门进入医生办公室，找到主治医师或值班医生。如："××医生，您好。2 床××病人病情有变化，刚刚测的血压是 70/50mmHg，您看如何处理？"

2. 如果医生正在书写病历或讨论病例时，为避免惊扰多人，应以轻稳的脚步走到医生面前，低声汇报。如"××医生，对不起，打扰一下。2 床××病人病情有变化……"

3. 医生与病人或家属交谈时，汇报病情应谨慎，注意负面影响。

4. 必要时，护士应备好抢救物品、器械，以备及时抢救。

三、医嘱有疑问时的礼仪

执行医嘱是护士的工作内容之一，但不能盲目被动执行，对有疑问的医嘱要及时与医生沟通，如医生在医嘱方面出现差错或错误时，护士应及时发现帮助纠正；护士执行医嘱方面有偏差或失误时，医生也要随时提醒，以避免事故的发生。但应做到：

1. 注意时间、场合，保持医生在病人心目中的"权威性"。

2. 注意语言的表达方式，最好以询问和商讨的方式进行。如"××医生您好，这个医嘱我这样理解对吗？麻烦您再看看。"这样既体现了对医生的尊重，又解决了护士在执行医嘱时遇到的实际问题。

3. 以诚相待，切忌把主观看法、埋怨、责怪等情绪渗入到话语中："怎么开医嘱的，让我们如何执行？"更不能用讽刺的语言和医生沟通。

总之，医疗护理是临床工作的核心，医护是一个有机的整体，既有分工又必须密切合作，医护之间的沟通是完成各自工作的基础。医护间的交流、协作、互补有着很重要的意义。

第三节　护际间的交往礼仪

护士际关系是指护士工作者相互间的关系。要处理好护士际关系，沟通交往和相互理解是至关重要的。这是人与人交往的基本规范和总体要求，也是护理人员处理好人际关系的首要原则。护理团体之间既存在着横向——护士与护士之间的联系，又存在着纵向——护理部主任、护士长、护士之间的关系。这些关系若协调不好就容易发生冲突，特别是在紧张抢救时和工作繁忙时严重的影响护理质量。良好的护患人际关系能够促进护理工作的顺利开展和有序进行。

一、以诚相待，与人为善

护士的直接领导者是护士长，作为护士长，首先要严于律己、以身作则、平等待人、平易近人，特别是对护士要多用情、少用权，关心体贴，以理服人；而护士也要体谅护士长的难处，尊重领导，服从管理。如一名护士对科室有建议想找护士长谈一谈，如果护士长能耐心认真听完她的叙述，并对护士合理化的建议进行完善，积极采纳，那么，这位护士肯定会在以后的工作中更加卖力；相反如果护士长忽视意见，采取不理睬的态度将会挫伤这位护士的积极性，那结果也就不言而喻了。

另外，不论是护士长或是护士，考虑问题应当全面，要从工作的角度出发，不要因为一句过头的话或一个不适当的手势而影响相互的关系和交流。作为上级要从学习上、生活上关心、爱护护士，使护士永保工作的热情和激情，愿意为你服务。古人云："精诚所至，金石为开"，只要真心真意对待他人，就会使人感化。

二、互相尊重,取长补短

高年资护士在体力、精力上肯定不如年轻护士,但他们有着丰富的临床经验,办事稳妥,分析和解决问题的能力较强;年轻护士有理想、有热情、接受新事物快,有创新精神,但自控力差,遇事易冲动,且缺乏临床经验等。所以,年轻护士要尊敬老师,虚心请教,多学习、诚恳接受指导;而高年资护士也不能摆姿态,要帮助年轻的护士掌握正确的护理方法、操作技巧,在工作、学习、生活上关心她们,要将自己所学毫不保留,倾囊而出;切忌倚老卖老的姿态。从而在科室或医院形成一种相互学习、取长补短、谦虚谨慎、彼此尊重的和谐的护士际关系。

三、宽以待人,善于之怒

护理人员应具有宽广的胸怀和气度,对于别人的缺点和短处持包容的态度。包容并非无原则的迁就,而是指在相互交流中的彼此宽容。遇事多站在对方的角度考虑问题,多想想对方的优点,尽量减少情绪失控,才能宽容他人。

四、关心他人,团结协作

护士之间要互帮互助。积极配合,团结协作也是处理同级间人际关系的一条重要原则。护理集体内部大多为女性,在工作中注意以大局为重,不要只考虑个人利益,为一些小事产生不必要的隔阂和冲突,一切以病人为中心,不利于团结的话不说,不利于团结的事不做,尽职尽责完成本职工作。除此,还可以通过不同形式的集体活动,如联谊会,外出旅游等非正式沟通的交往形式,加强彼此的了解,增进友谊,以便积极主动的配合,齐心协力的工作,充分发挥团队精神,提高工作效率和工作质量,才能获得最佳效应。

第四节　护士与医技科室人员之间的交往礼仪

医疗护理工作是直接为病人服务的第一线,而医技科室人员则是围绕医护工作为病人服务。医生根据病人的诊断、治疗的需要提出要求,护士执行,辅助科室密切配合,这是工作的需要,并非为个人服务。每个人都应从整体观念出发,为了共同目标,一起努力搞好工作关系。护士也要重视其他部门的工作,尊重人家的劳动成果。当一些部门出现差错或人手短缺时,护士应该积极协助,不要发牢骚,一味地指责,这样才能共同为患者服务。如检验室埋怨护士抽血或采取标本不准确而影响检查病人的结果;如病人手术后伤口感染,护士指责供应室消毒不严格;这些问题的出现,固然有其重要的因素。但首先要在自己的工作中找原因,如果是自己的工作疏忽,给对方造成不便或麻烦,应主动承担责任,真诚道歉;如果是对方工作中的失误,造成工作的被动,也不要一味地埋怨和指责,否则会影响诊疗效果和病人的健康,也影响了整个医疗工作的正常进行和医院的整体形象。

第五节　护士与医院其他人员的交往礼仪

在护理工作中,护士还要经常与非医技科室(如维修部门、设备科、水暖组等等)的人员进行交往与沟通。作为护士应该注意良好的职业素质和修养,对于不同知识层次、不同道德观念、行为准则的人应采取不同的沟通方式,以达到支持、体谅、沟通的最佳效果,达到预期目的。

在医院的日常工作中,经常可以听见各科之间相互埋怨和指责,这固然有客观因素,但由于缺乏沟通交谈而形成误会也是重要原因。因此,在医院内与其他工作人员的沟通中护士的态度和语言是最为重要的因素,因为一个病人的康复是和医院的每一个工作环节有关的。一个临床护士应认真做到尊重他人,体谅他人的困难,珍惜他人的劳动,主动进行沟通,配合他人工作。更要注意加强语言修养,因为语言的社会性还反映人与人之间的关系,如果出言不逊,就有损于人与人之间的关系。所以护士必须具有良好的语言修养。而作为非临床科室人员和后勤保障人员,也要尊重理解护士。这样才能处理好各方面的关系,达到确保工作质量的目的。

第六节　临床护士护理工作常用技巧

临床中,护士会碰到各种各样的病人,遇到各种各样的情景。怎样才能更有效地进行沟通,取得最佳的效果,这是广大护理人员都应努力学习、掌握的一种技能。

一、解答问题的技巧

在回答对方问题时,应做到有针对性,不要泛泛而谈。当病人问到与自己的疾病有关的问题,护士应尽可能地向病人解答,这既是护士的工作职责,也是健康教育的一部分。当病人希望知道医生给自己所下的明确诊断时,回答这类问题一定要持严谨的态度。如果是一般的疾病,又已确诊,不妨明确告知。如果病人患有某种绝症而不便明说时,应寻求稳妥的方法处理。例如一位癌症病人这样询问:"护士,我的瘤子要不要紧?"护士答:"医生会设法先化验一下的,有了结果我们会告诉您的。您不要紧张,一紧张,不要紧的事情也会变得要紧的。"病人问:"护士,像我们这样的病能活多久?"护士答:"您怎么这样问呢? 现在医学这么发达,您的病并不算什么。要说活多久,俗话说'饭后百步走,活到九十九',但人的寿命也还是有限的。"病人问:"哎,护士,我已经知道我的病了,我还有救吗?"护士答:"同志,知道病情也好,但是千万不要背思想包袱,首先您要振作起来,自己救自己。您的病发现比较及时,尽快手术,您会好起来的,咱们一起努力!"

回答病人问题时,必须注意科学性,不要隐瞒病情而说一些不着边际的谎话,这样反而会引起病人的疑心。也不要直截了当的介绍病情的严重程度,以免突然增加病人精神负担。因此护士要做到科学地解释,诚恳地宽慰,根据病人的知识层次、心理承受能力等,给予病人恰当的解答。有些病人翻阅医学书籍对照自己的病情,愈看愈觉得自己的病和书上讲的一样,因此焦虑、烦躁、恐惧,这时问护士,如果得到的回答是"你懂医,自己看病就行了,来医院干什么?"再问"这药是什么作用?",护士又说:"这药就是治你的病的",这样,病人的心里肯定难以接受。

二、安慰癌症病人的技巧

癌症病情的转归不仅与卫生、医疗条件直接相关,而且与病人的情绪、性格、心理状态以及家庭生活事件密切相关。绝大多数癌症病人均有程度不同的心理问题,依照其性格、文化修养、病情轻重等而表现多样化,其中70%的病人为焦虑\抑郁。癌症病人的心理状态通常要经过否认期、仇恨期、妥协期、抑郁期、接受期五个阶段。治疗过程中的躯体不良反应可加重焦虑、抑郁等情绪障碍,使病人丧失治疗的信心。研究表明情绪乐观的癌症病人复发率低,生存期长,情绪悲观者则相反。因此安慰性用语对癌症病人稳定情绪、增强治疗信心方面有很重要的意义。

例如:患者董某,女,56岁,会计,因贫血原因待查入院,确诊为结肠癌。

护士:"董阿姨,您怎么了?有什么心事吗?您一言不发坐在这里已经很久了。"

病人:"为什么是我?"(用手擦眼睛,可以看出刚刚哭过)

护士:"我看得出,您今天心情不好,您愿意和我谈谈吗?或许我可以帮您?"(护士的语气热情、亲切、柔和)

(病人终于抑制不住哭了出来)

病人:"护士,早上查房时,大夫说我的肠镜报告出来了,大夫没有直接告诉我结果,但我知道我得的是结肠癌。"

护士:(把手放在病人胳膊上以示安慰)"我也很难过,医生还说了些什么?"

病人:"他们说要马上手术切除。"

护士:"您怎么考虑呢?"(鼓励病人做出决定)

病人:"我的两个孩子还没成家,孩子的父亲身体也不好,糖尿病、高血压,我又得了这个病……"(哭泣)

护士:"我能理解。您的病发现很及时,目前可能还未转移,结肠癌手术危险性一般不大,切除一小段有肿瘤的肠管,术后有治愈的希望。为了孩子和家人,您应该积极配合治疗。"

病人:"我有点担心,谢谢,和您讲了几句心里话,现在感觉好多了。"

护士:"董阿姨,您隔壁 26 床李老师也是结肠癌,手术很顺利,今天拆线,明天就要出院了,我请她和您谈谈好吗?"

病人:"太好了,谢谢,谢谢。"

护士:"不用谢,我很高兴为您做这些事。"

当病人问到与自己疾病有关的问题时,护士应该尽可能地向病人解答,传授医学知识、帮助患者调养,这本身也是一种治疗手段。对于不同年龄、不同性别、不同职业、不同文化素质以及不同病情的患者应使用不同的措辞。文化程度高的病人可以用一些医学术语,以便病人能正确理解并满足求知的心理,对文化程度低的就应该讲得通俗一些,切记不能采取不负责任的态度,三言两语敷衍了事。

病人总是希望医生、护士给自己的病做出明确的判断。回答这方面的问题必须持谨慎的态度。如果是一般疾病,又已确诊,不妨明白告知,如果遇到可能为绝症或是已确诊为癌症,则应该寻求稳妥的方法处理。可以根据病人的心理承受能力、性格特点并征求家属的意见决定是否告知患者。对需隐瞒病情的病人注意使用保护性语言,回答病人提问时护士必须注意科学性,不随意做出百分之百的保证,以免导致不必要的纠纷;也不要为隐瞒病情而说一些不着边际的谎话,因为这样反而会引起病人的猜疑;也不要直截了当介绍病情的严重程度,陡然增加病人的精神负担。应该做到科学的解释、诚恳的宽慰,认真耐心地帮助病人了解、分析病情,引导病人以正确的态度对待疾病。适当地采用委婉的语气,例如把"不良"说成是"不够满意";把"肿瘤"说成是"肿块";把"无法医治"说成是"效果欠佳"等等。

例如一位胃小弯低分化腺癌的病人拿着病理报告单问护士:"护士,低分化腺癌是一种什么癌?"护士解释说:"腺癌是癌细胞的一种类型,从正常细胞到癌细胞有一个变化的过程,低分化就是癌变的低级阶段,治疗及时效果不错。"这位护士巧妙的用"低级阶段"偷换了"低分化"的概念,稳定了病人的情绪,减轻了病人紧张、忧虑,增强了病人治疗的信心。

三、告知的技巧

告知的形式有口头告知和书面告知,这里只介绍口头告知。在告知中,使用一些技巧既可以达到告知的目的,又能增进护患关系。

(一)入院诊断告知的技巧

一般情况是根据医生的诊断书,把诊断直接告诉病人及家属。但对于绝症、重症病人,告知的时候需要慎重。例如,某些癌症患者初次入院精神脆弱,告知诊断时要考虑患者的心理承受能力,应与家属协商如何告知。可以先安抚:"有小部分可能变异的细胞需要进行化疗",然后再一步一步地让患者接受事实,并给予鼓励:"很多人和您一样,都在积极治疗,您一定要坚强!"

(二)入院制度告知技巧

医院为了更便于病人的治疗、康复,为病人提供一个良好的环境,建立了一些规章制度,包括作息制度、陪护制度等。入院时,护士有责任向患者详细告知入院制度:"上午是治疗时间,有医生和护士是来查房并实施治疗,您别出去了;有事出病房时请对我们说一声!""请您保管好自己的贵重物品!""为防止病情变化,住院时间请别外出,更不要在外留宿。"……这样的话,病人听起来比较舒服,更加容易接受。如果单纯地说"不准",难免会让人产生抵触情绪,使病人本来就压抑、低落的情绪更受影响。

(三)检查及治疗注意事项告知技巧

病人刚入院时,对环境不熟悉,对治疗不了解,检查项目又多,通常会感到焦虑不安。这时护士应提供帮助和耐心解释。例如,"李师傅您好! 明晨您要做心电图检查,心电图室在二楼,我带您去!""您明天早上空腹抽血,一定不要进食,否则检查结果会不准确!"……

护士对病人每次告知的内容不要过多,讲解要清晰,用词应通俗易懂,重点内容要重复讲述,让病人在理解中牢记。

(四)催交住院费用告知技巧

在临床工作中催款是一件头疼的事情。病人对这类问题非常敏感,一不小心就容易遭到病人的冷言冷语。例如,护士小王:"老张,要拿药了,什么时候去交钱?"老张不耐烦地回答:"又要我交钱,前几天刚交过!"这种沟通方式,无疑造成了医患关系的紧张。又如,护士小李:"张大伯,您好!你前几天交的费用已经用完了。今天用的化疗药是 200 元钱,您能去交费吗?要不要我陪您去?"老张很配合地说:"哦,好吧,我就去交!"虽然催款让人感到不愉快,但如果能在措辞上、语气、语调上下点功夫，就会起到良好的效果，患者当然更能理解和配合。

四、倾听的技巧

倾听并不仅仅是听别人所说的话，还应注意对方的声调、频率、措辞、面部表情、体表仪态等。医护士人员通过倾听其言、观其行而获得较全面的信息。一般倾听技巧主要有以下几点。

1. 准备花时间去听患者所说的话。可能的话，最好坐下来和患者交谈。这样表示医护人员愿意倾听患者说话。

日本的很多医院，如病室的护士长、科主任、主任医师准备与某病人谈话，就会每人拿着一个小圆凳，来到病房，分别坐在病床的左右两侧，护士长握着病人的手，和医生一起与病人进行面对面的、十分诚恳的交谈。这种谈话方式非常受病人欢迎。

2. 不要随便打断患者的谈话或不恰当地改变话题或转换话题，以免患者思路中断，影响深入地交流。这也包括不要急于做出判断或下结论，不评论患者的谈话内容。

3. 做出适当的反应和反馈。不时地对病人的谈话内容做出适当的反应，并提供反馈信息，表示能理解病人，帮助病人更清晰地表达自己的感受和想法。

4. 恰当的鼓励性表示。各种能表达对病人的谈话感兴趣的技巧都能促进沟通的顺利进行。比如轻声说"是"、"嗯"或点头等，表示你正全神贯注地倾听并鼓励病人继续说下去。有时也可以用"就这样讲，请继续"、"还能说得详细点吗"等语句表示鼓励。还可以通过合理称呼病人、经常保持目光的接触、友好关切的表情等来表达对病人的关心和认真倾听的态度。

5. 使用恰当的语句。作为医护人员，在提问和做出反应时，要选择能够简明表达意思和感觉的字句，尽量避免使用专业术语。

6. 控制自己的情感。在交流过程中，医护人员可能会对患者所说的事情产生各种各样的情感，此时应善于控制自己的情绪。如果医护人员显露出自己的情绪，可能会干扰交流的过程和效果。

五、提问的技巧

怎样才能从病人那里得到想要的信息？怎样才能正确地与患者沟通交流？要使提问恰到好处，护士有必要掌握一些提问技巧。

1. 问题要有针对性。提问前，对病人的情况应做一个基本的了解，比如了解对方的禁忌，以免谈话中断，达不到自己的目的。提问要有针对性，首先考虑：我要达到什么样的目的？我这样问好不好？会不会引起病人的抵触情绪？遇到敏感问题时如何提问才能减轻病人的反感等。

2. 避免"哪壶不开提哪壶"。每个人都有隐私和忌讳，病人可能有不愿意让其他人知道的事情，所以护士在提问时要学会察言观色，如发现病人不愿回答，则要灵活地改变话题。

3. 问话要自然、人性化。每天护士做晨间护理时，应营造轻松、友善的氛围询问病人："赵阿姨，早上好！今天感觉怎么样？""小王，昨晚休息的还可以吗？""张老师，头痛好些了吗？"等，让患者感到亲切自然，感受到关爱。

4. 选择合适的提问方式。在护患沟通中，应该根据情况选择不同的提问方式。

（1）开放式提问：对答案不需暗示，可以敞开、自由回答的问题，对方可以用描述、解释、比较等方式说明他的思想和感受。例如

"哪儿不舒服？"通过这类提问,可使我们获得丰富的资料,建立互相沟通的气氛,评估对方的语言表达能力。这种方式适合与患者初次沟通,想对病情有全面了解时使用。

(2)封闭式提问:这类问题回答简单且固定,通常只要求回答"是"或"不是"。例如,"你昨天头痛,是吗？"这种方式适合于已经对患者有一定了解,想要确定更详细的症状时使用。

(3)选择性提问:这种提问对患者的回答有限制。例如,"您两个部位疼痛的程度有差别吗？头痛厉害些还是腹痛厉害些呢？"这种方式同样适合于已对患者症状有一定了解,想要缩小信息范围时使用。

(4)适时反问:这种情况用于针对患者的说话进行复述核实。例如,"您今天比昨天好些了,是吗？"这类方式用于核实与患者谈话的真实性。

六、说服患者的技巧

临床上,护士会经常碰到病人对检查、治疗、护理、饮食、休息等问题不理解、不合作或难以接受的情况,常常需要护士耐心的解释和说服。怎么才能更有效地说服病人呢？

1. 从病人的利益出发,一切为病人的身体健康着想,以达到说服的目的。如:肿瘤病人放化疗时,一般需每周检查一次血常规。有的病人不理解而拒绝检查,主要是因为他们没意识到这种检测的目的是为了保护自己、配合治疗。这时护士就应该告诉病人检查血常规的目的和作用。例如:护士小刘走到王女士床前说:"王阿姨,抽血了！"王女士拒绝说:"上周刚抽过血,怎么又要抽,我不抽了！"小刘耐心解释:"抽血是因为要检查骨髓的造血功能,如白细胞、红细胞、血小板等,血象太低了,就不能继续做放疗,治疗也要中断!"王女士问道:"降低了怎么办?"小刘说:"降低了,医生就会用药物使它上升,仍然可以放疗!你看,别的病友都抽了!一点点血,对你不会有什么影响的。"王女士默默地伸出了胳膊。

2. 努力得到病人的理解。通过与患者及家属的交流,在坚持原则的基础之上体谅、并尽可能地解决病人的实际困难,让对方理解自己的行为,达到说服的目的。例如病人弟弟来到护士站,要求特许病人使用自备的微波炉:"护士长,我哥哥子女都不在身边,我也不能经常过来,我哥有时候想吃点热的都没人给送。我把微波炉带来了,请您准许使用!"护士长说:"我也很同情,但病房是不能使用电器的。你看, 我们办公室用的微波炉也需要用电许可证才能使用。这样吧,你哥的饭菜拿到我办公室来热,可以吗?"病人的弟弟:"我已经带来了,你就准许吧!"护士长:"实在对不起,我不能违反原则,也请你能谅解!"最后病人弟弟客气地说:"那好吧,给你们添麻烦了!"

3. 考虑患者的自尊,不要随意批评。因为护士与患者之间考虑问题的角度不同,双方会选择不同的行为来维护自己的权益。在说服过程中,一定要照顾对方的自尊心,因为病人本来心理就比较脆弱和敏感,所以不要随意批评,如"你怎么能这样做呢?"、"你怎么又不配合检查?就你事多!"、"肯定是你错了!"这样批评人的话,容易引起对方反感并挫伤病人的自尊,不仅达不到沟通的目的,甚至会影响病人的治疗或引发纠纷。例如责任护士小吴好几次催病人交款。病人和家属心里很嘀咕,不是手术前才把钱交齐吗?于是到住院处查账,觉得不对—输液明明每次3.5元,却加记了输液器2元,再加上其他费用,每次输液费就变成10多元了。医院乱记账！病人和家属气呼呼地直奔医务处要求索赔。一听记错了账，住院部很多病人都要求查账。其实，原来认为不该记的输液器、配药的注射器和棉签等均应包含在输液费用里，而记的输液每次 3.5 元只是输液操作的治疗费。最后虽然通过道歉了结了此事，但大家对医院的这种不透明的做法表示了怀疑。为了平息风波，住院部李主任将病人和家属请到办公室，还叫来了护士长、责任护士小吴。李主任首先向病人一家道歉，表示是自己管理上的失误，在账务上给病人一家带来了麻烦，然后让小吴来解释账务。最后李主任严肃地批评了护士长和小吴，认为护士没有解释清楚，护士长管理不严，提出扣发护士长的责任奖和护士小吴的部分奖金，扣款给病人作为损失补偿。病人和家属一听，反而内疚起来，忙摆手："不行，不行，道个歉就可以了，扣钱就不用了，她们也特忙，应该怪我们没弄清楚。"

七、请求他人帮忙的技巧

如何请他人帮忙，而又不被拒绝呢？不管你是一名护士长还是一名普通护士，都需要学习这门艺术。日常生活中，需请人帮忙的事太多了，护士不仅要在工作中讲究语言技巧，生活中同样需要语言艺术。有求于人必口出甘言。例如当你夜间一人值班时，忽然电灯坏了，你得请电工房的师傅来修理，你这样说："师傅，我们病房的灯不亮了，你快点来修。"他可能半小时后才到。如果换一种说法："师傅，你好，能否赶快给我们修一下灯管？我一个人值班走不开，要不然我会亲自请你的。"这样他可能十分钟就到，然后还会坐下说会话，问你其他地方还有没有问题。再如病房厕所被堵，场面不可想象，管道工来了后有些发愁，说了一声"我一个人这怎么修呢?"就走了。护士着急了,告诉了护士长。护士长不知道情况就告诉了后勤的领导。管道工被领导训了一通,弄得大家尴尬。如果当时能弄清情况,这样给领导打电话:"领导,这边情况特殊,一人处理不了,能否再派一个人来?"结果就不一样。

不管是领导还是普通职工,请人帮忙时,表达完自己的意思后不要掉头便走,要在别人身边停留片刻,倾听他的发问,让对方晓得你跟他一样朝着这个工作目标而努力。作为领导,更应以身作则,你的要求(请人帮忙)便会如愿以偿,令事情进行得很顺利。

八、插话技巧

与人交谈时,随便中断对方的说话是不礼貌的,但对于冗长的谈话,则可以根据自己跟对方的关系,谈话的内容、时间、周围环境等来判断是否应该让对方继续谈下去。若不得不中断对方谈话也要考虑在哪一个段落中断为好,注意照顾到对方,避免给对方留下不愉快的印象。

在交谈中,应注意倾听病人的谈话,全神贯注,并面带微笑,不要随意插话,尽量让病人把话讲完。仔细听清病人谈话内容,抓住关键加以耐心的解释,使病人感到满意。当病人的说话不得要领,离题较远时,不宜急于中止,应委婉地转变话题,避免让病人因护士突然打断自己的话而产生不快。

不礼貌地打断病人谈话,不耐心倾听病人的陈述,如"你别说这些了,你说点别的吧",或者在病人叙述中不适当的插话,都可能导致病人的不满。病人住院治疗,首先一个愿望就是希望被人理解、被人重视,希望医生、护士倾听他的陈述,如果不时地打断谈话,会刺伤病人的心,不利于护患沟通。

"插话"是护士与患者沟通中常需处理的问题,我们有的护士常常出发点是好的,但有时却因为不懂得插话技巧而引起病人及家属的误解,甚至引起他们的反感。"插话"又分两种情况,一种是患者或家属正在和别人交谈时,护士需要打断他们的谈话进行询问或有事告知;另一种是在护士与患者交谈过程中,患者陈述一件事过于冗长或不必要陈述时,护士需要及时引开话题。这时护士应使用委婉含蓄的语言,巧用语气词。如"请听我说一句好吗?""我看今天还是别去了吧。"这样以请求、商量的口吻,显得对人很和气,而容易被对方接受。如果说:"别去了"、"别说了"、"你听我说",就显得很生硬,而且带有命令、强行的口气,让对方感到压抑。此外,还可以灵活运用否定句、双关语、歇后语等,使插话显得既生动又委婉和谐。

九、说"谢谢"的技巧

在我们平常的工作中,同事之间、上下级之间 、老师同学之间、医务人员之间,不要忘了适时的说声"谢谢"。

同事之间往往会因长期在一起而相互习惯、熟悉,但也不要忽视了人际交流礼仪。亲密并不是坏事,在日常工作中常常会出现忘了道谢的情形,别人为你端来一杯茶水,一定要自然地脱口说"谢谢"。再熟悉的人际关系也具有爆发的潜在危机,所以一定要注意。

1. "谢谢"不仅是礼貌用语,而且也是连接人们心灵的纽带。说"谢谢"时应遵循以下原则:

说"谢谢"时,必须诚心诚意,发自内心。这样对方才不会感到是一种应酬的客套话。

2. 说"谢谢"时,要认真自然,直截了当,不要含糊的嘟噜一声,更不要表现得不好意思。

3. 说"谢谢"时,应有明确合理称呼,如果你要感谢的是几个人,就不宜说"谢谢大家",而是要一个一个地去道谢,这样就会在每一个人的心里引起反响和共鸣。

4. 说"谢谢"时,要有一定的表情、动作,而且要伴随着真挚的微笑。这样在对方心里反响会更强烈。

5. 说"谢谢"时,要选择适当的时机,这样才能使对方切实感到你是在对他的回敬和酬谢。

6. 说"谢谢"时,要及时注意对方的反应,这样才能使你的道谢达到应有的目的。

7. 说"谢谢"还要注意在特殊场合或对待特殊人员时的应用技巧。这时的一声"谢谢"收到的效果将是平时万声"谢谢"所达不到的。

"谢谢"这个词在生活中常被使用,好像极普通,但如果运用得当,会产生无限魅力,那就取决于你对这个词内涵的理解和你应用的技巧了。

十、称赞的技巧

生活中我们经常要去赞美别人,真诚的赞美,于人于己都有非常重要的意义。对别人来说她的优点和长处因你的赞美而显得更加有光彩,对自己来讲,表明了你的长处优点也被别人所认可。

在现代交往中,赞美已成为一种艺术,能否掌握与运用好这种艺术已成为衡量现代人素质和交际水平高低的标准之一。赞扬虽不是灵丹妙药,但它对人产生的影响却是不可忽视的。

(一)赞美的方法要正确

1. 对一个年轻人,不要说他的父母如何如何能干,一定要说他的将来前途无量,大有成就,不愧是将门之子。

2. 对于老年人,则更注重于称赞他的子孙,因老年人寄希望于子孙。要赞扬他的子孙英俊潇洒,做事果断,将来一定有出息等。

3. 在临床护理工作中,遇到母亲带着孩子的时候,我们可以这样说:"这孩子长得真漂亮,跟他妈妈一样。"

4. 对实习生,可以把赞美用以鼓励。你的赞美她会永远记住的。

(二)赞美的方式要适度

适度的赞扬让人心情舒畅,否则会令人难堪或认为你在拍马屁。一定要注意,你的赞美要相当有分寸,才不会流于虚伪、媚俗,也不至于贬损人格,而是增进人际间交流的一种方法。

十一、处理医疗纠纷的技巧

近年来,医患关系成为社会的热点,医疗纠纷更有逐渐增长的势头。据调查显示,大多数医疗纠纷不是因为业务技术差错,而是因为医务人员与病人沟通不当,未能注意平等对待患者,忽视了病人的知情权、选择权而引起的。

一些纠纷在现场燃起"战火"时,患者或家属往往情绪激动、大吵大闹在现场引起围观,有时还会引起其他患者打抱不平。这时候医院首先应想方设法让矛盾的双方分开,维护正常医疗秩序。同时耐心倾听病人投诉,使病人情绪逐渐稳定,事态平息。

如果医院没有过失,只是由于患者缺乏医学常识,对诊疗行为不理解造成的纠纷,医护人员要耐心向他们讲解有关医学知识与诊疗风险,以及可能出现的副作用和注意事项等,以赢得他们的理解和信任,使矛盾化解。

对个别目无法纪、围攻辱骂、毁坏公物、行凶殴打、无理取闹的病人和家属,医护人员也要有自我保护的意识,要协同公安部门和医院的保卫部门一起处理。对造成医院人员伤害、财物损失的,交由公安部门法办,不应采取息事宁人的态度。

对于重大医疗纠纷的处理,一定要以法律为准绳,以事实为依据,依靠卫生行政部门和司法部门走法律的途径解决。

十二、安慰病人家属的技巧

在医院,病人死亡后,家属非常悲痛,但其长时间的痛哭不仅会对其他患者造成情绪上的不良影响,而且还会干扰医院的正常工作秩序。在这种情况下,护士对家属进行安慰是非常必要的,而且更要讲究方式、方法。

对于濒临死亡的病人,护士应该保持严肃镇静的态度,分秒必争地进行抢救。使家属确信医院已经尽最大努力医治病人,同时要安慰家属抑制悲哀,不宜在病房放声痛哭以免惊扰其他病人。谈及病人的死亡,护士要避免使用人们忌讳的"死"字,改用"逝世"、"去世"、"走了"等;不说"尸体"改说"遗体";"丧事"说成"后事";"临死前"说成"临终前";"去买死人衣服"说成"去买寿衣"等等。要注意语气的委婉、情真意切,防止病人家属在悲痛、情绪不稳定的情况下与医护人员发生矛盾。

例如:对于一些老年病人死亡后护士对其家属说:"同志,请不要太难过了,老人家年寿已高,病情又重,医院已在治疗上作了最大努力,您也尽了孝心,还是料理后事要紧。"或者说:"老人病了这么长时间您一直在病床前端茶送饭、端屎倒尿尽心尽力,大爷走的时候很安详,您不要太悲伤了,要保重身体。"

对于年轻的病人死亡后护士可以这样对其家属说:"同志,您不要太伤心了,他的病目前医学还没有有效的治疗方法,您这样也不能挽回他的生命,还有很多事情要办,您自己要多保重。"或"病人去世了我们也很难过,意外的发生不是人力可以阻止的,医院已经尽了最大的努力。您是家里的大哥,要振作起来照顾好老母亲,还有后事要办,家中还等着您支撑这个局面。""事情发生了,我们也一样惋惜,一样为您难过,为了孩子,你们这么多年来一直求医问药,但是这病现代医学还没有办法医治。孩子是不幸的也是幸运的,因为他拥有伟大的父爱和母爱,老师和同学也给了孩子无微不至的关怀,您们要节哀,孩子的后事还需要办理"等。

附录:

【护士迎接新入院患者语言沟通服务范例】

病人资料:

李某,女,45岁,胃癌根治术后行化疗的病人,对自己的病情完全知晓。独自持住院手续来××科护士办公室。

沟通内容:

办公护士:(立即起身,面带微笑,迎接患者)您好,欢迎您来我科就诊,我们将竭力为您提供一个整洁、安静、安全、舒适的就医环境。请把您的住院手续给我好吗?我是办公护士×××,您请坐,先喝杯水休息一下好吗? 请问您叫什么名字?

患者:我叫李××。

办公护士:我看您的年龄比我稍大,我可以叫您李姐吗?

患者:可以呀!

办公护士:那我通知一下您的责任护士给您准备床位吧。李姐如果您这会方便的话,我想现在给您简单介绍一下我科的基本情况,好吗?

患者:好的。

办公护士:我科实行主管医师、责任护士为一体的医护士小组,8小时在岗,24小时负责制。您在住院期间所有的治疗和护理将由责任护士来完成,我给您安排的责任护士是王××,她是我院和我科经过层层考核选拔出来的优秀责任护士之一,请您放心,在住院期间如果您对她的服务不满意,请您及时告诉我,我可以随时为您调整直到您满意为止您看好吗?

患者:你想得挺周到,谢谢你!

办公护士:不用客气,我给您安排的床位是两人间,比较安静,您看可以吗?

患者:可以的。

办公护士:等一会我就把责任护士介绍给您。(责任护士准备好床铺)小王,这是新住院的李姐,安排在你主管的床位。李姐,这是您的责任护士王××,您可以叫她小王,您在住院期间的一切治疗护理服务都将由她来负责好吗?如果住院期间您有任何需求都可以随时给我说,现在让小王带您去病房看看好吗?

患者:好的,谢谢。

责任护士:李姐您好,我是您的责任护士×××,全面负责您住院期间的治疗、护理工作,您有问题或需要帮助时,请告诉我,我会尽力帮助您的。

患者:谢谢!

责任护士:我现在带您去病房好吗?李姐,我看您有点累,躺着休息会吧?李姐如果您方便的话,我现在给您详细介绍一下我科的基本情况,可以吗?

患者:可以的。

责任护士:我把床头给您摇起来这样咱俩说话方便点行吗?

患者:行,挺好的。

责任护士:我们科是全省医疗卫生重点学科,科主任为×××主任医师,副主任为×××主任医师,护士长为×××护士长。您的主治医师是×××,我是您的责任护士王××。我科实行主管医师、责任护士为一体的医护士小组,8小时在岗,24小时负责制。这是我们的爱心联系卡,上面有科主任、主管医师、护士长和责任护士的联系方式,如您有需要帮助的,可随时与我们联系。我科为优质护理服务示范病房,实行无陪护理,您住院以后,由我们全面负责您的生活起居,饮食安排等,您的家人可以放心地去工作。现在我们了解一下医院的大概情况:食堂在住院部东侧的小二楼,您可以根据您的饮食习惯和嗜好选择食物,您可以直接去食堂挑选可口的食物,也可以由我们电话预约送饭到病房,而治疗期间的饮食将由医生依病情而定,我将和您的主治医生沟通和商量,每天为您定出合理的膳食。开水房在病区西面,24小时净化开水,您不必担心,每天由助理护士为您打取。病房有独立的卫生间,清洁员每天消毒处理,请您放心使用。

患者:好的,我知道了。

责任护士:我院为无烟医院,为了给您营造一个清洁、舒适、安静、安全的医疗环境,,请告知探视您的家人和朋友,不要在医院任何地方吸烟。您和您的亲友不要在走廊内大声喧哗。不要在病房内饮酒、吸烟、打牌等。我再给您介绍一下科室的作息时间好吗?病区的医生查房时间是早晨8点、下午14:30,每日早晨6:00、下午14:

30常规开始为您检查及进行治疗工作，晚上21:00熄灯。探视时间安排在15:00~19:30，每次探视不得超过两人，探视期间请勿坐在床上及长期逗留在病房，如遇医生、护士在查房及治疗时请自觉到门外等候。为保持病房安静，熄灯后请关闭电视机，使用床头灯、可耳机收听录音机。还有为了您的安全和治疗护理措施的落实，住院期间不要擅自离院和外出，根据病情可在院内散步。但离开病区时一定要向医生或护士请假，得到许可方能离开好吗？

患者：好的。

责任护士：还有为保证您的财产安全，请您离开病房时及时锁门，贵重物品(如：钱款、首饰、工资卡、信用卡等)交给您家属带回，私人物品请您放入墙柜内。为了您及其他人的安全，请不要在病房内使用电炉、电热杯、酒精灯等以免发生火灾好吗？病区内提供公用微波炉，请您使用时注意，不要将金属容器或镶金属边的器皿放入微波炉内，一定使用塑料或微波炉专用容器。不要在微波炉内加热密封的饮料、牛奶、火腿等食品和有壳的花生、鸡蛋等好吗？为了防止您滑倒或跌倒对您造成不必要的伤害，请您如厕或进入水房时注意地面是否有积水，建议您穿防滑拖鞋好吗？

患者：防滑拖鞋我已经带了。

责任护士：太好了，李姐，这是床旁呼叫器，您有需要时可以直接摁这个按钮，按压一次是打开，如按压两次，就是关闭，您需要时按压一次即可，我们会以最快的速度过来帮您。而且我们也会随时巡视病房，请您放心。医院是开放式的公共场所，请您不要随意相信陌生人的话语，也不要相信非专业的有关治疗方面的传单，以免影响正规治疗，给您的身体和经济造成伤害。住院期间，一切治疗听从医生的安排，不能自行服药或停药，好吗？

患者：好的。

责任护士：您明天早晨要做各项检查，包括：静脉采血、B超、心电图、X线拍片、大小便标本留取等，请您明晨禁食禁水，以免影响检查结果。大小便标本容器今晚由小夜班护士给您，请留取晨起第一次中段尿，大便标本尽量采取挑有脓液、黑颜色的部分。明早会有护士带您去做检查，请您放心。这是我为您准备的腕带，上面写有您的一些个人信息，我帮您带上，您平时洗漱时尽量小心，以保持上面字迹清晰，住院期间不能取下以利于我们做治疗时随时核对行吗？

患者：好的，我就当戴手链了。

责任护士：好，谢谢配合。病床是可调节的三折摇床，您可根据自己的情况调节床头、床尾的高度，以便卧位更加舒适。您睡眠时将两侧床栏拉起，以防坠床，造成不必要的伤害。为了您的安全，请不要与家人同卧病床。以上是我为您介绍的住院情况，谢谢您的聆听。请问您有高血压、糖尿病史吗？您上下楼梯有心慌气短的现象吗？以前做过肝功能检查吗？您最近睡眠好吗？您过去用药有过敏的药物吗？食物中有过敏的食物吗？

患者：没有，以前从来没得过病，没有过敏的现象。肝功能检查正常，晚上睡眠也好。

责任护士：好的，这样我们也休息了一会，我来为您测量血压吧？请您躺平，放松，我帮您把袖子卷起来，现在给您扎袖带，开始测量了，请您不要讲话，以免影响数值的准确性。(测完血压之后一手放在病人桡动脉处，一手拿表，测脉搏，数呼吸30秒)(记录)您的高压110mmHg，低压85mmHg，脉搏76次/min，呼吸17次/min。请您放心，所有这些数值均在正常范围内。现在测量体温，我帮您解开衣扣,先擦一腋窝下的汗液,(甩表至 35℃以下)夹好体温计,屈臂过胸,这样保持 7 分钟,我来看结果,好吗?(七分钟后)您的体温是 36.5℃,在正常范围内请您放心。

患者:好的我知道了。

责任护士:您还有什么需要吗?

患者:没有了。

责任护士:没有那我去通知您的主治医生,等会我将陪同他一起过来看你好吗? 那您先休息,我把床头摇平,您平躺着休息一会吧? 谢谢您的配合!

患者:好的,太谢谢你了,给我讲这么多。

责任护士:不客气,这是我应该做的,等会见。

患者:一会见。

【B 超检查前后护士服务范例】

检查前

责任护士:××老师下午好,根据医嘱您明天将进行腹部的 B 超检查,检查申请单医生已经给您开出来了,我们与 B 超室已经预约,定在明天早晨九点检查,请您做好准备,请问您以前做过 B 超检查吗?

患者:从来没有做过。

责任护士:B 超检查对您的身体没有任何的伤害请您放心,但是检查前有一些注意事项我给您说一下好吗?

患者:好呀,你请说吧。

责任护士:一般的腹部 B 超检查,包括肝脏、胆道、胰腺、脾脏、肾脏等项目。进行这些项目检查前,不要吃易产生气体的食物,比如土豆、红薯、蚕豆等。否则会产生大量的气体积于肠腔内,阻碍超声波穿透,影响成像质量,使被检查的脏器显像不清。另外检查的前一天也就是今天的晚餐,应以清淡少渣的食物为主,比如面条、稀饭等都行。食后禁食一夜。检查当日即明天早晨,应禁食水,以保证上午在空腹情况下检查。这主要是为减轻胃肠内容物对超声波声束的干扰,保证胆囊及胆道内有足够的胆汁充盈方便检查。请问我说的这些您还有什么不明白的吗?

患者:明白了,你讲得很清楚。

责任护士:B超室在门诊的三楼,明天早晨我将安排专人陪同您去检查请您不必担心。另外我还要提醒一下您,明天早晨进入检查室请关闭手机,保管好自己的随身物品好吗?

患者:我知道了,谢谢你的提醒。

责任护士:不用谢,这是我应该做的。请问您还有什么不清楚的吗?

患者:没有了。

责任护士:好那您好好休息,等会见。

检查日

责任护士:××老师早上好,昨晚休息的好吗?

患者:你们早,昨晚睡得挺好的

责任护士:今天早上没有进食吧?

患者:没有,昨晚夜班的护士又特意叮嘱我。

责任护士:这是我的助理护士张××,您今天的所有检查将由她陪同您去做,请您不必紧张,您看可以吗?

患者:太好了。

责任护士:您不必客气,那您做完检查我们再见?

患者:好的。

助理护士:××老师早上好,我是助理护士张××,您就叫我小张吧,今天您所有检查将由我陪同您去做,等您的检查做完我再把您接回病房休息,您准备好了吗?我看您有点紧张呀?

患者:还真是有点紧张。

助理护士:您不用紧张,腹部的B超检查对身体没有任何伤害,请您放心,检查过程中B超室的护士将全程陪同,如果有任何的不适,她们都会及时的帮助您好吗?那我们现在可以去检查了吗?

患者:可以了,走吧。

助理护士:来我帮您穿好衣服,我们一起去。

患者:好的,谢谢你小张。

助理护士:不用谢,这是我应该做的。

检查后

责任护士:××老师您好,检查做完了?有什么不舒服吗?

患者:没有。

责任护士:那现在您先吃早餐,吃完稍休息会,我们就开始输液好吗?

患者:好的。

责任护士:我让食堂给您送的稀饭、包子您看行吗?

患者:太好了,谢谢你。

责任护士:您不必客气,您先用餐,我们一会见?

患者:好的。

【纤维支气管镜检查前后护士服务范例】

检查前

责任护士：××老师您好，根据医嘱您明天将进行纤维支气管镜检查,检查申请单医生已经给您开出来了,我们与内窥镜治疗中心已经预约,定在明天早晨九点检查,请您做好准备,请问您以前做过纤维支气管镜检查吗?

患者：从来没有做过,有点紧张。

责任护士：请您不必紧张,纤维支气管内窥镜检查是 20 世纪 70 年代应用于临床的一项检查技术。该检查技术应用后,使肺部疾病在诊断和治疗方面取得了巨大的进展。使很多疾病明确了病因,也使很多肺部疾病得到了治疗。这项检查是由技术非常熟练高超的呼吸科主任来做请您不必担心, 检查前后有一些注意事项我给您说一下好吗?

患者：好的。

责任护士：明天早晨禁食水,将我院或外院检查的胸部×线片或胸部 CT 片带上。如果您有假牙应将假牙取下。术前半小时将有内窥镜治疗中心的护士给您肌肉注射阿托品 0.5mg、安定 5mg,主要是为了减少呼吸道黏液分泌以利于检查。检查前将给您做呼吸道黏膜的表面麻醉,您去检查室后,内窥镜治疗中心的护士会给您做详细的介绍,她也会一直陪伴在您身边的请您不必紧张,检查中请您与医师密切配合,以便使检查顺利完成。请问我说的这些您还有什么不明白的吗?

患者：明白了。

责任护士：那我再给您说一下检查完后的注意事项好吗?

患者:好的。

护士:检查后在检查室休息 10 分钟,如果有轻度的胸闷、气促、少量咳血是正常的,血痰一定要轻轻咳出,如果有什么不舒服我们会随时处理的。术后 2 小时内不能进食、进水,以免误吸。检查后软食一天。我院的内窥镜治疗中心在门诊三楼,明天我将安排专人陪同您去做检查,您就放心吧。请问我说的这些您记住了吗?

患者:记住了,谢谢您。

责任护士:不用谢,这是我应该做的。祝您早日康复。

检查日

责任护士:××老师早上好,昨晚休息的好吗?

患者:你们早,昨晚睡得挺好的

责任护士:今天早上没有进食吧?

患者:没有。

责任护士:这是我的助理护士张××,您今天的所有检查将由她陪同您去做,请您不必紧张,您看好吗?

患者:太好了。

责任护士:那您做完检查我们再见?

患者:好的,一会见。

助理护士:××老师早上好,我是助理护士张××,您就叫我小张吧,今天您所有检查将由我陪同您去做,等您的检查做完我再把您接回病房休息,您准备好了吗?我看您有点紧张呀?

患者:还真是有点紧张。

助理护士:您不用紧张,纤维支气管镜检查是比较安全的,请您放心,再说在您检查的过程中内窥镜治疗中心的护士将全程陪同您,如果您有任何的不适,她们都会及时的帮助您的好吗?

患者:是吗?那我就放心了。

助理护士:那我们现在可以去检查了吗?

患者:可以了,走吧。

助理护士:来我帮您穿好衣服,我们一起去。

患者:好的,谢谢你小张。

助理护士:不用谢,这是我应该做的。

检查后

责任护士:××老师您好,检查做完了? 有什么不舒服吗?

患者:就是嗓子有点痒。

责任护士:那是检查完常有的反应,可能还会有咳嗽、咯少量的血痰,如果有血痰一定要轻轻咳出,请您不必紧张,如果有什么不舒服我们会随时处理的。术后2小时内不能进食、进水,以免误吸。检查后软食一天,比如两小时后吃点面条、稀饭等都可以。您也休息一会了,我给您测量一下体温、脉搏、血压好吗?

患者:好的。

责任护士:您的生命体征正常,请您放心。那您先躺着休息一会,我等会再来看您?

患者:行,谢谢你。

责任护士:您不必客气,我们一会见?

患者:好的。

【胃镜检查前后护士服务范例】

检查前

责任护士:××老师您好,根据医嘱您明天将进行胃镜检查,检查申请单医生已经给您开出来了,我们与胃镜室已经预约,定在明天早晨九点检查,请您做好准备,请问您以前做过胃镜检查吗?

患者:从来没有做过。

责任护士:胃镜检查对您的身体没有任何的伤害请您放心,但是检查前有一些注意事项我给您说一下好吗?

患者:好呀,你请说吧。

责任护士:检查头一天禁止吸烟,以免检查时因咳嗽影响插管,检查前至少要空腹12小时以上,如明天上午检查,今天晚餐后要禁食。为了使胃镜能顺利通过咽部,做胃镜前一般要使咽部麻醉药,用药时您须按医生要求进行。我院目前使用的得多卡因胶浆液,具有麻醉咽部和去除胃内泡沫的双重作用,方便、有效、无异味,您去检查室后,内窥镜治疗中心的护士会给您做详细的介绍。检查中您要与医生合作,进入检查室后,松开领口及裤带,取下假牙及眼镜,取左侧卧位。入镜后不能用牙齿咬镜,以防咬破镜身的塑管,身体和头部不能转动,以防损坏镜子并伤害内脏。如有不适情况,请您告知医生,以便采取必要措施。我说的请问您还有不明白的地方吗?

患者:没有。

护士:护士:那我再给您说一下检查完后的注意事项好吗?

患者:好的。

护士:检查完毕您坐起并吐出唾液,由于检查时注入空气,有时会有腹胀或嗳气。因咽部麻醉作用未消失,检查后2小时内不能饮食,2小时后可先试吃流质食物,再逐渐过渡到其他食物。另外咽部可能会有疼痛或异物感,可口含碘喉片、草珊瑚含片等,症状可减轻或消失。检查完后请您一定注意是否有黑便,如果有黑便及时告诉我好吗?

患者:我知道了,谢谢你给我讲这么多。

护士:不客气,这是我应该做的。请问您还有什么需要吗?

患者:没有了。

护士:那您好好休息,祝您早日康复。

检查日

责任护士:××老师早上好,昨晚休息的好吗?

患者:你们早,昨晚睡得挺好的

责护士:今天早上没有吃饭喝水吧?

患者:没有啊,不是要做检查吗?昨晚夜班的护士又特意叮嘱我今早不能进食水的。

责任护士:那就好,就是要空腹做。这是我的助理护士张××,您今天的所有检查将由她陪同您去做,请您不必紧张,您看可以吗?

患者:那太好了您想的真周到。

责护士:您不必客气,那您做完检查我们再见?

患者:好的,一会见。

助理护士:××老师早上好,我是助理护士张××,您就叫我小张吧,今天您所有检查将由我陪同您去做,等您的检查做完我再把您接回病房休息,您准备好了吗?我看您有点紧张呀?

患者:还真是有点紧张。

助理护士:您不用紧张,纤维胃镜检查是比较安全的,请您放心,再说在您检查的过程中内窥镜治疗中心的护士将全程陪同您,如果您有任何的不适,她们都会及时的帮助您的好吗?

患者:是吗?那我就放心了。

助理护士:那我们现在可以去检查了吗?

患者：可以了，走吧。

助理护士：来我都您穿好衣服，我们一起去。

患者：好的，谢谢你小张。

助理护士：不用谢，这是我应该做的。

检查后

责任护士：××老师您好，检查做完了？有什么不舒服吗？

患者：咽喉部稍有点不适。

责任护士：那是检查完常有的反应，由于检查时注入空气，有时会有腹胀或嗳气。因咽部麻醉作用未消失，检查后2小时内不能进饮食，2小时后可先试吃流质食物，再逐渐过渡到其他食物。另外咽部可能会有疼痛或异物感，可口含碘喉片、草珊瑚含片等，症状可减轻或消失。请您一定注意是否有黑便，如果有黑便及时告诉我好吗？请您不必紧张，如果有什么不舒服我们会随时处理的。您也休息一会了，我给您测量一下体温、脉搏、血压好吗？

患者：好的。

责任护士：您的生命体征正常，请您放心。那您先躺着休息一会，我等会再来看您？

患者：行，谢谢你。

责任护士：您不必客气，我们一会见？

患者：好的。

【结肠镜检查前后护士服务范例】

检查前

责任护士：××老师您好，根据医嘱您明天将进行肠镜的检查，检查申请单医生已经给您开出来了，我们与结肠镜室已经预约，定在明天早晨九点检查，请您做好准备，请问您以前做过肠镜检查吗?

患者:从来没有做过。

护士:结肠镜检查对您的身体没有任何的伤害请您放心,但是检查前后有一些注意事项我给您说一下好吗?

患者:好呀,你请说吧。

护士:检查前 3 天,停服铁制剂药品,开始进食半流质或低渣饮食,如鱼、蛋、牛奶、豆制品、粥、面条、面包、香蕉、冬瓜、马铃薯等。检查当日禁食。检查前一天晚上也就是今天晚上服用轻泻剂甘露醇 250ml,同时多饮水,饮水量 2500ml 左右,以利于肠道的清洁便于检查。术前半小时将由内窥镜治疗中心的护士给您肌肉注射阿托品 0.5mg、安定 5mg。检查时,您先取左侧卧位,腹部放松,并屈膝。然后,听从医生指挥,按要求转动更换体位。检查中如有疼痛,要立即向医生诉说,便于医生安全插镜。我说的请问您还有不明白的地方吗?

患者:没有。

护士:那我再给您说一下检查完后的注意事项好吗?

患者:好的。

护士:检查后休息 1 天,如有剧烈的腹痛、腹胀、便血等情况发生,请您及时告诉我们好吗?术后 3 天内勿做剧烈活动。术后吃少渣饮食(比如面条、稀饭等)三天行吗?

患者:我知道了,太谢谢你给我讲这么多。

护士:不客气,这是我应该做的。请问您还有什么需要吗?

患者:没有了。

护士:那您好好休息,祝您早日康复。

检查日

责护士:××老师早上好,昨晚休息的好吗?

患者:你们早,昨晚睡得挺好的。

责护士:今天早上没有吃饭喝水吧?

患者:没有啊,不是要做检查吗? 昨晚夜班的护士又特意叮嘱我今早不能进食水的。

责任护士:那就好,就是要空腹做。这是我的助理护士张××,您今天的所有检查将由她陪同您去做,请您不必紧张,您看可以吗?

患者:那太好了您想的真周到。

责任护士:您不必客气,那您做完检查我们再见?

患者:好的,一会见。

助理护士:××老师早上好,我是助理护士张××,您就叫我小张吧,今天您所有检查将由我陪同您去做,等您的检查做完我再把您接回病房休息,您准备好了吗? 我看您有点紧张呀?

患者:还真是有点紧张。

助理护士:您不用紧张,纤维结肠镜检查是比较安全的,请您放心, 再说在您检查的过程中内窥镜治疗中心的护士将全程陪同您,如果您有任何的不适,她们都会及时的帮助您的好吗?

患者:是吗?那我就放心了。

助理护士:那我们现在可以去检查了吗?

患者:可以了,走吧。

助理护士:来我帮您穿好衣服,我们一起去。

患者:好的,谢谢你小张。

助理护士:不用谢,这是我应该做的。

检查后

责任护士:××老师您好,检查做完了? 有什么不舒服吗?

患者:做的时候有点难受,现在好多了。

责任护士:那就好,今天卧床休息一天,如有剧烈的腹痛、腹胀、便血等情况发生,请您及时告诉我们好吗?请您不必紧张,如果有什么不舒服我们会随时处理的。术后三天内勿做剧烈活动。术后吃少渣饮食(比如面条、稀饭等)三天行吗? 您也休息一会了,我给您测量一下体温、脉搏、血压好吗?

患者:好的。

责任护士:您的生命体征正常,请您放心。那您先躺着休息一会,我等会再来看您?

患者:行,谢谢你。

责任护士:您不必客气,我们一会见?

患者:好的。

【CT检查前后护士服务范例】

检查前

责任护士:××老师您好, 根据医嘱您明天将进行腹部的CT检查,检查申请单医生已经给您开出来了,我们与CT检查室已经预约, 定在明天早晨九点检查, 请您做好准备, 请问您以前做过CT检查吗?

患者:从来没有做过。

责任护士:CT检查对您的身体没有任何的伤害请您放心,但是检查前后有一些注意事项我给您说一下好吗?

患者:好呀,你请说吧。

责任护士:检查前如您有自己保存的x线片、磁共振片和以前的CT片等资料需交给CT室医生以供参考。要向医生说明有无药物过敏情况,是否患者有哮喘、荨麻疹等过敏性疾病。请问您有过我刚说的过敏性疾病吗?

患者:没有。

责任护士:检查时去除检查部位衣物包括带有金属物质的内衣和各种物品:如头饰、发夹、耳环、项链、玉佩、钱币、皮带和钥匙等。需做增强CT者检查前禁食4小时。也就是说明天早晨检查需要空腹。

患者:好的,我知道了。

责任护士:腹部扫描者,在检查前1周内不能作钡剂造影;前3天内不能作其他各种腹部脏器的造影(如静脉肾盂造影等);前2天内不服泻剂,您做过这些检查吗?

患者:没有做过。

责任护士:那就好,少食水果、蔬菜、豆制品等多渣、易产气的食物。

患者:好的。

责任护士:检查时听从技术人员的指导,保持体位不动,配合检查进行平静呼吸、屏气、不吞口水、不眨眼睛等。CT机上配有对讲机,在检查中如有不适,或发生异常情况,请您立即告知医生好吗?

我院的CT室在门诊二楼,明天我将安排专人陪同您去做检查,您就放心吧。请问我说的这些您记住了吗?

患者:记住了,谢谢您。

护士:不用谢,这是我应该做的。祝您早日康复。

检查日

责任护士:××老师早上好,昨晚休息的好吗?

患者:你们早,昨晚睡得挺好的

责护士:今天早上没有吃饭喝水吧?

患者:没有啊,不是要做检查吗? 昨晚夜班的护士又特意叮嘱我今早不能进食水的。

责任护士:那就好,就是要空腹做。这是我的助理护士张××,您今天的所有检查将由她陪同您去做, 请您不必紧张,您看可以吗?

患者:那太好了您想的真周到。

责任护士:您不必客气,那您做完检查我们再见?

患者:好的,一会见。

助理护士:××老师早上好,我是助理护士张××,您就叫我小张吧,今天您所有检查将由我陪同您去做,等您的检查做完我再把您接回病房休息,您准备好了吗? 我看您有点紧张呀?

患者:还真是有点紧张。

助理护士:您不用紧张,CT 检查是比较安全的,请您放心,再说在您检查的过程中 CT 室的护士将全程陪同您, 如果您有任何的不适,她们都会及时的帮助您的好吗?

患者:是吗?那我就放心了。

助理护士:那我们现在可以去检查了吗?

患者:可以了,走吧。

助理护士:来我帮您穿好衣服,我们一起去。

患者:好的,谢谢你小张。

助理护士:不用谢,这是我应该做的。

检查后

责任护士:××老师您好,检查做完了? 有什么不舒服吗?

患者:没有。

责任护士:那现在您先吃早餐,吃完稍休息会,我们就开始输液好吗?

患者:好的。

责任护士:我让食堂给您送的稀饭、包子您看行吗?

患者:太好了,谢谢你。

责任护士:您不必客气,您先用餐,我们一会见?

【责任护士语言沟通服务范例】

晨间查房

责任护士:阿姨,早上好!我是您的责任护士×××,昨晚睡得好吗?

患者:睡得挺好的。

责任护士:我看看您的腕带好吗?

患者:好的。(查看腕带)

责任护士:阿姨,您的各项检查结果都已经出来了,血压和血糖有点高,其他检查结果都正常。

患者:我以前没有有高血压和糖尿病啊! 怎么会这样啊?

责任护士:您别担心,或许是您比较紧张的原因,也可能是您以前没发现。为了安全起见,我们需要对您的血压和血糖进行监测,并配合一定的药物治疗,控制在正常范围后,才能手术。

患者:那我该怎么配合呢?

责任护士:我先给您讲一下测血压的配合要点:血压监测一天三次

（早、中、晚各一次），为了更好地观察，测血压需要固定时间，监测的时间为早上 7:00，中午 12:00，晚上 8:00，测血压前您需要卧床休息 15~30 分钟，这样结果会更准确。您还要口服降压药，这种药一次一片，一天两次。应在测血压前半小时到一小时吃，您不能擅自增减药量或停药。

下面我再给您讲一下测血糖注意事项：测血糖的同时还得配合胰岛素治疗。我们需要监测三餐前和三餐后两小时的血糖，吃饭前半小时先测餐前血糖然后皮下注射胰岛素，半小时后按时进食，从吃第一口饭计时，两小时后测血糖。注射完胰岛素后半小时必须按时进食，否则会引起低血糖反应，会出现头晕、眼花、心慌、出冷汗等症状。所以我们要随身带点糖或者巧克力，如有上述感觉，应立即含服，同时要及时告诉我们。注射胰岛素的局部皮肤要保持清洁，以免引起感染。

以上是测血压、血糖的一些注意事项，您还有什么不明白的吗？

患者：我听明白了，那我还要注意些什么呢？

护士：阿姨，由于您血压、血糖比较高，所以还要严格控制饮食。注意限制盐的摄入，少吃腌制的食物。同时也要忌食含糖量高的食物，少吃高胆固醇类食物，如蛋黄、动物的内脏等。多食富含维生素、纤维的食物，如海带、紫菜、芹菜等。选择低糖水果和蔬菜，如草莓、西红柿、黄瓜等，如果血糖控制不好，可能造成水溶性维生素及矿物质的过量丢失。通常可在两餐之间或睡前 1 小时食用，也可选在饥饿时或体力活动之后。为了避免餐后血糖增高，一般不建议正餐前后吃水果。少食多餐，每顿少吃，多吃几顿，总量不变。这样的方法，可保证在餐后血糖不会升得太高。要注意晚餐时间，如果晚餐吃得太晚,饭后又缺乏适量的活动,那么食物中的热量来不及消耗就会转化成脂肪储存起来。因此,最好把晚饭时间安排在下午6:30~7:30之间,这样就有时间在晚饭后进行适量的运动。

患者:好的!我一定会注意的。

护士:那您休息,如果您有什么事可以随时找我。

【陪员管理及科室财产管理】

责任护士:王老师好,感谢您选择我科就诊,在住院期间,我们有相关的一些规定和制度需要家人和朋友配合,以保证正常的医疗秩序不受干扰。我讲给您好吗?

患者:好的。

护士:主要有以下几个方面:

1.为不影响正常医疗秩序和其他病友休养,上午尽量不探视,您的家人可以正常去工作,由我们护士全面照顾您。下午为探视时间,为不影响他人和防止交叉感染,每次探视人员不超过两人,停留时间不要超过两小时。同时也请您告诉探视人员病房里保持安静,不能大声喧哗,也不要领小孩到病房。

2.医生查房、治疗或换药时,陪员要离开病房,以尊重病人的隐私。

3.不随地吐痰、乱扔垃圾,不在院内任何地方吸烟,不要自带陪护床、躺椅等。保持病房清洁卫生,遵守医院作息时间。

4.陪护、探视人员,不能擅自翻阅病历和其他医疗资料,也不能查阅医用电脑。

5.陪员不能躺卧病床,更不能与病人同卧病床,以免病人坠床。

6.爱护公物,节约用电,如有损毁,要按制度赔偿。

患者:你放心吧! 我们一定配合。

【手术患者语言沟通服务范例】

术前一日

责任护士:阿姨好! 您的血压和血糖已控制到正常范围,根据医嘱您明天要做手术了。是不是有点紧张啊!

患者:就是有点紧张。

责任护士:您不必紧张,我们科为全省医疗卫生重点学科,也是甘肃省乳腺病诊治中心,科主任是全省有名的专家,这类手术我们已经做了很多例,都很成功的。明天给您用的是全身麻醉,全身麻醉就是通过静脉给您输注一些药物,手术过程您不会有任何疼痛的感觉,手术结束后,在麻醉复苏室苏醒后转回病房,您不会觉得太疼,通常都能耐受的。请您放心!

患者:你们的技术我是不会怀疑的,我就是专门打听才来找你们医院的。

责任护士:谢谢您对我们工作的肯定和信任。现在请您随我到处置室,为您做一下皮肤的准备。皮肤准备就是要清除皮肤上的微生物,减少感染导致的伤口不愈合的机会。我要用肥皂水清洗干净手术区的皮肤,用剃刀剔除毛发。您不要紧张,不会有什么疼痛感。请您回病房再去洗澡,并更换衣服,注意不要着凉感冒,不要用力搓洗皮肤以免造成损伤影响手术,阿姨,您可以回去了,您还有什么不明白的吗?"

我现在为您做皮肤护理并协助您洗头发、剪指甲,可以吗? 如果您有什么不舒服,请及时告诉我。

患者:太谢谢你了。

责任护士:手术前还需要您配合我们做一些工作,我都为您写好了(术前温馨提示),您看:今晚清淡饮食,不吃辛辣刺激性食物。晚上 10 点以后禁食,12 点以后禁水。首饰、贵重物品全部取下,交给您的家人保管。如果您有假牙,今晚必须取下来,以免麻醉后假牙脱落堵塞气管而发生意外。明天早上洗漱后不要化妆,不能涂抹指甲油,以免影响术中观察病情。您还要准备一套开襟睡衣,以便术后穿脱方便,如有月经来潮,请告诉我们。这是为您准备的手术衣,明天早上要贴身穿。您还有什么疑问和需要吗?

患者:没有了。

责任护士:那您好好休息,祝您手术顺利!

手术日

责任护士:阿姨,您的手术安排在今天上午九点,现在我给您打术前针,您做好准备了吗?打术前针的主要目的是减轻您的紧张情绪,起镇静作用,同时还可以减少腺体的分泌,为手术提供方便。请您放心,手术前我会一直陪伴您的。

患者:谢谢您,小李,那我就放心了。

术后当日

责任护士:阿姨,您的手术很顺利,现在已回到病房,请您放心,我会照顾您的。

患者:那我就放心了,你费心了。

责任护士:不必客气,这是我们应该做的,您现在需要在床上去枕平卧 6 小时,禁食水,6 小时后我会为您安置舒适体位,将床摇至半卧位。给您喝水,之后喝点米粥。

手术侧的腋窝您会感觉有些不适,是因为保证皮瓣贴合,紧密,垫有棉纱垫的缘故,明天为您松解后,会舒适很多。在这期间可能比较难受请你忍耐一下,如果切口疼痛请告诉我,我会及时通知主管医生做处理。伤口有胸带加压包扎这样有加压止血的作用,切口内带有两根引流管,翻身时要小心,防止管子脱出、打折。不过您放心,我已经为您固定好了,一般的体位变化不受影响的。放置引流管的目的就是将切口内的渗出液及时抽出,以保证皮瓣与您的胸壁紧密贴合,促进切口愈合。引流液每天早上由护士为您倾倒,观察并记录引流液的量、颜色、性状。手术的这侧胳膊我为您垫了一个软枕,这样您会觉得舒服一点。另外这侧胳膊要保持我为您安置的这个体位(内收位),不能外展,以免影响皮瓣贴合。手术侧胳膊可能会有麻木、肿胀感,我们会为您按摩,促进血液循环,缓解不适感的。手术当中为您留置了导尿管,您的膀胱功能还没有恢复,尿管暂时还不能拔,我会随时观察记录尿量的。

我已经与您家人沟通好了,明天早上可以吃一些稀粥、馒头、小菜等,之后的饮食我也为您制定好了,明天再和您交流,今晚好好休息。

患者:太谢谢你了,你真是个负责任的好护士。

护士:您太客气了。

术后第一日

责任护士:阿姨,昨晚休息的怎么样?

患者:不太好,伤口疼、腰疼、胳膊也不舒服。你们护士一直过来给我揉、搓。不过还能忍得住,后半夜就好些了,睡了四五个小时。

责任护士:那还可以。

患者:早上护士还给我洗脸、昨晚还帮我洗脚呢?我都不知道该说啥?

责任护士:那是应该的,早饭吃了吗?

患者:吃了点稀饭和馒头。

责任护士:我现在给您拔除尿管,帮您穿好衣服,扶您下床走走好吗?

患者:好的。

责任护士:尿管已拔除了,您要多喝水。这样可以避免泌尿系感染。穿脱衣服时要注意,脱衣服时先脱健侧,穿衣服时先穿患者侧。家属扶您的时候也要扶健侧上肢。您的患肢肩关节暂时不能外展、前后摆臂。前臂可以做一些绕腕、翻掌、握拳、屈伸的活动。(活动后我扶您上床休息吧?)

患者:好的。(协助上床)

责任护士:阿姨,术后这段时间您在饮食方面应注意,忌食辛辣刺激性食物,多吃一些富含优质蛋白和维生素的食物,如鸡肉、鱼肉、海鲜、蔬菜排骨汤等。还要多吃一些含糖量低的水果蔬菜。要少食多餐。我讲的这些您都听明白了吗?

患者:很详细,明白了。

责任护士:那您先休息,一会我给您输液体,我们一会见。

治疗前后沟通

责任护士:阿姨,根据医嘱,手术后要给你进行抗炎补液治疗。现在遵医嘱要给您输液体,您以前对什么药物过敏吗?上楼时会不会感觉心慌、气短呢?

患者:都没有的。

责任护士:您今天的液体一共三瓶,大概三个小时左右输完,您需要上卫生间吗?

患者:不用了。

责任护士:那我们现在开始输液体。(静脉输液)

责任护士:阿姨,液体已经给您输好了,您有没有什么不舒服的?

患者:没有。

责任护士:液体的滴速我已调节好了,是根据您的年龄、病情和药物的性质调节的,请您和家属不要随意调节。呼叫器在您的枕边,您有什么不舒服,可随时叫我,当然,我也会随时来看您。

您休息! 谢谢您的配合。

【晨晚间护理服务】

更换床单

护士:阿姨,早上好! 昨晚睡得好吗?

患者:挺好的。

护士:我们给您整理一下床铺,这样您会舒服些,床单有点脏,我来为您换一下床单,正好您也下地活动活动,好吗?

患者:好的。

护士:我先扶您下床(更换床单,清扫床单元)。阿姨,床单换好了,我扶您上床休息,我给您将床摇成半卧位,这样有利于伤口引流。你也会感觉舒服一点。

护士:您有什么不适吗?

患者:挺好的。

护士:您请休息。

生活护理

护士:阿姨,吃过晚饭了吗?

患者:吃过了。

护士:由于您手术后身体虚,出汗较多,我帮您擦擦脸吧,再用热水泡泡脚,这样您会舒服一点,也有助于睡眠。在这过程中有什么不舒服,请告诉我。

患者:那多不好意思。这个应该是家属干的。

护士:没关系,这是我们的工作。(擦洗完毕)

患者:谢谢你!你们照顾的太周到了。

护士: 不客气,您早点休息。

【肿瘤患者化疗前沟通服务范例】

责任护士:您好! 请问您叫什么名字,我是您的责任护士×××今天感觉怎么样?我可以核对一下你的腕带吗?早饭吃了吗?经过这两天一系列的检查后您的各项指标都符合化疗的要求, 医生根据您的病情制定了您的化疗方案是 folfox: 就是奥沙利铂和 5-FU两种药物组成的。请问您是第一次做化疗吗?

患者:是的,化疗可怕吗?

护士:化疗没有什么可怕的,化疗就是利用化学药物来达到治疗疾病的手段,但是是药三分毒,在用药过程中会产生一些药物副作用。如果出现一些不舒服的症状,请您及时告诉我们好吗?

患者:会有哪些不良反应呢?

1.胃肠道反应:主要表现为食欲下降、恶心、呕吐等。这两天请您吃点营养丰富且清淡易于消化的食物,多吃新鲜蔬菜和水果,少吃多餐,早餐早点吃,晚餐晚些吃,拉开间隔时间可以减轻恶心、呕吐。如果觉得恶心就暂时不要刷牙,我会给您漱口液您可以在饭前饭后勤漱口, 或者含一块薄荷糖、一片生姜都可以改善恶心的症状。这是我给您制定的饮食处方,请你参考。

2.骨髓抑制:白细胞、血小板降低等,白细胞降低会感觉疲乏无力,容易感冒发烧,请你避免去公共场所,注意保暖。医生也会及时处理的。

3.皮肤黏膜毒性:可引起皮肤干燥、色素沉着、口腔黏膜溃疡、脱发等。脱发您不必担心,等治疗结束后头发又会长出来,而且更加浓密。

4.脏器的损害:化疗药物多少对肝肾功能有影响,医生会为你开出保肝的药物,请你大量喝水,每天饮水量达到2000毫升以上。

5.在输注奥沙利铂药物时可能会出现手指麻木、口唇发麻等末梢神经毒性,受凉遇冷这些症状会加重,所以在输注过程中注意保暖,到时候我会给您放置热水袋,您洗漱时不能用凉水,另外也不能用金属的器具,避免触摸床档、门把手好吗?还可能出现一些过敏反应(心慌、气短、斑疹等)。有过敏反应,我们会提前预防。

以上这些毒副反应均因患者的个体差异有所不同的。在医生的指导下,用药时会采取一定的预防措施,均可以减轻、控制,甚至避免,同时停用化疗后上述副反应均可很快恢复并消失。

患者:那就好,我不用太担心了。

由于你输注的药可刺激局部血管引起不同程度的静脉炎,局部的血管颜色变成暗红色,局部疼痛,触之呈条索状。严重者可导致栓塞性静脉炎,发生血流受阻。因此我建议您留置PICC导管后进行化疗,这样可以减少反复化疗和反复穿刺对血管造成的损伤,以及给您造成的痛苦?您同意吗?

患者:PICC?

护士:PICC就是将一根软管用套管针进行穿刺(贵要静脉,肘正中静脉,头静脉三选一,给病人示范静脉的位置)沿血管走行经锁骨下静脉送至上腔静脉,此项操作可以有效地保护您的血管。

患者:它会对我的生活和行动有影响吗?

护士:它可以长期的保留在血管内(4~6个月),不会对您的生活和行动带来太大不便的,而且您治疗期间用药会很安全。所以您完全不必担心化疗药物外渗给您带来的困扰。

患者:会有什么的并发症吗?

护士:您不必担心,此项操作的护士是经过严格培训,技术非常熟练、经验很丰富的护理人员。当然,任何有创操作都会有不同程度的风险,那么我们会把这种风险降到最低的。此项操作由于个体差异的不同,血管的情况,也有可能出现穿刺失败。在导管留置期间可能会出现出血、感染、血栓、静脉炎、导管脱出等并发症。在没有出现的这些并发症的时候我们会有效的预防,要是出现了我们会及时地处理。您可以考虑一下。请问您愿意置管吗?

患者:好的,我愿意置管。

护士:那请您在这里签个字好吗?

护士:那我想看看您的血管好吗?

患者:好的。

护士:您左、右手臂的血管都挺好的。您左侧和右侧手臂有没有做过手术,或受过外伤呢?活动时用那一侧的手臂比较方便呢?

患者:没有做过手术或受过外伤,活动时右侧比较方便。

护士:好的,我知道了,那我们一会在左侧手臂的血管进行穿刺,这样您在活动的时候会方便一些的。您看可以吗?

患者:可以。

护士:那我再给您介绍一下 PICC 管的日常维护好吗?

护士:PICC 管穿刺成功后,局部需要压迫20分钟。然后我会带您去放射科透视定位,每周我们为你更换穿刺点敷贴3次,每天封管一次,请您穿刺侧肢体勿提重物,勿举过头顶,穿衣服时先穿穿刺侧肢体,脱衣服正好相反,局部敷贴勿打湿,洗澡时用保鲜膜包裹,如果贴膜有潮湿、卷边、有渗液,请及时告知护士更换,今天可以握拳活动,明天以后肢体可以弯曲活动。PICC 管可以携带回家,但要每周来医院维护一次,包括更换贴膜、接头、冲管,测量外管长度和穿刺上肢的臂围,如果有什么不舒服,请你及时告诉我,好吗? 谢谢您的配合。

【肿瘤患者放疗前沟通服务范例】

护士:核对床头牌(边说边核对),1床,王婷。王姐,您好,昨晚休息的好吗?

患者:还可以,不过就是从昨天下午李大夫说要开始做放疗,心里就一直在想着。

护士:是吗?来,王姐,让我再看一下您的腕带(边看边说:一床王婷),您不用紧张,我们现在就来聊聊做治疗的事情。

患者:小张,放疗怎么做啊? 您赶紧给我说说。

护士:王姐,放疗俗称电疗,是利用放射线电离辐射的生物学效应来杀死肿瘤细胞,而正常组织由于对放射相对不敏感而得以幸免。

患者:哦,那我大概放疗多长时间呢?

护士:每个病人有不同的治疗方案,像您的病,李大夫给您制定的放疗次数是33次,每次放疗的时间是3分钟。

患者:那放疗在哪里做? 我该注意些什么?

护士：放疗在放疗机房进行，机房在这栋楼的负一楼。明天李医生会带您去定位，定位后会在您皮肤上的治疗区域画条标记线。第一次做放疗李大夫也会陪着您，您去的时候要将金属物品和贵重物品交由家属保管。

患者：我听说，放疗很难受，有很多副作用。

护士：放疗是有一些副作用，但也没有那么可怕。主要的副作用有：①骨髓抑制，就是白细胞、血小板下降；②黏膜反应，表现为口腔黏膜溃疡、疼痛等；③唾液腺放射反应，表现为口干等；④照射区皮肤放射反应，可能会出现照射区域的皮肤发红、疼痛；⑤张口困难、颈部皮肤纤维化，表现为活动受限制。通过多年的临床实践，每个人的个体反应都有差异，而且我们在放疗前后都会采取预防措施，尽可能把副反应降到最低，让您少受痛苦。请您尽量配合我们。

患者：那我要怎么配合呢？

护士：首先，您要保持照射区皮肤清洁、干燥，忌用肥皂，不要热敷、剃毛或粘贴胶布，不要暴晒，勿用手指搔痒，在放疗期间保持床铺平整、清洁，穿宽松柔软、无领的纯棉内衣。这是促愈灵擦剂，做放疗后您把它涂在面部以下和颈部以上的部位，可以保护您的皮肤。其次，一定要保证放疗标记线的清晰，如不清晰，请找李大夫描画，千万不能自己描画或找人代画。

患者：好的。

护士：放疗可使唾液腺受损致唾液分泌减少，您可能会觉得口干舌燥，您每天都可进行双侧脸颊按摩，用拇指及大鱼际紧贴耳前皮肤轻轻按摩，可促进腮腺血液循环；以舌尖在口腔内部紧贴颊黏膜作旋转动作，也有利于唾液产生。您一定要注意保持口腔卫生，李医生给您开了三种漱口液,这是生理盐水加庆大霉素、利多卡因和地塞米松,作用是减轻黏膜反应和减轻疼痛;这是摩尔伦漱口液,预防口腔感染;这是生理盐水加碳酸氢钠,作用是抑制细菌感染。您每天都要用这些漱口液交替漱口,吃完东西后随时漱口,晚睡前和晨起都要漱口。如果咽部疼痛无法进食,您可在进食前喝下这种漱口液,可以减轻疼痛。不过要注意的是,其他的两种漱口液都不能喝哦。

患者:好的。

护士:您要用软毛牙刷刷牙,并注意保护牙齿,不啃咬硬物。如需要拔牙,应在放疗前拔除,待伤口愈合后7~10天再做放疗;放疗后2年内是不能拔牙的。

患者:好的。李医生已经检查过我的口腔了。

护士:对,做口腔检查是放疗前的常规。王姐,您每日还要进行最大幅度的张口训练和颈部锻炼,具体方法是:张大嘴巴,张口时以能竖着放进3根并拢手指头为宜,坚持5~10秒再闭拢,3次/日,30~50下/次;颈部运动:坐位时进行点头、转头锻炼,动作轻柔,幅度不能过大。再练习咀嚼、鼓腮、微笑、屏气,4~6次/天,每次5~15分钟。您一定要坚持做到以上几点。

患者:我会坚持的。请你监督我。

护士:我会每天来指导你。另外,您每天还要进行鼻腔冲洗,以清除鼻咽腔黏膜表面的分泌物,保持鼻腔清洁、湿润,减轻放疗反应,增加癌细胞对放射线的敏感度。您要避免感冒和中耳炎,尽量不掏耳朵、鼻腔,打喷嚏时不宜过于用力,洗澡时防止耳内进水。

患者:好的。

护士:放疗早期可出现乏力、恶心等,这期间应增加营养,注意休息,减少体力消耗。

患者:那我能吃些什么呢?

护士:由于放疗中出现口干、咽痛、口腔黏膜炎以及味觉、嗅觉减退,您应选择高蛋白、高热量、高维生素、温和、易消化的软或流质饮食,忌烟酒。平时多漱口、多喝温开水。主食以大米、小麦、豆类为主,如稀饭、馄饨、面片等;肉类可以做成肉汤,如鸡汤、鱼汤;蔬菜可选择苦瓜、胡萝卜、菠菜、大白菜、黄瓜、冬瓜、百合等,注意蔬菜以炖煮最好,要做得软烂,易消化;水果应选梨、香蕉、西瓜等,注意不要吃太酸的水果,也可将水果打汁饮用。出现口腔溃疡时,避免食用过冷过热、过酸或粗糙生硬、刺激性的食物与饮料,如咖啡、辣椒等。食物和水以温凉为宜,细嚼慢咽。

患者:护士,您说了这么多,我一下子记不住,怎么办?

护士:不用担心,我这有一份有关放疗期间的健康宣教内容,给你放到这里,您有空看一看。

患者:好的,您想的真周到,我一定认真看。

护士:还有就是放疗不同程度抑制骨髓,使血液中的白细胞降低,白细胞是人体的健康卫士,它一旦降低,会影响正常的免疫功能,低到一定程度,就要暂时停止放疗,所以我们每周要定期抽血化验白细胞。希望您能理解。

患者:明白了。我会配合的。但是您刚说每周都要抽血,对我的身体有没有伤害?

护士:不会的,请您放心。做化验所需的血对您没有任何影响。不管白细胞降低与否,这段时间您需要注意生活和饮食卫生,平时尽量减少外出,如需外出,请您注意保暖,或者戴上口罩。陪员不宜太多,探视时间不宜太久,特别是不要接触感冒的人,以防交叉感染。您记住了么?

患者:记住了。

护士:在您住院期间放疗前我们还要给您输一些液体,以保护腺体,减轻反应,增强抵抗力。

患者:好的,你们护士的扎针水平都挺好的,到时候我一定配合。

护士:出院后您也要继续上面我说的那些康复锻炼。还要定期来医院做复查。

患者:我一定坚持,配合到底。

护士:好的,让我们一起努力战胜疾病,我相信您会康复的。王姐,这是我的爱心联系卡,如果您有什么问题,请随时与我联系。

患者:好的,谢谢。

护士:不客气,也谢谢您的配合。我会每天来看您。那请您休息。

【出院指导护士服务范例】

接到出院医嘱

护士:阿姨,恭喜你,通过您和医护人员的积极配合,您可以出院了。为了您的身体健康,防止疾病复发,希望您出院后注意生活饮食的调整,继续进行康复治疗,遵照医嘱按时到医院复诊,同时请做好以下几点:

1.饮食应清淡。易消化,注意营养平衡。多食豆制品、鱼禽等高蛋白、低脂肪食物及胡萝卜、西红柿、卷心菜、绿叶蔬菜等高维生素食物。不要吃过咸过热的食物,少吃腌制食品,忌油腻、油炸、干硬、辛辣的刺激性食物。

2.生活起居应有规律,注意睡眠、休息充足,戒烟酒。另外,根据个人的身体状况,适当进行锻炼活动,保持心情愉快,避免过悲过喜。

3.康复锻炼是疾病恢复中非常重要的部分,出院后您需要坚持锻炼有氧运动康复操(第二套),下面我会教您,同时,我们也有光碟,您带回家边看边练习。在家中、工作单位应努力去做所有常规的日常活动,如盥洗、梳头、扫地等。生活和工作中注意:不在患肢静脉注射、输液、抽血、量血压;不用患肢提重物;不在患肢戴过紧的戒指、镯子等饰品;不用患肢长时间背包;避免蚊虫叮咬,避免搔抓、避免外伤;家务时佩戴手套、有破损及时处理;避免患肢长时间下垂;睡觉时垫小枕抬高患肢;注意患者肢保暖,内衣以全棉、宽松为宜。一旦发生患侧上肢水肿时,应立即咨询专科医生和护士。

出院时,医生给您开的药物,请您遵照医嘱按时服用,不要自行停服或不按规定时间服用,以免影响疾病康复。

出院后,若发现原有疾病再次发作,需及时到医院复查。一般无特殊情况,请按医嘱定期(3~6个月)到医院复诊。

护士:阿姨您还有什么疑问和需要吗?

患者:你讲得很详细,我都听明白了。谢谢你们对我精心的照顾。

护士:阿姨,一会结完账您就可以回家了,我来帮您收拾东西吧!

患者:谢谢,你们真不愧被称为白衣天使。

护士:您的健康就是对我们最好的回报。

【健康教育护理服务范例】

患者陈某,女,49岁,中学教师,准备在全麻下行胆囊切除、胆总管探查术。右乳癌,准备在全麻下行右乳癌根治术因患者胆囊息肉准备在全麻下行腹腔胆囊切除术。

病人:"对不起,护士,我想上厕所。"

护士:"陈老师,您不要去厕所,请试一下便盆吧。"

病人:"我怎么能在床上小便呢?"

护士:"陈老师,术后几天您不能下床,所以您必须学会用便盆,否则您会增加手术后的不舒适。"

病人:"好吧,我试一下。护士,我明天什么时候进手术室?"

护士:"手术时间定在明早8点,到时候手术室护士会来接您的,我会在7点叫醒您,您洗漱后,7点半需要给您留置一根胃管,及一根尿管。"

病人:"胃管、尿管,很难受吧?为什么要插?"

护士:"术前留置胃管是为了及时吸出积聚在胃内的气体和液体,防止术中呕吐物进入呼吸道和手术后胃蠕动未恢复引起呕吐、腹胀加重伤口疼痛。留置尿管是为了及时引出膀胱中的尿液,观察尿量,防止手术中误伤膀胱。"

病人:"原来这样,非插不可?"

护士:"是的,必须要留置的,只要您按照我告诉您的方法配合好,会很顺利的。"

病人:"护士,手术要做多久?"

护士:"这要看手术过程和您从麻醉中清醒的时间了。您大概会在中午回到病房。您看起来很担心,您还有什么问题?"

病人:"护士,手术会不会很疼?"

护士:"别担心,您用的是全麻,所以在手术过程中您不会有任何感觉,等您醒来,您就会发现自己已经回到病房了,您可能会觉得头晕和疼痛，如果您不能忍受就告诉我，我们会为您打止疼针的。您还可以术后放置镇痛泵，您就不会感觉到疼痛了，手术后三天拔除，疼痛已经可以忍受了。您醒来后会发现身上带有一些管子，这些管子可能会让您觉得不舒服，但它们却有非常重要的作用，您千万不要去动它们。"

病人："知道了。"

护士："您的家人在手术同意书上签字了吗？"

病人："签了。"

护士："好了，在手术前我们要做些准备工作。首先，要给您采2ml血样，送到血库，手术中需要输血时使用，然后是清洁备皮减少细菌入侵伤口，我们给您处理完后您就去洗澡。"

病人："这么多事情，那我晚上可以吃饭吗？"

护士："晚饭可以吃，但要吃一些流质的食物，晚上10点以后绝对不能进食，也不能喝水。陈老师，您的长发很漂亮。"

病人："是吗？谢谢！"

护士："明天早晨，您可以把长发编起来用橡皮筋扎住，别遮住脸，另外，我为您准备了洗指甲水，帮您把指甲油擦掉。"

病人："能告诉我原因吗？"

护士："因为指甲油遮盖了甲床，妨碍我们观察甲床颜色改变，另外也会干扰氧饱和度的测量。明天早晨，我会给您送来干净的病员服，请您脱掉自己所有的衣服，包括内衣、首饰、发卡等。"

病人："戒指也不能戴吗？"

护士："是，您还是摘下来，一来防止丢失，二来，如果手术中您的手指肿了，会妨碍血液循环的。"

病人："好吧。"

护士："您有活动的假牙吗?也请您取下来,因为它可能在手术中脱落,阻塞您的呼吸道。"

病人："我没有假牙。"

护士："那您有隐形眼镜吗? 也要取下来。"

病人："我记住了。谢谢你讲了这么多知识。"

护士："不用谢,这是我应该做的。您还有什么问题吗? 为您做手术的赵主任医术精湛,经验丰富,您放心,不要太紧张了,一定要休息好。"

病人："好的。"

术后指导

护士："陈老师,您醒来了,感觉怎么样,伤口疼得厉害吗? "

病人："有点疼,但是不厉害。"

护士："您的手术非常顺利,赵主任已经为您顺利切除了胆囊,并进行胆总管切开探查,一共取出六枚结石,手术中出血不多,您放心。"

家属："谢谢! 护士,手术后,我们应该注意些什么呢? "

护士:"首先,病人身上带有很多导管,每根管子都有它各自的作用,不可随便动它,留着这些管子会不舒服,但注意不要牵拉、扭曲、压迫,要保持引流通畅。我们会随时巡视病房,观察引流情况,及时倾倒引流液的。这是胃管、尿管,是术前插好的;这是手术后放置的 T 形管,它的作用是支撑胆道,引流胆汁。T 管留置时间比较长,一般 2~3 周,拔管前还要做 T 形管造影,一切正常后才能拔管。第二,病人暂时还不能吃饭、喝水。要等到肠蠕动恢复,胃管拔掉以后才能进食。我们会为您输液补充能量、电解质、维生素并进行抗炎、止血治疗的。第三,病人现在最需要的是休息,我们会为您监测体温、脉搏、呼吸、血压,观察您的出入液量,有无排气、腹胀、大小便情况,和伤口愈合情况。陈老师,您放心,有事情您就按呼叫器。您休息吧。一会儿您可能会感到疼痛,如果您觉得不能忍受就告诉我们,医生会为您安排打止疼针的。"

家属:"谢谢您的介绍。我们记住了。"

护士:"不用客气,这是我们应尽的义务。"

2小时后

病人:"护士,我疼得很厉害。"

护士:"好,您暂时忍耐一下,我为您打止疼针。"

病人:"现在我感觉好多了,就是口渴,能喝水吗?"

护士:"不行,我帮您湿润一下嘴唇来缓解您的口渴吧,要等到您的肠蠕动恢复后才能喝水。"

病人:"谢谢,那什么时候我可以吃饭?"

护士:"肠蠕动恢复后,您排了气,先是拔胃管,然后过渡到半流食、软食,最后到普通饮食。"

病人:"我都可以吃些什么呢?"

护士:"例如稀饭、无油的清汤、蔬菜汁,然后吃些汤面、粥、豆腐、面条、软米饭、饺子、蛋、鱼、蔬菜、水果等,但是不要吃难消化的、油炸的食物,辛辣的刺激性及油重的食物,暂时不要吃肥肉,要注意饮食卫生。"

病人:"谢谢,我知道了。"

护士:"不用谢,您还有什么问题吗?如果没有事情您就休息吧,术后充分的休息是十分重要的,改天咱们再谈好吗?"

病人:"好的。"

附 录

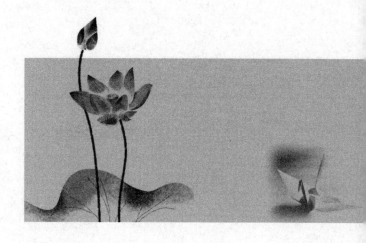

附录一：

护理常用 47 项操作技术

一、手卫生——一般手消毒操作评分标准

姓名：_____　　　　　　　　　　　　　　　总得分 _____

项目	考核要素	分值	考核方法	扣分	扣分理由	得分
1.操作前评估(30分)	直接接触患者前后、无菌操作前后、处理清洁或无菌物品之前	10				
	穿脱隔离衣前后，摘手套后	5				
	接触不同患者之间或者从患者身体的污染部位移动到清洁部位时	5				
	接触患者的血液、体液、分泌物、排泄物、黏膜皮肤或伤口敷料后	5				
	处理污染物品后	5				
2.操作步骤(60分)	手部不佩带戒指等饰物	5				
	正确应用六步洗手法，清洗双手，也可以将洗手分为七步，即增加清洗手腕	20				
	认真清洗指甲、指尖、指缝和指关节等易污染的部位	20				
	流动水下彻底冲洗，然后用一次性纸巾/毛巾彻底擦干，或者用干手机干燥双手	10				
	如水龙头为手拧式开关，则应采用防止手部再污染的方法关闭水龙头	5				
3.提问(1-2问题)(10分)		10				
4.总分		100				

姓名：_____　　　　　　　　　　　总得分_____

项目	考核要素	分值	考核方法	扣分	扣分理由	得分
1.操作前评估洗手指征（15分）	进行外科手术或者其他按外科手术洗手要求的操作之前	10				
2.操作步骤（80分）	修剪指甲、锉平甲缘，清除指甲下的污垢	10				
	流动水冲洗双手、前臂和上臂下1/3	10				
	取适量皂液或其他清洗剂按六步洗手法清洗双手、前臂和上臂下1/3，用无菌巾擦干	30				
	取适量手消毒剂按六步洗手法揉搓双手、前臂和上臂下1/3，至消毒剂干燥	30				
3.提问（1~2问题）（15分）		5				
		5				
4.总分		100				

二、无菌技术操作评分标准

姓名：＿＿＿＿＿＿＿＿ 总得分＿＿＿＿＿＿＿

项目	考核要素	分值	考核方法	扣分	扣分理由	得分
1.操作前评估（10分）	评估操作环境是否符合要求	5				
	评估着装符合要求，去除手上污垢	5				
2.操作步骤（80分）	无菌持物钳：					
	检查无菌持物钳包有无破损、潮湿、消毒指示胶带是否变色及其有效期	4				
	打开无菌钳包，取出镊子罐置于治疗台面上	4				
	取放无菌钳时，钳端闭合向下，不可触及容器口边缘，用后立即放会容器内	4				
	标明打开日期及时间	4				
	戴无菌手套：					
	选择尺码合适的无菌手套，检查有无破损、潮湿及其有效期	4				
	取下手表,洗手	4				
	按照无菌技术原则和方法戴无菌手套	4				
	双手对合交叉调整手套位置，将手套翻边扣套在工作服衣袖外面					

项目	考核要素	分值	考核方法	扣分	扣分理由	得分
	取用无菌溶液:					
	对所使用的无菌溶液进行检查、核对	4				
	按照无菌技术要求取出无菌液体	4				
	手握标签面，先倒少量溶液于弯盘内，再由原处倒所需液量于无菌容器内，	4				
	盖好治疗巾					
	取用后立即塞上橡胶塞，消毒瓶塞边缘	4				
	无菌容器使用:	4				
	打开无菌容器时，应当将容器盖内面朝上置于稳妥处，或者拿在手中	4				
	用毕即将容器盖严	4				
		4				
	手持无菌容器时,应当托住底部	4				
	从中取物品时，应将盖子全部打开，避免物品触碰边缘而污染	4				
	铺无菌盘:					
	检查无菌包有无破损、潮湿、消毒指示胶带是否变色及其有效期	3				

项目	考核要素	分值	考核方法	扣分	扣分理由	得分
	打开无菌包,用无菌钳取出1块治疗巾,放于治疗盘内	3				
	双手捏住无菌巾上层两角的外面,轻轻抖开,双折铺于治疗盘内,上层向远端呈扇形折叠,开口边向外	3				
	放入无菌物品后,将上层盖于物品上,上下层边缘对齐,开口处向上翻折两次,两侧边缘向下翻折一次	3				
3.提问(1-2个问题)(10分)		5				
		5				
4.总分		100				

三、生命体征监测——体温测量操作评分标准

姓名：_____   总得分_____

项目	考核要素	分值	考核方法	扣分	扣分理由	得分
1.操作前评估（15分）	询问、了解患者的身体状况，向患者解释测量体温的目的,取得患者的配合	10				
	评估患者适宜的测温方法	5				
2.操作步骤（60分）	洗手，检查体温计是否完好，将水银柱甩至35°以下	10				
	根据患者病情、年龄等因素选择测量方法	10				
	(1)测腋温时应当擦干腋下的汗液，将体温计水银端放于患者腋窝深处并贴紧皮肤,防止脱落。测量5~10min后取出	30				
	(2)测口温时应当将水银端斜放于患者舌下，闭口3min后取出					
	(3)测肛温时应当先在肛表前端涂润滑剂，将肛温计的水银端轻轻插入肛门3~4cm,3分钟后取出。用消毒纱布擦拭体温计					
	读取体温数,消毒体温计	10				
3.指导患者（15分）	告知患者测口温前15~30分钟勿进食过冷、过热食物，测口温时闭口用鼻呼吸，勿用牙咬体温计	10				
	根据患者实际情况，可以指导患者学会正确测量体温的方法	5				
4.提问(1~2个问题)（10分）		10				
5.总分		100				

三、生命体征监测——脉搏测量

姓名：_____ 总得分_____

项目	考核要素	分值	考核方法	扣分	扣分理由	得分
1.操作前评估（15分）	了解患者的身体状况	8				
	向患者讲解测量脉搏的目的,取得患者的配合	7				
2.操作步骤（55分）	协助患者采取舒适的姿势,手臂轻松置于床上或桌面	15				
	以食指、中指、无名指的指端按压桡动脉,力度适中,以能感觉到脉搏搏动为宜	20				
	一般患者可以测量30秒,脉搏异常的患者,测量1分钟,核实后,报告医师	20				
3.指导患者（20分）	告知患者测量脉搏时的注意事项	10				
	根据患者实际情况,可以指导患者学会正确测量脉搏的方法	10				
4.提问(1~2个问题)（10分）		10				
5.总分		100				

三、生命体征监测——呼吸测量操作评分标准

姓名：_____ 总得分_____

项目	考核要素	分值	考核方法	扣分	扣分理由	得分
1.操作前评估（20分）	询问、了解患者的身体状况及一般情况	20				
2.操作步骤（60分）	观察患者的胸腹部，一起一伏为一次呼吸，测量30秒	20				
	危重病人呼吸不易观察时，用少许棉絮置于病人鼻孔前，观察棉花吹动情况，计数1分钟	20				
	如患者有紧张、剧烈运动、哭闹等,需稳定后测量。呼吸不规律的患者及婴儿应当测量1分钟	20				
3.提问(1~2个问题)（20分）		20				
4.总分		100				

三、生命体征监测——血压测量操作评分标准

姓名：_____   总得分_____

项目	考核要素	分值	考核方法	扣分	扣分理由	得分
1.操作前评估（10分）	询问、了解患者的身体状况	5				
	向患者讲解测量血压的目的,取得患者的配合	5				
2.操作步骤（70分）	检查血压计	5				
	协助患者采取坐位或卧位,保持血压计零点、肱动脉与心脏同一水平	20				
	驱尽袖带内空气,平整地缠于患者上臂中部,松紧以能放入一指为宜,下缘距肘窝2~3cm。听诊器置于肱动脉位置	20				
	按照要求测量血压,正确判断收缩压与舒张压	10				
	测量完毕,排尽袖带余气,关闭血压计	10				
	记录血压数值	5				
3.指导患者（10分）	告知患者测量脉搏时的注意事项	5				
	根据患者实际情况,可以指导患者或者家属学会正确测量血压的方法	5				
4.提问(1~2个问题)（10分）		10				
5.总分		100				

四、口腔护理操作评分标准

姓名：_____ 总得分_____

项目	考核要素	分值	考核方法	扣分	扣分理由	得分
1.操作前评估（15分）	询问、了解患者的身体状况。重点评估口腔黏膜状况	10				
	向患者讲解口腔护理的目的，取得患者的配合	5				
2.操作步骤（65分）	准备用物，根据患者病情选择口腔护理溶液	15				
	进行口腔护理操作时，避免清洁、污染交叉混淆	30				
	询问患者感受，并协助患者取舒适卧位	15				
	操作后清点棉球数量	5				
3.指导患者（10分）	告知患者在操作过程中的配合事项	5				
	指导患者正确的漱口方法，避免呛咳或者误吸	5				
4.提问(1~2个问题)（10分）		10				
5.总分		100				

五、鼻饲操作评分标准

姓名：_____   总得分_____

项目	考核要素	分值	考核方法	扣分	扣分理由	得分
1.操作前评估(15分)	询问患者身体状况,了解患者既往有无插管经历。向患者解释,取得患者合作	8				
	评估患者鼻腔状况,包括鼻腔黏膜有无肿胀、炎症、鼻中隔偏曲、息肉等,既往有无鼻部疾患	7				
2.操作步骤(65分)	核对医嘱,准备用物。根据医嘱准备鼻饲液	10				
	携物品至患者旁,为患者取适当体位	10				
	检查胃管是否通畅,测量胃管放置长度	10				
	为患者进行插管操作,插入适当深度并检查胃管是否在胃内	20				
	选择合适位置固定胃管。灌注鼻饲液	15				
3.指导患者(10分)	告知患者插胃管和鼻饲可能造成的不良反应。告知患者鼻饲操作过程中的不适及配合方法	5				
	指导患者在恶心时做深呼吸或者吞咽动作。指导患者在带管过程中的注意事项,避免胃管脱出	5				
4.提问(1~2个问题)(10分)		10				
5.总分		100				

六、导尿操作评分标准

姓名：_____   总得分_____

项目	考核要素	分值	考核方法	扣分	扣分理由	得分
1.操作前评估（10分）	询问、了解患者的身体状况。了解患者膀胱充盈度及局部皮肤情况	5				
	向患者解释导尿的目的、注意事项,取得患者的配合	5				
2.操作步骤（65分）	核对医嘱,做好准备	10				
	携用物至患者旁, 关闭门窗,为患者遮挡,协助患者做好准备	10				
	按照无菌操作原则实施导尿操	30				
	插入导尿管后注入 10~15ml 无菌生理盐水,轻拉尿管证实尿管固定稳妥	10				
3.指导患者（20分）	指导患者放松,在插管过程中协调配合,避免污染	5				
	指导患者在留置尿管期间保证充足入量,预防发生感染和结石	5				
	告知患者在留置尿管期间防止尿管打折、弯曲、受压、脱出等情况发生, 保持通畅。保持尿袋高度低于耻骨联合水平,防止逆行感染	5				
	指导长期留置尿管的患者进行膀胱功能训练及骨盆底肌的锻炼,以增强控制排尿的能力	5				
4.提问(1~2个问题)（10分）		10				
5.总分		100				

七、胃肠减压操作评分标准

姓名：_____ 总得分_____

项目	考核要素	分值	考核方法	扣分	扣分理由	得分
1.操作前评估（15分）	询问、了解患者身体状况	8				
	向患者解释,取得患者配合	7				
2.操作步骤（65分）	核对患者,准备用物	10				
	携物品至患者旁,为患者选择适当体位	10				
	检查胃管是否通畅,测量胃管放置长度	10				
	为患者进行插管操作,插入适当深度并检查胃管是否在胃内	20				
	调整减压装置,将胃管与负压装置连接,妥善固定于床旁	15				
3.指导患者（10分）	告知患者胃肠减压的目的、方法及注意事项	5				
	告知患者留置胃肠减压管期间禁止饮水和进食,保持口腔清洁	5				
4.提问(1~2个问题)（10分）		10				
5.总分		100				

八、灌肠技术操作评分标准

姓名：_____   总得分_____

项目	考核要素	分值	考核方法	扣分	扣分理由	得分
1.操作前评估（10分）	询问、了解患者的身体状况、排便情况	5				
	向患者解释灌肠的目的,取得患者的配合	5				
2.操作步骤（60分）	核对医嘱,做好准备,保证灌肠溶液的温度适宜	10				
	携物品至患者旁,帮助患者取左侧卧位,为患者遮挡	10				
	按照要求置入肛管,置入合适长度后固定肛管,使灌肠溶液缓慢流入并观察患者反应	15				
	待溶液将要灌完时,夹紧肛管,拔出肛管放入弯盘内	15				
	灌肠完毕,嘱患者平卧,忍耐10~20分钟后再排便并观察大便性状	10				
3.指导患者（20分）	灌肠过程中,患者有便意,指导患者做深呼吸,同时适当调低灌肠筒的高度,减慢流速	10				
	指导患者如有心慌、气促等不适症状,立即平卧,避免意外的发生	10				
4.提问(1~2个问题)（10分）		10				
5.总分		100				

九、氧气吸入操作评分标准

姓名：＿＿＿＿＿＿＿＿　　　　　　　　　　总得分＿＿＿＿＿＿＿

项目	考核要素	分值	考核方法	扣分	扣分理由	得分
1.操作前评估(10分)	询问、了解患者身体状况,向患者解释,取得配合	5				
	评估患者鼻腔情况	5				
2.操作步骤(60分)	核对医嘱,做好准备	5				
	携用物至患者旁,协助患者取得舒适体位	10				
	用棉签清洁患者鼻孔	5				
	将氧气装置与供氧装置接通后,连接鼻导管,根据医嘱调节氧流量	20				
	检查导管是否通畅,然后将鼻导管轻轻插入患者鼻孔,并进行固定	20				
3.指导患者(20分)	根据患者病情,指导患者进行有效呼吸	5				
	告知患者不要自行摘除鼻导管或者调节氧流量	5				
	告知患者如感到鼻咽部干燥不适或者胸闷憋气时,应当及时通知医护人员	5				
	告知患者有关用氧安全的知识	5				
4.提问(1~2个问题)(10分)		10				
5.总分		100				

十、换药操作评分标准

姓名：_____   总得分 _____

项目	考核要素	分值	考核方法	扣分	扣分理由	得分
1.操作前评估（10分）	询问、了解患者的身体状况	5				
	观察、了解伤口局部情况	5				
2.操作步骤（65分）	核对医嘱	10				
	协助患者取得舒适的体位	5				
	正确暴露伤口	10				
	区分伤口类型并采取相应的换药方法	20				
	正确处理伤口并固定	20				
3.指导患者（15分）	告知患者换药的目的及配合事项					
	告知患者注意保持伤口敷料清洁干燥,敷料潮湿时应当及时更换					
4.提问(1~2个问题)（10分）		5				
		5				
5.总分		100				

十一、雾化吸入疗法操作评分标准

姓名：_____　　　　　　　　　　　　总得分_____

项目	考核要素	分值	考核方法	扣分	扣分理由	得分
1.操作前评估（15分）	询问、了解患者的身体状况,向患者解释雾化吸入的目的,取得患者合作	15				
2.操作步骤（65分）	核对医嘱，正确配置药液，做好准备	20				
	携物品至患者旁,帮助患者取合适体位	10				
	打开雾化开关，调节雾量，将面罩罩住患者口鼻	20				
	掌握正确的雾化方法和时间	15				
3.指导患者（10分）	指导患者用口吸气、鼻呼气的方法	5				
	告知患者如有不适时,及时通知医护人员	5				
4.提问(1~2个问题)（10分）		5				
		5				
5.总分		100				

十二、血糖监测操作评分标准

姓名：_____   总得分_____

项目	考核要素	分值	考核方法	扣分	扣分理由	得分
1.操作前评估（10分）	询问、了解患者的身体状况	5				
	向患者解释血糖监测的配合事项,取得患者配合	5				
2.操作步骤（65分）	核对医嘱,做好准备	10				
	安装采血笔,确认患者是否符合空腹或者餐后2小时血糖测定的要求	20				
	按照无菌技术原则采血	20				
	读数记录,数值异常时通知医师	15				
3.指导患者（15分）	告知患者血糖监测的目的	5				
	指导患者穿刺后按压时间1~2分钟	5				
	对需要长期监测血糖的患者,可以教会患者血糖监测的方法	5				
4.提问(1~2个问题)（10分）		5				
		5				
5.总分		100				

十三、口服给药法操作评分标准

姓名：_____   总得分_____

项目	考核要素	分值	考核方法	扣分	扣分理由	得分
1.操作前评估 （10分）	询问、了解患者的身体状况、药物过敏史及药物使用情况	5				
	观察患者口咽部是否有溃疡、糜烂等情况	5				
2.操作步骤 （65分）	发药前进行核对	10				
	按规定时间送药至患者旁,核对床号、姓名无误后再发药	10				
	协助患者服药。为鼻饲患者给药时,应当将药物研碎溶解后由胃管注入	20				
	若患者不在病房或者因故暂不能服药者,暂不发药,并做好交班	10				
	观察患者服药效果及不良反应	15				
3.指导患者 （15分）	告知患者所服的药物药名、剂量、服用方法	10				
	告知患者特殊药物服用的注意事项	5				
4.提问(1~2个问题) （10分）		5				
		5				
5.总分		100				

十四、密闭式输液操作评分标准

姓名：_____　　　　　　　　　　　总得分_____

项目	考核要素	分值	考核方法	扣分	扣分理由	得分
1. 操作前评估（10分）	询问、了解患者的身体状况	5				
	评估患者穿刺部位的皮肤、血管状况	5				
2.操作步骤（70分）	核对医嘱，做好准备工作	5				
	携用物至患者床旁，协助患者做好准备工作，取舒适体位	10				
	将药液及输液器备好待用，选择患者适宜的穿刺部位	10				
	穿刺部位下铺垫巾，在穿刺处上部系紧止血带，消毒注射部位皮肤，嘱患者握紧拳头，使静脉充盈，排气	15				
	按无菌技术原则进行穿刺，成功后松止血带，固定	15				
	调节输液速度，一般成人40~60滴/min，儿童20~40滴/min	5				
	协助患者取舒适卧位，将呼叫器放置于患者可及位置	5				
	签字、查对，观察患者情况及有无输液反应	5				
3.指导患者（10分）	告知患者所输药物	5				
	告知患者输液中的注意事项	5				
4.提问(1~2个问题)（10分）		5				
		5				
5.总分		100				

十五、密闭式静脉输血操作评分标准

姓名：_____   总得分_____

项目	考核要素	分值	考核方法	扣分	扣分理由	得分
1. 操作前评估 (10分)	询问、了解患者的身体状况，了解患者有无输血史及不良反应，必要时，遵医嘱给予抗组织胺或者类固醇药物	5				
	评估患者血管情况，选择适宜的输注部位	5				
2.操作步骤 (70分)	核对医嘱，根据医嘱采血样送血库做交叉配血试验	5				
	仔细核对配血报告上的各项信息	5				
	输血前再次双人核对血袋包装、血液性质，配血报告单上的各项信息，核实血型检验报告单，确定无误方可实施输血	10				
	携输血用物至患者旁，由两名医务人员共同核对患者姓名及血型	10				
	选择患者适宜的穿刺部位，按照无菌技术原则进行穿刺	10				
	根据患者情况及输入血液成分调节滴速	10				
	协助患者取舒适体位，将呼叫器放于患者可触及位置	10				
	再次核对血型，观察患者有无输血反应	10				
3.指导患者 (10分)	向患者解释输血的目的及所输入血液制品的种类	5				
	告知患者常见输血反应的临床表现，出现不适时及时告诉医护人员	5				
4.提问(1~2个问题) (10分)		5				
		5				
5.总分		100				

十六、静脉留置针操作评分标准

姓名：_____   总得分_____

项目	考核要素	分值	考核方法	扣分	扣分理由	得分
1. 操作前评估 （10分）	询问、了解患者的身体状况，向患者解释并取得患者配合	5				
	评估患者局部皮肤及血管情况	5				
2.操作步骤 （70分）	核对医嘱，做好准备	5				
	携用物至患者旁，协助患者做好准备，取舒适体位	5				
	选择患者适宜的穿刺部位进行穿刺，穿刺成功后，松开止血带，并压住导管前端处的静脉，抽出针芯，连接肝素帽或者正压接头，用无菌透明膜作封闭式固定	30				
	将输液器与肝素帽或者正压接头连接	5				
	根据患者病情调节滴速	5				
	在无菌透明膜上注明穿刺日期	5				
	协助患者取舒适卧位，将呼叫器放于患者可触及位置	5				
	观察患者情况	5				
	封管时消毒肝素帽或者正压接头，用5~10ml肝素盐水正压封管	10				
3.指导患者 （10分）	向患者解释使用静脉留置针的目的和作用	5				
	告知患者注意保护使用留置针的肢体，不输液时，也尽量避免肢体下垂姿势，以免由于重力作用造成回血堵塞导管	5				
4.提问(1~2个问题) （10分）		5				
		5				
5.总分		100				

十七、静脉采血操作评分标准

姓名：_____ 　　　　　　　　　　总得分_____

项目	考核要素	分值	考核方法	扣分	扣分理由	得分
1. 操作前评估（10分）	询问、了解患者是否按照要求进行采血前准备，例如是否空腹等	5				
	评估患者局部皮肤及血管情况	5				
2.操作步骤（65分）	核对医嘱，做好准备	10				
	协助患者做好准备，取舒适体位	10				
	选择患者适宜的穿刺部位，按照无菌技术原则进行穿刺	20				
	采集适量血液后，松止血带	10				
	按要求正确处理血标本	15				
3.指导患者（10分）	按照检验的要求，指导患者采血前做好准备	10				
	采血后，指导患者采取正确的按压方法	5				
4.提问(1~2个问题)（10分）		5				
		5				
5.总分		100				

十八、静脉注射法操作评分标准

姓名：_____　　　　　　　　　　总得分_____

项目	考核要素	分值	考核方法	扣分	扣分理由	得分
1. 操作前评估（15分）	询问患者的身体状况，向患者解释并取得患者配合	5				
	评估患者局部皮肤及血管情况	5				
2.操作步骤（65分）	核对医嘱，做好准备	5				
	携用物至患者旁，帮助患者做好准备，取舒适体位	5				
	按无菌操作原则抽取药液，排尽空气	20				
	选择患者合适的血管，紧止血带，按照无菌技术原则穿刺成功后，松止血带，缓慢注入药液	20				
	注射过程中，观察患者局部和全身反应	10				
	注射完毕后迅速拔针，按压穿刺点	5				
3.指导患者（10分）	向患者解释注射的目的及注意事项	10				
	告知患者可能发生的反应，如有不适及时告诉医护人员	5				
4.提问(1~2个问题)（10分）		5				
		5				
5.总分		100				

十九、动脉血标本的采集操作评分标准

姓名：_____   总得分_____

项目	考核要素	分值	考核方法	扣分	扣分理由	得分
1.操作前评估(15分)	询问、了解患者的身体状况,了解患者吸氧状况或者呼吸机参数的设置	5				
	向患者解释动脉采血的目的及穿刺方法,取得患者配合	5				
	评估患者穿刺部位皮肤及动脉搏动情况	5				
2.操作步骤(65分)	核对医嘱,做好准备	5				
	携用物至患者旁,核对后协助患者取舒适体位,暴露穿刺部位	5				
	先抽取少量肝素,湿润注射器后排尽。(或使用专用血气针)	10				
	消毒穿刺部位,确定动脉及走向后,迅速进针,动脉血自动顶入血气针内,一般需要1ml左右	20				
	拔针后立即将针头斜面刺入橡皮塞或专用凝胶针帽隔绝空气	10				
	将血气针轻轻转动,使血液与肝素充分混匀,立即送检	10				
	使患者垂直按压穿刺部位5~10min	5				
3.指导患者(10分)	指导患者抽取血气时尽量放松、平静呼吸,避免影响血气分析结果	5				
	告知患者正确按压穿刺点,并保持穿刺点清洁、干燥	5				
4.提问(1~2个问题)(10分)		5				
		5				
5.总分		100				

二十、肌内注射操作评分标准

姓名：_____ 　　　　　　　　　总得分_____

项目	考核要素	分值	考核方法	扣分	扣分理由	得分
1. 操作前评估（10分）	询问、了解患者身体状况，向患者解释，取得患者配合	5				
	了解药物使用注意事项及患者注射部位状况	5				
2.操作步骤（70分）	核对医嘱，做好准备	10				
	携用物至患者旁，帮助患者做好准备，取合适体位，为患者进行遮挡，暴露注射部位	5				
	按照无菌操作原则抽取药液，排尽空气	20				
	消毒注射部位皮肤，进行注射	20				
	推注药液时观察患者反应	10				
	注射完毕，用干棉签按压针眼处，迅速拔针。做注射后核对	5				
3.指导患者（10分）	告知患者注射时勿紧张、肌肉放松，使药液顺利进入肌组织，利于药液的吸收	5				
	告知患者所注射的药物及注意事项	5				
4.提问(1~2个问题)（10分）		10				
5.总分		100				

二十一、皮内注射操作评分标准

姓名：_____   总得分_____

项目	考核要素	分值	考核方法	扣分	扣分理由	得分
1. 操作前评估 (10分)	询问、了解患者身体状况，向患者解释，取得患者配合	5				
	询问患者有无药物过敏史，观察患者局部皮肤状况	5				
2.操作步骤 (70分)	核对医嘱，做好准备	5				
	携用物至患者旁。核对患者后，帮助患者取舒适体位	10				
	按无菌操作原则抽取药液	20				
	选择适当注射部位，消毒注射部位皮肤，进行注射	10				
	观察患者用药反应	10				
	对做皮试的患者，按规定时间由两名护士观察结果	15				
3.指导患者 (10分)	向患者解释操作目的及配合、注意事项	10				
4.提问(1~2个问题) (10分)		10				
5.总分		100				

二十二、皮下注射操作评分标准

姓名：_____   总得分_____

项目	考核要素	分值	考核方法	扣分	扣分理由	得分
1. 操作前评估（10分）	询问、了解患者身体状况，向患者解释，取得患者配合	5				
	了解患者有无药物过敏史及注射部位状况	5				
2.操作步骤（65分）	核对医嘱,做好准备	5				
	携用物至患者旁，核对患者,帮助患者取舒适体位	10				
	选择并暴露合适的注射部位，按无菌操作原则抽取药液，消毒注射部位皮肤，实施注射	30				
	注射完毕以棉球轻压针刺处,快速拔针	10				
	观察患者用药反应	10				
3.指导患者（15分）	向患者解释操作目的及配合、注意事项	5				
	皮下注射胰岛素时，告知患者注射后15分钟开始进食，以免因注射时间过长而造成患者低血糖	10				
4.提问(1~2个问题)（10分）		5				
		5				
5.总分		100				

二十三、物理降温法操作评分标准

姓名：_____ 总得分_____

项目	考核要素	分值	考核方法	扣分	扣分理由	得分
1.操作前评估（15分）	询问、了解患者身体状	5				
	了解患者局部组织状态,皮肤情况	5				
	向患者解释,取得患者配合	5				
2.操作步骤（55分）	核对医嘱、核对患者后,进行环境准备,关闭门窗,保证室内温度适宜,为患者进行遮挡	10				
	实施冰袋降温:取去冰棱角的冰块适量装入冰袋,放置于患者所需部位,观察局部血液循环和体温变化情况	15				
	实施冰帽降温:取去冰棱角的冰块适量装入冰帽,放置于患者头部,观察局部血液循环和体温变化情况	10				
	实施冷湿敷降温:将敷布按正确方法敷于所需部位,按要求更换敷布,并观察局部皮肤颜色和体温变化	10				
	实施温水/乙醇擦浴降温:帮助患者暴露擦浴部位,头部置冰袋,足底部置热水袋,按正确方法及顺序擦浴,擦拭完毕半小时后测量体温	10				

项目	考核要素	分值	考核方法	扣分	扣分理由	得分
3.指导患者（20分）	告知患者物理降温的目的及有关配合事项	5				
	告知患者在高热期间保证摄入足够的水分	5				
	指导患者在高热期间采取正确的通风散热方法，避免捂盖	5				
	告知患者在软组织扭伤、挫伤48小时内禁忌使用热疗	5				
4.提问(1~2个问题)（10分）		10				
5.总分		100				

二十四、心肺复苏基本生命支持术操作评分标准

姓名：_____   总得分_____

项目	考核要素	分值	考核方法	扣分	扣分理由	得分
1.操作前评估(15分)	判断患者意识：呼叫患者、轻拍患者肩部。确认意识丧失,立即呼救,寻求他人帮助	5				
	判断患者呼吸:通过看、听、感觉(看:胸部有无起伏;听:有无呼吸音;感觉:有无气流逸出。)三步骤完成,判断时间10秒钟,无反应表示呼吸停止,应立即给予人工呼吸	5				
	判断患者颈动脉搏动:术者食指和中指指间触及患者气管正中部(相当于喉结的部位),旁开两指,至胸锁乳突肌前缘凹陷处。判断时间为10秒。如无搏动,立即进行胸外按压	5				
2.操作步骤(75分)	开放气道:					
	将床放平,如果是软床,胸下需垫胸外按压板,将患者放置于仰卧位	5				
	取下活动义齿。如有明显呼吸道分泌物,应当清理患者呼吸道	5				
	采用仰头抬颏法	10				
	人工呼吸:					
	口对口人工呼吸:送气时捏住患者鼻子,呼气时松开,送气时间为1秒,见胸廓抬起即可	10				

项目	考核要素	分值	考核方法	扣分	扣分理由	得分
	应用简易呼吸器:将简易呼吸器连接氧气，氧流量 8~10 l/min，一手以 "EC" 手法固定面罩，另一手挤压简易呼吸器，每次送气 400~600ml,频率 10~12 次/min	10				
	胸外按压:					
	按压部位:胸骨中下 1/3 处	5				
	按压手法:一手掌根部放于按压部位，另一手平行重叠于此手背上，手指并拢，只以掌根部接触按压部位，双臂位于患者胸骨的正上方，双肘关节伸直，利用上身重量垂直下压	10				
	按压幅度：使胸骨下陷 4~5cm,而后迅速放松，反复进行	10				
	按压时间:放松时间=1:1	5				
	按压频率:100 次/分	10				
	胸外按压:人工呼吸=30:2					
	操作 5 个循环后再次判断颈动脉搏动及人工呼吸 10s,如已恢复，进行进一步生命支持;如颈动脉搏动及人工呼吸未恢复，继续上述操作 5 个循环后再次判断，直至高级生命支持人员及仪器设备的到达	5				
3.提问(1~2 个问题)（10 分）		10				
4.总分		100				

二十五、经鼻/口腔吸痰法操作评分标准

姓名：＿＿＿＿＿＿＿＿　　　　　　　　　　　　　总得分＿＿＿＿＿＿＿＿

项目	考核要素	分值	考核方法	扣分	扣分理由	得分
1.操作前评估 (10分)	了解患者的意识状态、生命体征、吸氧流量。患者呼吸道分泌物的量、黏稠度、部位	5				
	对清醒患者应当进行解释，取得患者配合	5				
2.操作步骤 (70分)	做好准备，携物品至患者旁，核对患者，帮助患者取合适体位	10				
	连接导管，接通电源，打开开关，检查吸引器性能，调节合适的负压	10				
	检查患者口腔，取下活动义齿	5				
	连接吸痰管，润滑冲洗吸痰管	10				
	插管深度适宜，吸痰时轻轻左右旋转吸痰管上提吸痰	20				
	如果经口腔吸痰，告诉患者张口。对昏迷患者可以使用压舌板或者口咽气道帮助其张口，吸痰方法同清醒患者，吸痰毕，取出压舌板或口咽气道	10				
	清洁患者的口鼻，帮助患者恢复舒适体位	5				
3.指导患者 (10分)	如果患者清醒，安抚患者不要紧张，指导其自主咳嗽	5				
	告知患者适当饮水，以利痰液排除	5				
4.提问(1~2个问题) (10分)		5				
		5				
5.总分		100				

二十六、经气管插管/气管切开吸痰法操作评分标准

姓名：_____　　　　　　　　　　　　　　总得分_____

项目	考核要素	分值	考核方法	扣分	扣分理由	得分
1.操作前评估（10分）	了解患者病情、意识状态，了解呼吸机参数设置情况	5				
	对清醒患者应当进行解释，取得患者配合	5				
2.操作步骤（80分）	做好准备，携物品至患者旁，核对患者	5				
	将呼吸机的氧浓度调至100%，给予患者纯氧2min，以防止吸痰造成的低氧血症	5				
	接负压吸引器电源或者中心负压吸引装置，调节压力（成人为150~200mmHg）	5				
	打开冲洗水瓶	5				
	撕开吸痰管外包装前端，一只手戴无菌手套，将吸痰管抽出并盘绕在手中，根部与负压管相连	10				
	非无菌手断开呼吸机与气管导管，将呼吸机接头放在无菌纸巾上。用戴无菌手套的一只手迅速并轻轻地沿气管导管送入吸痰管，吸痰管遇阻力略上提后加负压，边上提边旋转边吸引，避免在气管内上下提插	15				

项目	考核要素	分值	考核方法	扣分	扣分理由	得分
	吸痰结束后立即接呼吸机通气，给予患者100%的纯氧2min，待血氧饱和度升至正常水平后再将氧浓度调至原来水平	10				
	冲洗吸痰管和负压吸引管，如需再次吸痰应重新更换吸痰管	10				
	吸痰过程中应当观察患者痰液情况、血氧饱和度、生命体征变化情况	10				
	协助患者取安全、舒适体位	5				
3.提问(1~2个问题)(10分)		5				
		5				
4.总分		100				

二十七、心电监测操作评分标准

姓名：_____ 总得分 _____

项目	考核要素	分值	考核方法	扣分	扣分理由	得分
1.操作前评估（20分）	评估患者病情、意识状态	5				
	评估患者皮肤状况	5				
	对清醒患者,告知监测目的及方法,取得患者合作	5				
	评估患者周围环境、光照情况及有无电磁波干扰	5				
2.操作步骤（60分）	检查监测仪功能及导线连接是否正常	10				
	清洁患者皮肤,保证电极与皮肤表面接触良好	10				
	将电极片连接至监测仪导联线上,按照监测仪标识要求贴于患者胸部正确位置,避开伤口,必要时应当避开除颤部位	20				
	选择导联,保证监测波形清晰、为干扰,设置相应合理的报警界限	20				
3.指导患者（10分）	告知患者不要自行移动或摘除电极片。告知患者和家属避免在监测仪附近使用手机,以免干扰监测波形	5				
	指导患者学会观察电极片周围皮肤情况,如有痒痛感及时告诉医护人员	5				
4.提问(1~2个问题)（10分）		5				
		5				
5.总分		100				

二十八、血氧饱和度监测操作评分标准

姓名：_____ 总得分_____

项目	考核要素	分值	考核方法	扣分	扣分理由	得分
1.操作前评估(20分)	了解患者身体状况、意识状态、吸氧流量	5				
	向患者解释监测目的及方法,取得患者合作	5				
	评估局部皮肤或指(趾)甲情况	5				
	评估周围环境光照条件,是否有电磁干扰	5				
2.操作步骤(60分)	准备好脉搏血氧饱和度监测仪,或者将监测模块及导线与多功能监护仪连接,检测仪器功能是否完好	20				
	清洁患者局部皮肤及指(趾)甲	10				
	将传感器正确安放于患者手指、足趾或者耳郭处,使其光源透过局部组织,保证接触良好	10				
	根据患者病情调整波幅及报警界限	20				
3.指导患者(10分)	告知患者不可随意摘取传感器	5				
	告知患者和家属避免在监测仪附近使用手机,以免干扰监测波形	5				
4.提问(1~2个问题)(10分)		5				
		5				
5.总分		100				

二十九、输液泵/微量输注泵的使用操作评分标准

姓名:_____   总得分_____

项目	考核要素	分值	考核方法	扣分	扣分理由	得分
1.操作前评估 (10分)	了解患者身体状况,向患者解释,取得患者合	5				
	评估患者注射部位的皮肤及血管情况	5				
2.操作步骤 (60分)	核对医嘱,做好准备	5				
	安全准确地安置输液泵	5				
	正确安装管路于输液泵,并与患者输液器连接	10				
	按照医嘱设定输液速度和输液量及其他需要设置的参数	20				
	使用微量输液泵应将配好药液的注射器连接微量输液泵泵管,注射器正确安装于微量输液泵	20				
3.指导患者 (20分)	告知患者使用输液泵的目的,输入药物名称及输液速度	5				
	告知患者输液肢体不要进行剧烈活动	5				
	告知患者或家属不要随意搬动或调输液泵保证用药安全	5				
	告知患者又不适感觉或机械报警及时通知医护人员	5				
4.提问(1~2个问题) (10分)		5				
		5				
5.总分		100				

三十、轴线翻身法操作评分标准

姓名:_____   总得分_____

项目	考核要素	分值	考核方法	扣分	扣分理由	得分
1.操作前评估 (10分)	了解患者病情、意识状态及配合能力	5				
	观察患者损伤部位、伤口情况和管路情况	5				
2.操作步骤 (60分)	核对患者,帮助患者移去枕头,松开背尾	10				
	三位操作者站于患者同侧,将患者平移至操作者同侧床旁	15				
	患者有颈椎损伤时,一操作者固定患者头部,沿纵轴向上略加牵引,使头、颈随躯干一起缓慢移动,第二操作者将双手分别置于肩部、腰部,第三操作者将双手分别置于腰部、臀部,使头、颈、肩、腰、髋保持在同一水平线上,翻转至侧卧位。患者无颈椎损伤时,可由两位操作者完成轴线翻身	30				
	将一软枕放于患者背部支持身体,另一软枕放于两膝之间并使双膝呈自然弯曲状	10				
	整理好病人床单	5				
3.指导患者 (10分)	告知患者翻身的目的和方法,以取得患者的配合	10				
4.提问(1~2个问题) (10分)		5				
		5				
5.总分		100				

三十一、患者约束法操作评分标准

姓名：_____ 　　　　　　　　　　　总得分_____

项目	考核要素	分值	考核方法	扣分	扣分理由	得分
1.操作前评估（10分）	评估患者病情、意识状态、肢体活动度、约束部位皮肤色泽、温度及完整性等。评估需要使用保护具的种类和时间	6				
	向患者和家属解释约束的必要性，保护具作用及使用方法，取得配合	4				
2.操作步骤（70分）	肢体约束法：暴露患者腕部或者踝部；用棉垫包裹腕部或踝部；将保护带打成双套结套在棉垫外，稍拉紧，使之不松脱；将保护带系于两侧床缘；为患者盖好被，整理床单位及用物	20				
	肩部约束法：暴露患者双肩；将患者双侧腋下垫棉垫；将保护带置于患者双肩下，双侧分别穿过病人腋下，在背部交叉后分别固定于床头；为患者盖好被，整理床单位及用物	20				

续上表

项目	考核要素	分值	考核方法	扣分	扣分理由	得分
	全身约束法:多用于患儿的约束。具体方法:将大单折成自患儿肩部至踝部的长度,将患儿放于中间;用靠近护士一侧的大单紧紧包裹同侧患儿的手足至对侧,自患儿腋窝下掖于身下,再将大单的另一侧包裹手臂及身体后,紧掖于靠护士一侧身下;如患儿过分活动,可用绷带系好	30				
3.指导患者(10分)	告知患者及家属实施约束的目的、方法、持续时间,使其理解保护具的重要性、安全性,征得同意方可使用	4				
	告知患者和家属实施约束中,护士将随时观察约束局部皮肤有无损伤、皮肤颜色、温度、约束肢体末梢循环状况,定时松解	3				
	指导患者和家属在约束期间保证肢体处于功能位,保持适当的活动度	3				
4.提问(1~2个问题)(10分)		10				
5.总分		100				

三十二、痰标本采集法操作评分标准

姓名：_____　　　　　　　　　　　　　　　总得分_____

项目	考核要素	分值	考核方法	扣分	扣分理由	得分
1.操作前评估（10分）	询问、了解患者身体情况，向患者解释，取得配合	5				
	观察患者口腔黏膜有无异常和咽部情况	5				
2.操作步骤（60分）	核对医嘱，做好准备	10				
	指导或者帮助患者按要求排痰	20				
	为人工辅助呼吸者吸痰时，要戴无菌手套，将痰液收集器连接在负压吸引器上，正确留取标本	20				
	注明标本留取时间，并按要求送检	10				
3.指导患者（20分）	告知患者检查目的、采集方法、采集时间	5				
	指导患者正确留取痰标本，告知患者留取痰液前要先漱口，然后深吸气，用力咳出第一口痰，留于容器中	10				
	告知患者不可将唾液、漱口水、鼻涕等混入痰中	5				
4.提问(1~2个问题)（10分）		5				
		5				
5.总分		100				

三十三、咽拭子标本采集操作评分标准

姓名：_____ 总得分_____

项目	考核要素	分值	考核方法	扣分	扣分理由	得分
1.操作前评估 (10分)	了解患者病情、口腔黏膜和咽部感染情况	5				
	向患者解释，取得配合	5				
2.操作步骤 (70分)	核对医嘱，做好准备	10				
	让患者用清水漱口，然后让患者发"啊"音，必要时使用压舌板	10				
	取出培养管中的拭子轻柔、迅速地擦拭两腭弓、咽及扁桃体	20				
	试管口在酒精灯火焰上部消毒	10				
	将拭子插入试管中，塞紧瓶塞	10				
	注明标本留取时间，及时送检	10				
3.指导患者 (10分)	告知患者检查目的、采集方法、采集时间	10				
4.提问(1~2个问题) (10分)		5				
		5				
5.总分		100				

三十四、洗胃操作评分标准（口服洗胃）

姓名：_____   总得分_____

项目	考核要素	分值	考核方法	扣分	扣分理由	得分
1.操作前评估（20分）	了解患者病情，安抚患者，取得患者合作	5				
	对中毒患者，了解患者服用毒药的名称、剂量及时间等	10				
	评估患者口鼻腔皮肤及黏膜有无损伤、炎症或其他情况	5				
2.操作步骤（70分）	患者取坐位，取下活动义齿	10				
	将一次性围裙置于患者胸前，水桶放于患者面前	10				
	用压舌板刺激患者咽后壁或舌根诱发呕吐，遵医嘱留取毒物标本送检	20				
	协助患者每次饮洗胃液300~500ml，用压舌板刺激患者咽后壁或舌根诱发呕吐	20				
	如此反复进行，直至洗出液水清、嗅之无味为止	10				
3.指导患者（10分）		5				
		5				
4.总分		100				

三十四、洗胃操作评分标准（自动洗胃机洗胃）

姓名：_____　　　　　　　　　　　总得分_____

项目	考核要素	分值	考核方法	扣分	扣分理由	得分
1.操作前评估（20分）	了解患者病情,安抚患者,取得患者合作	5				
	对中毒患者,了解患者服用毒药的名称、剂量及时间等	10				
	评估患者口鼻腔皮肤及黏膜有无损伤、炎症或其他情况	5				
2.操作步骤（70分）	连接洗胃机并打开电源	5				
	患者取左侧卧位,昏迷者取去枕平卧位,头偏向一侧	5				
	取下患者活动性义齿,取一次性围裙围于胸前,置弯盘及纱布于口角旁	10				
	润滑胃管,据患者情况选择胃管插入的深度	20				
	确定胃管在胃内后,遵医嘱留取毒物标本送检	10				
	连接洗胃机管道,调节参数,每次注入洗胃液300~500ml	10				
	洗胃过程中,密切观察患者病情、生命体征变化及洗胃情况,观察洗胃液出入量的平衡、洗出液的颜色、气味	10				
3.指导患者（10分）		5				
		5				
4.总分		100				

三十五、"T"管引流操作评分标准

姓名:＿＿＿＿＿＿＿＿＿　　　　　　　　　　　总得分＿＿＿＿＿＿＿

项目	考核要素	分值	考核方法	扣分	扣分理由	得分
1.操作前评估 (10分)	询问、了解患者病情	5				
	评估患者"T"管引流情况	5				
2.操作步骤 (70分)	做好准备,协助患者摆好体位,暴露"T"管及右腹壁,注意遮挡患者	10				
	将固定于腹壁外的"T"管,连接引流袋,引流袋应低于"T"管引流口平面	10				
	维持有效引流,引流管勿打折、勿弯曲,嘱病人保持有效体位,即平卧位时引流管应低于腋中线,站立或活动时不可高于腹部引流口平面,防止引流液逆流	10				
	观察胆汁颜色、性质、量,并记录	15				
	根据患者情况每天或隔日更换引流袋一次,具体方法:铺垫巾于所换引流管口处下方,用止血钳夹注引流管近端,将新引流带检查后挂于床边,出口处拧紧;一手捏住引流管,一手捏住引流带自接口处断开,将旧引流带放于医用垃圾袋中;消毒引流管口周围,将新的引流袋与引流管连接牢固,观察有无引流液引出并妥善固定	15				

续上表

项目	考核要素	分值	考核方法	扣分	扣分理由	得分
	"T"管拔除后,局部伤口以凡士林纱布堵塞,1~2日会自行封闭,观察伤口渗出情况、体温变化、皮肤巩膜黄染、呕吐、腹痛、腹胀等情况	10				
3.指导患者(10分)	告知患者放置或者更换引流袋的注意事项	5				
	指导患者在身体活动过程中保护"T"管	5				
4.提问(1~2个问题)(10分)		5				
		5				
5.总分		100				

三十六、造口护理操作评分标准

姓名：_____   总得分_____

项目	考核要素	分值	考核方法	扣分	扣分理由	得分
1.操作前评估 (20分)	评估患者对造口接受程度及造口护理知识了解程度	5				
	评估患者造口的功能状况及心理接受程度	5				
	评估患者自理程度,决定给予护理的方式	5				
	观察造口类型及造口情况	5				
2.操作步骤 (70分)	协助患者取舒适卧位,必要时使用屏风遮挡	5				
	由上向下撕离已用的造口袋,并观察内容物	5				
	温水清洁造口及周围皮肤,并观察周围皮肤及造口的情况	10				
	用造口量度表量度造口的大小、形状	10				
	绘线,做记号	10				
	沿记号修剪造口袋底盘,必要时可涂防漏膏、保护膜	10				
	撕去粘贴面上的纸,按照造口位置由下而上将造口袋贴上,夹好便袋夹	10				
3.指导患者 (10分)	向患者解释利用造口袋进行造口管理的重要性,强调患者学会操作的必要性	5				
	向其介绍造口特点以减轻恐惧感,引导其尽快接受造口的现实而主动参与造口自我管理	5				
4. 提问 (1~2个问题)(10分)		5				
		5				
5.总分		100				

三十七、膀胱冲洗护理操作评分标准

姓名:＿＿＿＿＿＿＿＿   总得分＿＿＿＿＿＿＿

项目	考核要素	分值	考核方法	扣分	扣分理由	得分
1.操作前评估 (10分)	评估患者病情、自理能力及合作情况等	5				
	评估患者尿液的性状、有无尿频、尿急、尿痛、膀胱憋尿感,是否排尽尿液及尿管通畅情况	5				
2.操作步骤 (80分)	备齐用物,床旁核对,取得患者合作	10				
	洗手,戴口罩	5				
	将膀胱冲洗液悬挂在输液架上,将冲洗管与冲洗液连接,Y形管一头连接冲洗管、另外两头分别连接导尿管和尿袋。连接前对各个连接部进行消毒	15				
	打开冲洗管,夹闭尿袋,根据医嘱调节冲洗速度	10				
	夹闭冲洗管,打开尿袋,排出冲洗液。如此反复进行	15				
	在持续冲洗过程中,观察患者的反应及冲洗液的量及颜色。评估冲洗液入量和出量,膀胱有无憋胀感	10				
	冲洗完毕,取下冲洗管,消毒导尿管口接尿袋,妥善固定,位置低于膀胱,以利引流尿液	10				
	协助患者取舒适卧位,整理床单	5				
3.提问(1~2个问题) (10分)		5				
		5				
4.总分		100				

三十八、脑室引流管的护理操作评分标准

姓名：_____   总得分_____

项目	考核要素	分值	考核方法	扣分	扣分理由	得分
1.操作前评估（10分）	评估患者病情、生命体征	5				
	询问患者有无头痛等主观感受	5				
2.操作步骤（70分）	备齐用物,床旁核对,向患者解释、取得合作	10				
	洗手、戴口罩	5				
	观察意识、瞳孔、生命体征的变化	5				
	严密观察脑脊液引流量、颜色、性质及引流速度	10				
	保持引流通畅,穿刺部位干燥,引流系统的密闭性	10				
	引流袋悬挂高度应当高于脑平面10~20厘米,以维持正常颅内压	10				
	每日更换头部无菌治疗垫巾,并在无菌操作下更换引流袋	10				
	患者体位舒适	5				
	整理物品、洗手、记录	5				
3.指导患者（10分）	患者按要求卧位	3				
	引流袋位置不能随意移动	3				
	保持伤口敷料清洁,不可抓挠伤口	4				
4.提问(1~2个问题(10分)		5				
		5				
5.总分		100				

三十九、胸腔闭式引流管的护理操作评分标准

姓名:_____　　　　　　　　　　　　　总得分_____

项目	考核要素	分值	考核方法	扣分	扣分理由	得分
1.操作前评估 (10分)	评估患者病情、生命体征	5				
	评估胸腔引流情况	5				
2.操作步骤 (70分)	备齐用物,核对患者,解释目的,取得合作 (注:水封瓶准备:要在瓶内注入外用盐水,注水量以水柱波动4~6cm为宜,在引流瓶的水平线上注明日期及水量)	15				
	洗手、戴口罩	5				
	用两把止血钳双重夹闭引流管	10				
	消毒引流管连接口,并与负压引流筒或水封瓶连接	10				
	观察引流是否通畅	10				
	将引流瓶放于安全处,保持引流瓶低于胸腔60~100cm	10				
	整理用物,洗手,记录引流液的性质、量及患者反应	10				
3.指导患者 (10分)	嘱患者不要拔出引流管及保持密闭状态	5				
	拔除引流管前嘱患者深吸气,然后屏住气,以免拔出引流管时管端损伤肺脏或疼痛及造成气胸	5				
4.提问 (1~2个问题)(10分)		5				
		5				
5.总分		100				

四十、产时会阴消毒操作评分标准

姓名：_____   总得分_____

项目	考核要素	分值	考核方法	扣分	扣分理由	得分
1.操作前评估（20分）	核对患者姓名、床号,告知患者会阴消毒的目的	5				
	检查会阴清洁度及外阴皮肤情况,做好操作前的解释工作	5				
	如为孕妇,了解孕周及产程开始情况,阴道流血、流液情况	5				
2.操作步骤（70分）	患者取外展屈膝位或者膀胱截石位,卧位合适	10				
	清洁:消毒前用清水或者肥皂水依顺序冲洗/擦洗会阴	15				
	消毒:第一遍消毒:用持物钳夹取浸有消毒液的纱球或棉球擦洗小阴唇、大阴唇→阴阜→左右大腿内侧上 1/3 处→肛周→肛门。根据需要第二遍消毒:更换持物钳,同法擦洗,步骤同上	30				
	消毒后,根据需要以生理盐水冲洗会阴,将无菌治疗巾置于臀下	10				
3.指导患者（10分）	告知患者操作过程中臀部不要抬起,以免冲洗水流入后背	3				
	告知患者双手不能触碰消毒区域	3				
	嘱孕妇如果宫缩来临时身体不要左右翻动,以免影响消毒效果	4				
4. 提问(1~2 个问题)(10分)		5				
		5				
5.总分		100				

四十一、早产儿暖箱的应用操作评分标准

姓名：＿＿＿＿＿＿＿＿　　　　　　　　　　　总得分＿＿＿＿＿＿＿＿

项目	考核要素	分值	考核方法	扣分	扣分理由	得分
1.操作前 评估 (10分)	了解患儿状况，包括体重等，告知家长应用暖箱治疗的必要性	10				
2.操作 步骤 (80分)	暖箱应用前核对患儿姓名、床号	10				
	患儿入箱前备好暖箱，检查各项仪表显示是否正常。暖箱湿度保持在55%~65%之间	10				
	根据患儿体重设定暖箱温度，一般体重在1501~2000g者，暖箱温度在30℃~32℃；体重在1001~1500g者，暖箱温度在32℃~34℃；体重<1000克者，暖箱温度宜在34℃~36℃。监测患儿体温，一般在32℃~36℃之间	10				
	预防交叉感染，每日清洁暖箱，更换水槽中蒸馏水	20				
	各项治疗、护理尽量在暖箱内集中进行，避免过多搬动，刺激患儿，如需将患儿抱出暖箱做治疗护理时，应注意保暖	20				
	密切观察患儿生命体征变化，注意面色、呼吸、心率、体温等，做好记录。密切观察箱温和使用情况，严格交接班，发现问题及时妥善处理	10				
3.提问(1~2个问题) (10分)		5				
		5				
4.总分		100				

四十二、光照疗法操作评分标准

姓名：_____   总得分_____

项目	考核要素	分值	考核方法	扣分	扣分理由	得分
1.操作前评估 (10分)	了解患儿每日血清总胆红素数值、体温、出入量等状况，告知患儿家长实施光照疗法的目的及必要性	10				
2.操作步骤 (80分)	核对患儿姓名、床号	10				
	备好光疗箱，检查各项仪表是否正常。相对湿度保持在50%~60%，冬季温度保持在30℃，夏季保持在28℃	10				
	患儿入箱前予裸露，清洁皮肤，剪指甲，戴眼罩，遮盖会阴，测体温、体重并记录。记录入箱时间及灯管开启时间	20				
	患儿入箱后，单面疗法每2h翻身一次，2~4h测体温一次，观察患儿精神反应、呼吸、脉搏、皮肤完整性、四肢张力有无变化及黄疸进展程度并记录	20				
	光照过程中患儿出现烦躁、嗜睡、高热、皮疹、呕吐、拒奶、腹泻及脱水等症状时，及时与医师联系，妥善处理	10				
	患儿出箱后记录出箱时间及灯管使用时间	10				
3.提问(1~2个问题) (10分)		5				
		5				
4.总分		100				

四十三、新生儿脐部护理操作评分标准

姓名：＿＿＿＿＿＿＿＿　　　　　　　　　总得分＿＿＿＿＿＿＿

项目	考核要素	分值	考核方法	扣分	扣分理由	得分
1.操作前评估(20分)	看脐带有无红肿、有无渗血、渗液、异常气味	20				
2.操作步骤(60分)	暴露脐部，环形消毒脐带根部	20				
	一般情况不宜包裹，保持干燥使其易于脱落	20				
	发现异常，遵医嘱给予处理	10				
3.操作后指导(10分)	告知患儿家长脐部护理的注意事项	10				
4.提问(1~2个问题)(10分)		5				
		5				
5.总分		100				

四十四、听诊胎心音操作评分标准

姓名：_____ 　　　　　　　　　　总得分 _____

项目	考核要素	分值	考核方法	扣分	扣分理由	得分
1.操作前评估 (10分)	孕妇孕周大小、胎方位、胎动情况	5				
	孕妇自理能力、合作程度及耐受力。孕妇局部皮肤情况	5				
2.操作步骤 (70分)	协助孕妇取合适卧位	5				
	告之孕妇,请其放松配合	5				
	必要时屏风遮挡,保护孕妇隐私	5				
	合理暴露腹部,判断胎背的位置(用多普勒胎心仪或者用胎心听筒在其上方听诊)听到如钟表的"滴答"双音后,计数1min	30				
	选择宫缩后间歇期听诊	10				
	操作过程中观察孕妇有无异常情况,及时处理	10				
	操作完成后,帮助孕妇取合适卧位	5				
3.指导孕妇 (10分)	告之孕妇正常胎心率的范围120~160次/min	3				
	告之孕妇听诊结果为实时监测结果	3				
	告之孕妇自我监测胎动的方法	4				
4.提问(1~2个问题) (10分)		5				
		5				
5.总分		100				

四十五、患者入/出院护理操作评分标准(入院)

姓名:_____ 总得分_____

项目	考核要素	分值	考核方法	扣分	扣分理由	得分
1.操作前评估 (10分)	了解患者入院原因,并观察患者目前的疾病情况	5				
	评估患者皮肤、意识状态、饮食、睡眠及大小便情况。询问患者有无过敏史	5				
2.操作步骤 (70分)	备好床单位,根据病情备好急救物品或药品	10				
	向患者进行自我介绍,妥善安置患者于病床	10				
	填写患者入院相关资料	10				
	通知医师接诊	5				
	测量患者生命体征并记录	10				
	遵医嘱实施相关治疗及护理	5				
	完成患者清洁护理	5				
	完成入院护理评估	5				
3.指导患者 (10分)	向患者介绍主管医师、护士、病区护士长	5				
	介绍病区环境、作息时间及探视制度	5				
4.提问(1~2个问题) (10分)		5				
		5				
5.总分		100				

四十五、患者入/出院护理操作评分标准（出院）

姓名：_____　　　　　　　　　　　　总得分_____

项目	考核要素	分值	考核方法	扣分	扣分理由	得分
1.操作前评估（5分）	评估患者疾病恢复状况，做好记录	5				
2.操作步骤（60分）	确认出院日期，完成出院护理记录	10				
	诚恳听取患者住院期间的意见和建议，以便改进工作	10				
	患者出院后终止各种治疗和护理，做好出院登记	10				
	整理出院病历	10				
	送患者出病房	5				
	患者床单位按出院常规处理	15				
3. 指导指导（25分）	完成出院健康指导，告知患者复诊时间及地点	10				
	针对患者病情及康复程度制定康复计划，包括出院后注意事项、带药指导、饮食及功能锻炼等	10				
	告知患者复诊时间及地点	5				
4.提问(1~2个问题)（10分）		10				
5.总分		100				

四十六、患者跌倒的预防操作评分标准

姓名：_____   总得分_____

项目	考核要素	分值	考核方法	扣分	扣分理由	得分
1.操作前评估（10分）	评估患者:易致跌倒的因素	5				
	定时巡视患者、严密观察患者生命体征及病情变化,合理安排陪护	5				
2.操作步骤（70分）	遵医嘱按时给患者服药、告之患者服药后注意事项、密切观察用药反应	15				
	加强与患者及其家属的交流沟通，关注患者的心理需求，给予必要的生活帮助和护理	10				
	创造良好的病室安全环境:地面保持干净无水迹。走廊整洁、畅通、无障碍物、光线明亮	20				
	呼叫器、便器等常用物品放在患者易取处	10				
	对患者进行安全宣教	15				
3.指导指导（25分）	将病床调至最低位置，并固定好床脚刹车，必要时加床档	4				
	搬运患者时将平车固定,防止滑动,就位后拉好护栏	3				
	患儿下床前先放床档,切勿翻越	3				
4.提问(1~2个问题)（10分）		5				
		5				
5.总分		100				

四十七、压疮的预防及护理操作评分标准

姓名：＿＿＿＿＿＿＿＿＿＿＿ 总得分 ＿＿＿＿＿＿＿＿＿

项目	考核要素	分值	考核方法	扣分	扣分理由	得分
1.操作前评估（10分）	评估患者营养状态:皮肤弹性、颜色、温度、感觉	2.5				
	局部皮肤状态:潮湿、压红,压红消退时间、水泡、破溃、感染	2.5				
	压疮的危险因素：高热、消瘦或肥胖、昏迷或躁动、疼痛、年老体弱、大小便失禁,水肿等高危因素	2.5				
	压疮判断:瘀血红润期、炎症浸润期、溃疡期（Ⅰ°浅度溃疡期、Ⅱ°坏死溃疡期）	2.5				
2.操作步骤（70分）	减少局部受压:					
	(1) 对活动能力受限的患者, 定时被动变换体位,每2小时一次	5				
	(2) 受压皮肤在解除压力30min 后, 压红不消退者,应该缩短翻身时间	5				
	(3)长期卧床患者可以使用充气气垫床或者采取局部减压措施	5				
	(4)骨突处皮肤使用透明贴或者减压贴保护	5				

续上表

项目	考核要素	分值	考核方法	扣分	扣分理由	得分
2.操作步骤(70分)	(5) 躁动者有导致局部皮肤受伤的危险,可用透明贴膜予以局部保护	5				
	皮肤保护:					
	(1)温水擦洗皮肤,使皮肤清洁无汗液	5				
	(2)肛周涂保护膜,防止大便刺激	5				
	(3) 对大小便失禁者及时清理,保持局部清洁干燥	5				
	(4) 感觉障碍者慎用热水袋或冰袋,防止烫伤或冻伤	5				
	(5)加强营养,根据患者情况,摄取高热量、高蛋白、高纤维素、高矿物质饮食,必要时少食多餐	5				
	压疮护理:					
	(1)瘀血红润期:防止局部继续受压;增加翻身次数;局部皮肤用透明贴或减压贴保护	8				
	(2)炎症浸润期:水胶体敷料(透明贴、溃疡贴)覆盖;有水泡者,先覆盖透明贴再用无菌注射器抽出水泡内的液体;避免局部继续受压;促进上皮组织修复	6				

项目	考核要素	分值	考核方法	扣分	扣分理由	得分
	(3)溃疡期:有针对性地选择各种治疗护理措施,定时换药,清除坏死组织,增加营养的摄入,促进创面愈合	6				
3.指导患者(15分)	教会患者或家属预防压疮的措施	5				
	指导患者加强营养,增加皮肤抵抗力和创面愈合能力	3				
	指导功能障碍患者尽早开始功能锻炼	3				
	帮助患者选择适当的措施,预防压疮,促进愈合	4				
4. 提问(5分)		5				
5.总分		100				

附录二：

临床护理实践指南

中华人民共和国卫生部
中国人民解放军总后勤部卫生部

第一章　清洁与舒适管理

环境清洁是指清除环境中物体表面的污垢。患者清洁是指采取包括口腔护理、头发护理、皮肤护理、会阴护理及晨晚间护理等操作，使患者清洁与舒适，预防感染及并发症。

一、病室环境管理

(一)评估和观察要点。

1.评估病室环境的空间、光线、温度、湿度、卫生。

2.评估病室的安全保障设施。

(二)操作要点。

1.病床间距≥1m。

2.室内温度、湿度适宜。

3.保持空气清新、光线适宜。

4.病室物体表面清洁,地面不湿滑,安全标识醒目。

5.保持病室安静。

(三)指导要点。

1.告知患者及家属遵守病室管理制度。

2.指导患者了解防跌倒、防坠床、防烫伤等安全措施。

(四)注意事项。

1.病室布局合理,符合医院感染管理要求。

2.通风时注意保暖。

3.工作人员应做到说话轻、走路轻、操作轻、关门轻。

二、床单位管理

(一)评估和观察要点。

1.评估患者病情、意识状态、合作程度、自理程度、皮肤情况、管路情况。

2.评估床单位安全、方便、整洁程度。

(二)操作要点。

1.备用床和暂空床。

(1)移开床旁桌椅于适宜位置,将铺床用物放于床旁椅上。

(2)从床头至床尾铺平床褥后,铺上床单或床罩。

(3)将棉胎或毛毯套入被套内。

(4)两侧内折后与床内沿平齐,尾端内折后与床垫尾端平齐。

(5)暂空床的盖被上端内折1/4,再扇形三折于床尾并使之平齐。

(6)套枕套,将枕头平放于床头正中。

(7)移回床旁桌、椅。

(8)处理用物。

2.麻醉床。

(1)同"备用床和暂空床"步骤的(1)(2)。

(2)根据患者手术麻醉情况和手术部位铺单。

(3)盖被放置应方便患者搬运。

(4)套枕套后,将枕头横立于床头正中。

(5)移回床旁桌、椅。

(6)处理用物。

3.卧床患者更换被单。

(1)与患者沟通,取得配合。

(2)移开床旁桌、椅。

(3)将枕头及患者移向对侧,使患者侧卧。

(4)松开近侧各层床单,将其上卷于中线处塞于患者身下,清扫整理近侧床褥;依次铺近侧各层床单。

(5)将患者及枕头移至近侧,患者侧卧。

(6)松开对侧各层床单,将其内卷后取出,同法清扫和铺单。

(7)患者平卧,更换清洁被套及枕套。

(8)移回床旁桌、椅。

(9)根据病情协助患者取舒适体位。

(10)处理用物。

(三)指导要点。

1.告知患者床单位管理的目的及配合方法。

2.指导患者及家属正确使用床单位辅助设施。

(四)注意事项。

1.评估操作难易程度,运用人体力学原理,防止职业损伤。

2.操作过程中观察患者生命体征、病情变化、皮肤情况,注意保暖,保护患者隐私,避免牵拉管路。

3.操作中合理使用床档保护患者,避免坠床。

4.使用橡胶单或防水布时,避免其直接接触患者皮肤。

5.避免在室内同时进行无菌操作。

三、晨晚间护理

（一）评估和观察要点。

1.了解患者的护理级别、病情、意识、自理程度等,评估患者清洁卫生及皮肤受压情况。

2.评估病室环境及床单位的清洁程度。

3.操作中倾听患者需求,观察患者的病情变化。

（二）操作要点。

1.根据需要准备用物。

2.整理床单位,必要时更换被服。

3.根据患者病情和自理程度协助患者洗漱、清洁。

（三）指导要点。

告知患者晨晚间护理的目的和配合方法。

（四）注意事项。

1.操作时注意保暖,保护隐私。

2.维护管路安全。

3.眼睑不能闭合的患者应保持角膜湿润,防止角膜感染。

4.发现皮肤黏膜异常,及时处理并上报。

5.实施湿式扫床,预防交叉感染。

6.注意患者体位舒适与安全。

四、口腔护理

（一）评估和观察要点。

1.评估患者的病情、意识、配合程度。

2.观察口唇、口腔黏膜、牙龈、舌苔有无异常;口腔有无异味;牙齿有无松动,有无活动性义齿。

（二）操作要点。

1.核对患者,向患者解释口腔护理的目的、配合要点及注意事项,准备用物。

2.选择口腔护理液,必要时遵医嘱选择药物。

3.协助患者取舒适恰当的体位。

4.颌下垫治疗巾,放置弯盘。

5.擦洗牙齿表面、颊部、舌面、舌下及硬腭部,遵医嘱处理口腔黏膜异常。

6.操作前后认真清点棉球,温水漱口。

7.协助患者取舒适体位,处理用物。

(三)指导要点。

1.告知患者口腔护理的目的和配合方法。

2.指导患者正确的漱口方法。

(四)注意事项。

1.操作时避免弯钳触及牙龈或口腔黏膜。

2.昏迷或意识模糊的患者棉球不能过湿,操作中注意夹紧棉球,防止遗留在口腔内,禁止漱口。

3.有活动性义齿的患者协助清洗义齿。

4.使用开口器时从磨牙处放入。

五、会阴护理

(一)评估和观察要点。

1.了解患者的病情、意识、配合程度,有无失禁及留置导尿管。

2.评估病室温度及遮蔽程度。

3.评估患者会阴清洁程度,会阴皮肤黏膜情况,会阴部有无伤口,阴道流血、流液情况。

(二)操作要点。

1.向患者解释会阴护理的目的和配合要点,准备用物。

2.协助患者取仰卧位,屈膝,两腿略外展。

3.臀下垫防水单。

4.用棉球由内向、自上而下外擦洗会阴,先清洁尿道口周围,后清洁肛门。

5.留置尿管者,由尿道口处向远端依次用消毒棉球擦洗。

6.擦洗完后擦干皮肤,皮肤黏膜有红肿、破溃或分泌物异常时需及时给予处理。

7.协助患者恢复舒适体位并穿好衣裤,整理床单位,处理用物。

(三)指导要点。

1.告知患者会阴护理的目的及配合方法。

2.告知女性患者观察阴道分泌物的性状和有无异味等。

(四)注意事项。

1.水温适宜。

2.女性患者月经期宜采用会阴冲洗。

3.为患者保暖,保护隐私。

4.避免牵拉引流管、尿管。

六、协助沐浴和床上擦浴

(一)评估和观察要点。

1.评估患者的病情、自理能力、沐浴习惯及合作程度。

2.评估病室或浴室环境。

3.评估患者皮肤状况。

4.观察患者在沐浴中及沐浴后的反应。

(二)操作要点。

1.协助沐浴。

(1)向患者解释沐浴的目的及注意事项,取得配合。

(2)调节室温和水温。

(3)必要时护理人员护送进入浴室,协助穿脱衣裤。

(4)观察病情变化及沐浴时间。

2.床上擦浴。

(1)向患者解释床上擦浴的目的及配合要点。

(2)调节室温和水温。

(3)保护患者隐私,给予遮蔽。

(4)由上至下,由前到后顺序擦洗。

(5)协助患者更换清洁衣服。

(6)整理床单位,整理用物。

(三)指导要点。

1.协助沐浴时,指导患者使用浴室的呼叫器。

2.告知患者沐浴时不应用湿手接触电源开关,不要反锁浴室门。

3.告知患者沐浴时预防意外跌倒和晕厥的方法。

(四)注意事项。

1.浴室内应配备防跌倒设施(防滑垫、浴凳、扶手等)。

2.床上擦浴时随时观察病情,注意与患者沟通。

3.妊娠7个月以上孕妇不适宜盆浴。

4.床上擦浴时注意保暖,保护隐私。

5.保护伤口和管路,避免伤口受压、管路打折扭曲。

七、床上洗头

(一)评估和观察要点。

1.评估患者病情、配合程度、头发卫生情况及头皮状况。

2.评估操作环境。

3.观察患者在操作中、操作后有无病情变化。

(二)操作要点。

1.调节适宜的室温、水温。

2.协助患者取舒适、方便的体位。

3.患者颈下垫毛巾,放置马蹄形防水布垫或洗头设施,开始清洗。

4.洗发后用温水冲洗。

5.擦干面部及头发。

6.协助患者取舒适卧位,整理床单位,处理用物。

(三)指导要点。

1.告知患者床上洗头目的和配合要点。

2.告知患者操作中如有不适及时通知护士。

(四)注意事项。

1.为患者保暖,观察患者病情变化,有异常情况应及时处理。

2.操作中保持患者体位舒适,保护伤口及各种管路,防止水流入耳、眼。

3.应用洗头车时,按使用说明书或指导手册操作。

第二章 营养与排泄护理

患者营养与排泄护理的主要目的是满足患者营养成分摄入与排泄的需要,预防和发现由于营养摄入与排泄障碍导致的相关并发症。护理中,应遵循安全和标准预防的原则,评估患者的病情和营养状况,满足患者自理需求,协助诊断和治疗,避免或减轻并发症,促进患者康复。

一、协助进食和饮水

(一)评估和观察要点。

1.评估患者病情、意识状态、自理能力、合作程度。

2.评估患者饮食类型、吞咽功能、咀嚼能力、口腔疾患、营养状况、进食情况。

3.了解有无餐前、餐中用药,有无特殊治疗或检查。

(二)操作要点。

1.协助患者洗手,对视力障碍、行动不便的患者,协助将食物、餐具等置于容易取放的位置,必要时协助进餐。

2.注意食物温度、软硬度。

3.进餐完毕,协助患者漱口,整理用物及床单位。

4.观察进食中和进食后的反应,做好记录。

5.需要记录出入量的患者,记录进食和饮水时间、种类、食物含水量和饮水量等。

(三)指导要点。

根据患者的疾病特点,对患者或家属进行饮食指导。

(四)注意事项。

1.特殊饮食的患者,在进食前应仔细查对。

2.与患者及家属沟通,给予饮食指导。

3.患者进食和饮水延迟时,做好交接班。

二、肠内营养支持

(一)评估和观察要点。

1.评估患者病情、意识状态、营养状况、合作程度。

2.评估管饲通路情况、输注方式,有无误吸风险。

3.观察营养液输注中、输注后的反应。

(二)操作要点。

1.核对患者,准备营养液,温度以接近正常体温为宜。

2.病情允许,协助患者取半卧位。

3.输注前,检查并确认喂养管位置,抽吸并估计胃内残留量,如有异常及时报告。

4.输注前、后用约30ml温水冲洗喂养管。

5.输注速度均匀。

6.输注完毕包裹、固定喂养管。

7.观察并记录输注量以及输注中、输注后的反应。

8.病情允许输注后30min保持半卧位,避免搬动患者或可能引起误吸的操作。

(三)指导要点。

1.携带喂养管出院的患者,告知患者及家属妥善固定喂养管,输注营养液或特殊用药前后,应用温开水冲洗喂养管。

2.告知患者喂养管应定期更换。

(四)注意事项。

1.营养液现配现用,粉剂应搅拌均匀,配制后的营养液放置在冰箱冷藏,24h内用完。

2.长期留置鼻胃管或鼻肠管者,每天用油膏涂拭鼻腔黏膜,轻轻转动鼻胃管或鼻肠管,每日进行口腔护理,定期(或按照说明书)更换喂养管,对胃造口、空肠造口者,保持造口周围皮肤干燥、清洁。

3.特殊用药前后用约30ml温水冲洗喂养管,药片或药丸经研碎、溶解后注入喂养管。

4.避免空气入胃,引起胀气。

5.注意放置恰当的管路标识。

三、肠外营养支持

(一)评估和观察要点。

1.评估患者病情、意识、合作程度、营养状况。

2.评估输液通路情况、穿刺点及其周围皮肤状况。

(二)操作要点。

1.核对患者,准备营养液。

2.输注时建议使用输液泵,在规定时间内匀速输完。

3.固定管道,避免过度牵拉。

4.巡视、观察患者输注过程中的反应。

5.记录营养液使用的时间、量、滴速及输注过程中的反应。

(三)指导要点。

1.告知患者输注过程中如有不适及时通知护士。

2.告知患者翻身、活动时保护管路及穿刺点局部清洁干燥的方法。

(四)注意事项。

1.营养液配制后若暂时不输注,冰箱冷藏,输注前室温下复温后再输,保存时间不超过 24h。

2.等渗或稍高渗溶液可经周围静脉输入,高渗溶液应从中心静脉输入,明确标识。

3.如果选择中心静脉导管输注,参照第十二章进行管路维护。

4.不宜从营养液输入的管路输血、采血。

四、排尿异常的护理

(一)评估和观察要点。

1.评估患者病情、意识、自理能力、合作程度,了解患者治疗及用药情况。

2.了解患者饮水习惯、饮水量,评估排尿次数、量、伴随症状,观察尿液的性状、颜色、透明度等。

3.评估膀胱充盈度、有无腹痛、腹胀及会阴部皮肤情况;了解患者有无尿管、尿路造口等。

4.了解尿常规、血电解质检验结果等。

(二)操作要点。

1.尿量异常的护理。

(1)记录 24h 出入液量和尿比重,监测酸碱平衡和电解质变化,监测体重变化。

(2)根据尿量异常的情况监测相关并发症的发生,有无脱水、休克、水肿、心力衰竭、高血钾或低血钾、高血钠或低血钠表现等。

(3)遵医嘱补充水、电解质。

2.尿失禁的护理。

(1)保持床单清洁、平整、干燥。

(2)及时清洁会阴部皮肤,保持清洁干爽,必要时涂皮肤保护膜。

(3)根据病情采取相应的保护措施,男性患者可采用尿套,女性患者可采用尿垫、集尿器或留置尿管。

3.尿潴留的护理。

(1)诱导排尿,如维持有利排尿的姿势、听流水声、温水冲洗会阴部、按摩或叩击耻骨上区等,保护隐私。

(2)留置导尿管定时开放,定期更换。

(三)指导要点。

1.告知患者尿管夹闭训练及盆底肌训练的意义和方法。

2.指导患者养成定时排尿的习惯。

(四)注意事项。

1.留置尿管期间,注意尿道口清洁。

2.尿失禁时注意局部皮肤的护理。

五、排便异常的护理

(一)评估和观察要点。

1.评估患者病情,有无高血压、心脏病、肠道病变等。

2.了解患者排便习惯、次数、量,粪便的颜色、性状,有无排便费力、便意不尽等。

3.了解患者饮食习惯、治疗和检查、用药情况。

(二)操作要点。

1.便秘的护理。

(1)指导患者增加粗纤维食物摄入,适当增加饮水量。

(2)指导患者环形按摩腹部,鼓励适当运动。

(3)指导患者每天训练定时排便。

(4)遵医嘱给予缓泻药或灌肠。

2.腹泻的护理。

(1)观察记录生命体征、出入量等。

(2)保持会阴部及肛周皮肤清洁干燥,评估肛周皮肤有无破溃、湿疹等,必要时涂皮肤保护剂。

(3)合理饮食,协助患者餐前、便前、便后洗手。

(4)遵医嘱给药,补充水、电解质等。

(5)记录排便的次数和粪便性状,必要时留取标本送检。

3.大便失禁的护理。

（1）评估大便失禁的原因，观察粪便的性状。

（2）必要时观察记录生命体征、出入量等。

（3）做好会阴及肛周皮肤护理，评估肛周皮肤有无破溃、湿疹等，必要时涂皮肤保护剂。

（4）合理膳食。

（5）指导患者根据病情和以往排便习惯，定时排便，进行肛门括约肌及盆底肌肉收缩训练。

（三）指导要点。

1.指导患者合理膳食。

2.指导患者养成定时排便的习惯，适当运动。

（四）注意事项。

1.心脏病、高血压等患者，避免用力排便，必要时使用缓泻药。

2.大便失禁、腹泻患者，应注意观察肛周皮肤情况。

3.腹泻者注意观察有无脱水、电解质紊乱的表现。

六、导尿

（一）评估和观察要点。

1.评估患者自理能力、合作程度及耐受力。

2.评估患者病情、意识、膀胱充盈度、会阴部皮肤黏膜状况，了解男性患者有无前列腺疾病等引起尿路梗阻的情况。

（二）操作要点。

1.准备温度适宜、隐蔽的操作环境。

2.摆好体位，按照无菌原则清洁并消毒外阴及尿道口。

3.戴无菌手套，铺孔巾。

4.检查尿管气囊有无漏气，润滑尿管前端至气囊后 4~6cm（男患者至气囊后 20~22cm）。

5.再次按无菌原则消毒尿道口。

6.插入尿道内 4~6cm(男性患者,提起阴茎与腹壁呈 60°角,插入约 20~22cm),见尿后再插入 5~7cm,夹闭尿管开口。

7.按照导尿管标明的气囊容积向气囊内缓慢注入无菌生理盐水,轻拉尿管有阻力后,连接引流袋。

8.固定引流管及尿袋,尿袋的位置低于膀胱,尿管应有标识并注明置管日期。

9.安置患者,整理用物。

10.记录置管日期,尿液的量、性质、颜色等。

11.留置导尿管期间,应该做到:①保持引流通畅,避免导管受压、扭曲、牵拉、堵塞等;②应每日给予会阴擦洗;③定期更换引流装置、更换尿管;④拔管前采用间歇式夹闭引流管方式;⑤拔管后注意观察小便自解情况。

(三)指导要点。

1.告知患者导尿的目的及配合方法。

2.告知患者防止尿管受压、脱出的注意事项。

3.告知患者离床活动时的注意事项。

(四)注意事项。

1.导尿过程中,若尿管触及尿道口以外区域,应重新更换尿管。

2.膀胱过度膨胀且衰弱的患者第一次放尿不宜超过 1 000ml。

3.男性患者包皮和冠状沟易藏污垢,导尿前要彻底清洁,导尿管插入前建议使用润滑止痛胶,插管遇阻力时切忌强行插入,必要时请专科医师插管。

七、灌肠

(一)评估和观察要点。

1.了解患者病情,评估意识、自理情况、合作及耐受程度。

2.了解患者排便情况,评估肛门周围皮肤黏膜状况。

(二)操作要点。

1.大量不保留灌肠。

(1)核对医嘱及患者,注意操作环境隐蔽,室温适宜。

(2)配制灌肠液,温度39~41℃,用止血钳夹闭排液管。

(3)患者取左侧卧位,臀部垫防水布,屈膝。

(4)灌肠筒挂于输液架上,液面比肛门高40~60cm。

(5)将肛管与灌肠筒的排液管连接,润滑肛管,排除管道气体,将肛管缓缓插入肛门7~10cm。

(6)固定肛管,松开止血钳,观察液体流入及患者耐受情况;根据患者耐受程度,适当调整灌肠筒高度。

(7)灌毕,夹闭并反折排液管,再将肛管拔出,擦净肛门。

(8)嘱患者尽量于5~10min后排便。

(9)了解患者排便情况,安置患者,整理用物。

2.甘油灌肠。

(1)核对医嘱及患者,准备环境和物品。

(2)患者取左侧卧位,臀部靠近床沿,屈膝,臀部垫高。

(3)打开甘油灌肠剂,挤出少许液体润滑管口,将灌肠剂管缓缓插入肛门7~10cm。

(4)固定灌肠剂,轻轻挤压,观察液体流入及患者耐受情况。

(5)灌毕,反折灌肠剂管口同时拔出,擦净肛门。

(6)嘱患者尽量10min后排便。

(7)安置患者,整理用物,记录排便情况。

3.保留灌肠。

(1)核对医嘱和患者,嘱患者先排便,准备环境及灌肠药液,灌肠液量不宜超过 200ml。

(2)根据病情和病变部位取合适卧位,臀部垫高约 10cm,必要时准备便盆。

(3)润滑并插入肛管 15~20cm,液面至肛门的高度应<30cm,缓慢注入药液。

(4)药液注入完毕后,反折肛管并拔出,擦净肛门,嘱患者尽可能忍耐,药液保留 20~30min。

(5)安置患者,整理用物。

(6)观察用药后的效果并记录。

(三)指导要点。

告知患者灌肠的目的及配合方法。

(四)注意事项。

1.妊娠、急腹症、消化道出血、严重心脏病等患者不宜灌肠;直肠、结肠和肛门等手术后及大便失禁的患者不宜灌肠。

2.伤寒患者灌肠时溶液不超过 500ml,液面不高于肛门 30cm,肝性脑病患者禁用肥皂水灌肠。

3.灌肠过程中发现患者脉搏细速、面色苍白、出冷汗、剧烈腹痛、心慌等,应立即停止灌肠,并报告医生。

4.保留灌肠时,肛管宜细,插入宜深,速度宜慢,量宜少,防止气体进入肠道。

八、持续膀胱冲洗

(一)评估和观察要点。

1.评估病情、意识状态、自理及合作程度。

2.观察尿液性质、出血情况、排尿不适症状等。

3.注意患者反应,观察冲洗液出入量、颜色及有无不适主诉。

(二)操作要点。

1.遵医嘱准备冲洗液。

2.在留置无菌三腔导尿管后,排空膀胱。

3.将膀胱冲洗液悬挂在输液架上,液面高于床面约60cm,连接前对各个连接部进行消毒。

4.将冲洗管与冲洗液连接,三腔尿管一头连接冲洗管,另一头连接尿袋。夹闭尿袋,打开冲洗管,使溶液滴入膀胱,速度80~100滴/min;待患者有尿意或滴入200~300ml后,夹闭冲洗管,打开尿袋,排出冲洗液,遵医嘱如此反复进行。

5.冲洗完毕,取下冲洗管,消毒导尿管远端管口并与尿袋连接。

6.固定尿袋,位置低于膀胱。

7.安置患者,整理用物并记录。

(三)指导要点。

1.告知患者冲洗的目的和配合方法。

2.告知患者冲洗过程中如有不适及时通知护士。

(四)注意事项。

1.根据患者反应及症状调整冲洗速度和冲洗液用量,必要时停止,并通知医生。

2.冲洗过程中观察病情变化及引流管是否通畅。

第三章 身体活动管理

根据患者病情和舒适度的要求,协助采取主动体位或被动体位,以减轻身体不适和疼痛,预防并发症;遵医嘱为患者安置牵引体位或肢体制动,以达到不同治疗的目的。

一、卧位护理

(一)评估和观察要点。

1.评估患者病情、意识状态、自理能力、合作程度。

2.了解诊断、治疗和护理要求,选择体位。

3.评估自主活动能力、卧位习惯。

(二)操作要点。

1.薄枕平卧位。

(1)垫薄枕,头偏向一侧。

(2)患者腰椎麻醉或脊髓腔穿刺后,取此卧位。

(3)昏迷患者注意观察神志变化,谵妄、全麻尚未清醒患者,应预防发生坠床,必要时使用约束带,并按约束带使用原则护理。

(4)做好呕吐患者的护理,防止窒息,保持舒适。

2.仰卧中凹位(休克卧位)。

(1)抬高头胸部 10°~20°,抬高下肢 20°~30°。

(2)保持呼吸道畅通,按休克患者观察要点护理。

3.头低足高位。

(1)仰卧,头偏向一侧,枕头横立于床头,床尾抬高 15~30cm。

(2)观察患者耐受情况,颅内高压患者禁用此体位。

4.侧卧位。

(1)侧卧,两臂屈肘,一手放于胸前,一手放于枕旁,下腿稍伸直,上腿弯曲。

(2)必要时在两膝之间、后背和胸、腹前各放置软枕。

5.俯卧位。

(1)俯卧,两臂屈肘放于头部两侧,两腿伸直,胸下、髋部及踝部各放一软枕,头偏向一侧。

(2)气管切开、颈部伤、呼吸困难者不宜采取此体位。

6.半坐卧位。

(1)仰卧,床头支架或靠背架抬高30°~60°,下肢屈曲。

(2)放平时,先放平下肢,后放床头。

7.端坐卧位。

(1)坐起,床上放一跨床小桌,桌上放软枕,患者伏桌休息;必要时可使用软枕、靠背架等支持物辅助坐姿。

(2)防止坠床,必要时加床档,做好背部保暖。

8.屈膝仰卧位。

(1)仰卧,两膝屈起并稍向外分开。

(2)注意保暖,保护隐私,保证患者安全,必要时加床档。

9.膝胸卧位。

(1)跪卧,两腿稍分开,胸及膝部贴床面,腹部悬空,臀部抬起,头转向一侧,两臂屈肘放于头的两侧,应注意保暖和遮盖。

(2)女患者在胸部下放一软枕,注意保护膝盖皮肤;心、肾疾病的孕妇禁用此体位。

10.截石位。

(1)仰卧,两腿分开放在支腿架上,臀部齐床边,两手放在胸前或身体两侧。

(2)臀下垫治疗巾,支腿架上放软垫。

(3)注意保暖,减少暴露时间,保护患者隐私。

(三)指导要点。

1.协助并指导患者按要求采用不同体位,更换体位时保护各种管路的方法。

2.告知患者调整体位的意义和方法,注意适时调整和更换体位,如局部感觉不适,应及时通知医务人员。

(四)注意事项。

1.注意各种体位承重处的皮肤情况,预防压疮。

2.注意各种体位的舒适度,及时调整。

3.注意各种体位的安全,必要时使用床档或约束物。

二、制动护理

制动是让患者身体的某一部分处于不动的状态。制动可以控制肿胀和炎症,避免再损伤。

(一)评估和观察要点。

1.评估病情、身体状况、肌肉和关节活动情况。

2.了解患者的诊断和治疗,评估制动原因。

3.评估患者自理能力、非制动部位的活动能力、制动部位及其皮肤情况等。

(二)操作要点。

1.头部制动。

(1)采用多种方法(头部固定器、支架、沙袋等)或手法(双手或双膝)使患者头部处于固定不动状态。

(2)观察受压处皮肤情况。

(3)头部制动睡眠时,可在颈部两侧放置沙袋。

(4)新生儿可采用凹式枕头部制动,2岁以上患者可使用头部固定器,并可与颈椎和头部固定装置一起使用,不宜与真空夹板一起使用。

2.肢体制动。

(1)暴露患者腕部或踝部,用棉垫或保护垫包裹腕部或踝部,将保护带或加压带等将腕或踝固定于床缘两侧。

(2)根据制动目的和制动部位选择合适的制动工具。

3.躯干制动。

(1)选择合适的方法固定患者躯干,如筒式约束带、大单、支具等。

(2)搬动时勿使伤处移位、扭曲、震动。

4.全身制动。

(1)遵医嘱使用约束物,紧紧包裹躯干及四肢,必要时用约束带。

(2)约束时松紧适宜,手腕及足踝等骨突处,用棉垫保护;约束胸、腹部时,保持其正常的呼吸功能。

(3)制动时维持患者身体各部位的功能位。

(4)每15min观察1次约束肢体的末梢循环情况,约2h解开约束带放松1次,并协助翻身、局部皮肤护理及全关节运动。

5.石膏固定。

(1)石膏固定后注意观察患肢末梢的温度、皮肤颜色及活动情况,评估患肢是否肿胀,观察其表面的渗血情况。

(2)四肢石膏固定,抬高患肢;髋人字石膏用软枕垫起腰凹,悬空臀部。

(3)石膏未干前,不可在石膏上覆盖被毯;保持石膏清洁,避免水、分泌物、排泄物等刺激皮肤。

(4)防止石膏断裂,尽量避免搬动。在石膏未干前搬动患者,须用手掌托住石膏,忌用手指捏压;石膏干固后有脆性,采用滚动法翻身,勿对关节处实施成角应力。

(5)保持石膏末端暴露的指(趾)及指(趾)甲的清洁、保暖。

6.夹板固定。

(1)选择合适的夹板长度、宽度及固定的方式。

(2)两块夹板置于患肢的内外侧,并跨越上下两关节,夹板下加垫并用绷带或布带固定。

(3)观察患肢血供情况、夹板固定松紧度及疼痛等;可抬高患肢,使其略高于心脏平面。

7.牵引。

(1)观察肢端皮肤颜色、温度、桡动脉或足背动脉搏动、毛细血管充盈情况、指(趾)活动情况。

(2)下肢牵引抬高床尾,颅骨牵引则抬高床头。

(3)小儿行双腿悬吊牵引时,注意皮牵引是否向牵引方向移动。

(4)邓乐普(Dunlop)牵引治疗肱骨髁上骨折时,牵引时要屈肘45°,肩部离床。

(5)枕颌带牵引时,颈部两侧放置沙袋制动,避免颈部无意识的摆动,颌下垫小毛巾,经常观察颌下、耳廓及枕后皮肤情况,防止压疮;颈下垫小软枕,减轻不适感。

(6)股骨颈骨折、转子间骨折时摆正骨盆,患肢外展,足部置中立位,可穿丁字鞋,防止外旋。

(7)骨牵引者,每天消毒针孔处。

(8)牵引须保持一定的牵引力,持续牵引并保持牵引有效。

(9)对于下肢牵引的患者,注意防止压迫腓总神经,根据病情,每天主动或被动做足背伸活动,防止关节僵硬和跟腱挛缩。

(三)指导要点。

1.向患者及家属说明使用约束物的原因及目的,取得理解与合作。

2.指导患者进行功能锻炼。

3.告知患者及家属不可改变牵引装置、不得去除石膏内棉和夹板,如有不适及时通知医务人员。

(四)注意事项。

1.根据不同的制动方法,观察患者局部和全身的情况。

2.协助患者采用舒适体位,减轻疼痛;每2~3h协助翻身1次,观察皮肤受压情况。

3.观察局部皮肤的完整性、血液循环情况。

三、体位转换

(一)评估和观察要点。

1.评估病情、意识状态、皮肤情况,活动耐力及配合程度。

2.评估自理能力,有无导管、牵引、夹板固定,身体有无移动障碍。

3.评估患者体位是否舒适;了解肢体和各关节是否处于合理的位置。

4.翻身或体位改变后,检查各导管是否扭曲、受压、牵拉。

(二)操作要点。

1.协助患者翻身。

(1)检查并确认病床处于固定状态。

(2)妥善安置各种管路,翻身后检查管路是否通畅,根据需要为患者叩背。

(3)检查并安置患者肢体、使各关节处于合理位置。

(4)轴线翻身时,保持整个脊椎平直,翻身角度不可超过60°,有颈椎损伤时,勿扭曲或旋转患者的头部、保护颈部。

(5)记录翻身时间。

2.协助患者体位转换。

(1)卧位到坐位的转换,长期卧床患者注意循序渐进,先半坐卧位,再延长时间逐步改为坐位。

(2)协助患者从床尾移向床头时,根据患者病情放平床头,将枕头横立于床头,向床头移动患者。

(三)指导要点。

1.告知患者及家属体位转换的目的、过程及配合方法。

2.告知患者及家属体位转换时和转换后的注意事项。

(四)注意事项。

1.注意各种体位转换间的患者安全,保护管路。

2.注意体位转换后患者的舒适;观察病情、生命体征的变化,记录体位维持时间。

3.协助患者体位转换时,不可拖拉,注意节力。

4.被动体位患者翻身后,应使用辅助用具支撑体位保持稳定,确保肢体和关节处于功能位。

5.注意各种体位受压处的皮肤情况,做好预防压疮的护理。

6.颅脑手术后,不可剧烈翻转头部,应取健侧卧位或平卧位。

7.颈椎或颅骨牵引患者,翻身时不可放松牵引。

8.石膏固定和伤口较大患者翻身后应使用软垫支撑,防止局部受压。

四、轮椅与平车使用

(一)评估和观察要点。

1.评估患者生命体征、病情变化、意识状态、活动耐力及合作程度。

2.评估自理能力、治疗以及各种管路情况等。

(二)操作要点。

1.轮椅。

(1)患者与轮椅间的移动:①使用前,检查轮椅性能,从床上向轮椅移动时,在床尾处备轮椅,轮椅应放在患者健侧,固定轮椅。护士协助患者下床、转身,坐入轮椅后,放好足踏板;②从轮椅向床上移动时,推轮椅至床尾,轮椅朝向床头,并固定轮椅。护士协助患者站起、转身、坐至床边,选择正确卧位;③从轮椅向座便器移动时,轮椅斜放,使患者的健侧靠近座便器,固定轮椅。协助患者足部离开足踏板,健侧手按到轮椅的扶手,护士协助其站立、转身,坐在座便器上;④从座便器上转移到轮椅上时,按从轮椅向座便器移动的程序反向进行。

(2)轮椅的使用:①患者坐不稳或轮椅下斜坡时,用束腰带保护患者;②下坡时,倒转轮椅,使轮椅缓慢下行,患者头及背部应向后靠;③如有下肢水肿、溃疡或关节疼痛,可将足踏板抬起,并垫软枕。

2.平车。

(1)患者与平车间的移动:①能在床上配合移动者采用挪动法;儿童或体重较轻者可采用1人搬运法;不能自行活动或体重较重者采用2~3人搬运法;病情危重或颈、胸、腰椎骨折患者采用4人以上搬运法;②使用前,检查平车性能,清洁平车;③借助搬运器具进行搬运;④挪动时,将平车推至与床平行,并紧靠床边,固定平车,将盖被平铺于平车上,协助患者移动到平车上,注意安全和保暖;⑤搬运时,应先将平车推至床尾,使平车头端与床尾成钝角,固定平车,1人或以上人员将患者搬运至平车上,注意安全和保暖;

⑥拉起护栏。

(2)平车的使用:①头部置于平车的大轮端;②推车时小轮在前,车速适宜,拉起护栏,护士站于患者头侧,上下坡时应使患者头部在高处一端;③在运送过程中保证输液和引流的通畅,特殊引流管可先行夹闭,防止牵拉脱出。

(三)指导要点。

1.告知患者在使用轮椅或平车时的安全要点以及配合方法。

2.告知患者感觉不适时,及时通知医务人员。

(四)注意事项。

1. 使用前应先检查轮椅和平车,保证完好无损方可使用;轮椅、平车放置位置合理,移动前应先固定。

2.轮椅、平车使用中注意观察病情变化,确保安全。

3.保护患者安全、舒适,注意保暖,骨折患者应固定好骨折部位再搬运。

4.遵循节力原则,速度适宜。

5.搬运过程中,妥善安置各种管路,避免牵拉。

第四章 常见症状护理

症状是疾病过程中机体内的一系列功能、代谢和形态结构异常变化所引起的患者主观上的异常感觉,包括患者自身的各种异常感觉和医务人员感知的各种异常表现。临床护理人员在工作中,应早期识别症状,及时、准确地判断病情,发现问题,及时告知医生或采取相应的护理措施改善患者的症状,预防并发症的发生。

一、呼吸困难的护理

(一)评估和观察要点。

1.评估患者病史、发生时间、起病缓急、诱因、伴随症状、活动情况、心理反应和用药情况等。

2.评估患者神志、面容与表情、口唇、指(趾)端皮肤颜色,呼吸的频率、节律、深浅度,体位、胸部体征、心率、心律等。

3.评估血氧饱和度、动脉血气分析、胸部 X 线检查、CT、肺功能检查等。

(二)操作要点。

1.提供安静、舒适、洁净、温湿度适宜的环境。

2.每日摄入足够的热量,避免刺激性强、易于产气的食物,做好口腔护理。

3.保持呼吸道通畅,痰液不易咳出者采用辅助排痰法,协助患者有效排痰。

4.根据病情取坐位或半卧位,改善通气,以患者自觉舒适为原则。

5.根据不同疾病、严重程度及患者实际情况选择合理的氧疗或机械通气。

6.遵医嘱应用支气管舒张剂、抗菌药物、呼吸兴奋药等,观察药物疗效和副作用。

7.呼吸功能训练。

8.指导患者有计划地进行休息和活动,循序渐进地增加活动量和改变运动方式。

(三)指导要点。

1.告知患者呼吸困难的常见诱因,指导患者识别并尽量避免。

2.指导患者进行正确、有效的呼吸肌功能训练。

3.指导患者合理安排休息和活动,调整日常生活方式。

4.指导患者配合氧疗或机械通气的方法。

(四)注意事项。

1.评估判断呼吸困难的诱因。

2.安慰患者,增强患者安全感。

3.不能单纯从血氧饱和度的高低来判断病情,必须结合血气分析来判断缺氧的严重程度。

4.心源性呼吸困难应严格控制输液速度,20~30滴/min。

二、咳嗽、咳痰的护理

(一)评估和观察要点。

1.评估咳嗽的发生时间、诱因、性质、节律、与体位的关系、伴随症状、睡眠等。

2.评估咳痰的难易程度,观察痰液的颜色、性质、量、气味和有无肉眼可见的异常物质等。

3.必要时评估生命体征、意识状态、心理状态等,评估有无发绀。

4.了解痰液直接涂片和染色镜检(细胞学、细菌学、寄生虫学检查)、痰培养和药物敏感试验等检验结果。

(二)操作要点。

1.提供整洁、舒适的环境,温湿度适宜,减少不良刺激。

2.保持舒适体位,避免诱因,注意保暖。

3.对于慢性咳嗽者,给予高蛋白、高维生素、足够热量的饮食,嘱患者多饮水。

4.促进有效排痰,包括深呼吸和有效咳嗽、湿化和雾化疗法、胸部叩击与胸壁震荡、体位引流以及机械吸痰等(具体操作见第六章)。

5.记录痰液的颜色、性质、量,正确留取痰标本并送检。

6.按医嘱指导患者正确用药,观察药物疗效和副作用。

(三)指导要点。

1.指导患者识别并避免诱因。

2.告知患者养成正确的饮食、饮水习惯。

3.指导患者掌握正确的咳嗽方法。

4.教会患者有效的咳痰方法。

5.指导患者正确配合雾化吸入或蒸汽吸入。

(四)注意事项。

1.患儿、老年体弱者慎用强镇咳药。

2.患儿、老年体弱者取侧卧位,防止痰堵窒息。

3.保持口腔清洁,必要时行口腔护理。

4.有窒息危险的患者,备好吸痰物品,做好抢救准备。

5.对于过敏性咳嗽患者,避免接触过敏原。

三、咯血的护理

(一)评估和观察要点。

1.评估患者咯血的颜色、性状及量,伴随症状,治疗情况,心理反应,既往史及个人史。

2.评估患者生命体征、意识状态、面容与表情等。

3.了解血常规、出凝血时间、结核菌检查等检查结果。

(二)操作要点。

1.大咯血患者绝对卧床,取患侧卧位,出血部位不明患者取仰卧位,头偏向一侧。

2.及时清理患者口鼻腔血液,安慰患者。

3.吸氧。

4.建立静脉通道,及时补充血容量及遵医嘱用止血药物,观察疗效及副作用。

5.观察、记录咯血量和性状。

6.床旁备好气管插管、吸痰器等抢救用物。

7.保持大便通畅,避免用力排便。

(三)指导要点。

1.告知患者及家属咯血发生时的正确卧位及自我紧急护理措施。

2.指导患者合理饮食,补充营养,保持大便通畅,大咯血时禁食。

3.告知患者及时轻咳出血块,严禁屏气或剧烈咳嗽。

(四)注意事项。

1.注意鉴别咯血、呕血及口腔内出血。

2.咯血量的估计应考虑患者吞咽、呼吸道残留的血液及混合的唾液、痰等因素。

3.及时清除口腔及气道血液,避免窒息。

4.做好口腔护理。

5.咯血过程突然中断,出现呼吸急促、发绀、烦躁不安、精神极度紧张、有濒死感、口中有血块等情况时,立即抢救。

四、恶心、呕吐的护理

(一)评估和观察要点。

1.评估患者恶心与呕吐发生的时间、频率、原因或诱因,呕吐的特点及呕吐物的颜色、性质、量、气味,伴随的症状等。

2.评估患者生命体征、神志、营养状况,有无脱水表现,腹部体征。

3.了解患者呕吐物、毒物分析或细菌培养等检查结果。

4.呕吐量大者注意有无水电解质紊乱、酸碱平衡失调。

(二)操作要点。

1.出现前驱症状时协助患者取坐位或侧卧位,预防误吸。

2.清理呕吐物,更换清洁床单。

3.必要时监测生命体征。

4.测量和记录每日的出入量、尿比重、体重及电解质平衡情况等。

5.剧烈呕吐时暂禁食,遵医嘱补充水分和电解质。

(三)指导要点。

1.告知患者及家属恶心及呕吐发生的危险因素及紧急护理措施。

2.告知患者避免体位性低血压、头晕、心悸的方法。

3.呕吐停止后进食少量清淡、易消化的食物,少食多餐,逐渐增加进食量。

(四)注意事项。

1.呕吐发生时应将患者头偏向一侧或取坐位。

2.呕吐后及时清理呕吐物,协助漱口,开窗通风。

3.口服补液时,应少量多次饮用。

4.注意观察生命体征、意识状态、电解质和酸碱平衡情况及有无低血钾表现。

5.剧烈呕吐时,应暂停饮食及口服药物;待呕吐减轻时可给予流质或半流质饮食,少量多餐,并鼓励多饮水。

五、呕血、便血的护理

(一)评估和观察要点。

1.评估患者呕血、便血的原因、诱因、出血的颜色、量、性状及伴随症状,治疗情况,心理反应,既往史及个人史。

2.评估患者生命体征、精神和意识状态、周围循环状况、腹部体征等。

3.了解患者血常规、凝血功能、便潜血、腹部超声、内窥镜检查等结果。

(二)操作要点。

1.卧床,呕血患者床头抬高 10°~15°或头偏向一侧。

2.及时清理呕吐物,做好口腔护理。

3.建立有效静脉输液通道,遵医嘱输血、输液及其他止血治疗等抢救措施。

4.监测患者神志及生命体征变化,记录出入量。

5.根据病情及医嘱,给予相应饮食及指导。

6.判断有无再次出血的症状与体征。

(三)指导要点。

1.教会患者及家属识别早期出血征象、再出血征象及应急措施。

2.指导患者合理饮食,避免诱发呕血或便血。

3.告知患者缓解症状的方法,避免误吸。

(四)注意事项。

1.输液开始宜快,必要时测定中心静脉压作为调整输液量和速度的依据。

2.注意保持患者口腔清洁,注意肛周皮肤清洁保护。

3.辨别便血与食物或药物因素引起的黑粪。

4.必要时留置胃管观察出血量,做好内镜止血的准备。

六、腹胀的护理

(一)评估和观察要点。

1.评估患者腹胀的程度、持续时间,伴随症状,腹胀的原因,排便、排气情况,治疗情况,心理反应,既往史及个人史。

2.了解患者相关检查结果。

(二)操作要点。

1.根据病情协助患者采取舒适体位或行腹部按摩、肛管排气、补充电解质等方法减轻腹胀。

2.遵医嘱用药或给予相应治疗措施,观察疗效和副作用。

3.合理饮食,适当活动。

4.做好相关检查的准备工作。

(三)指导要点。

1.指导患者减轻腹胀的方法。

2.告知患者及家属腹胀的诱因和预防措施。

(四)注意事项。

患者腹胀症状持续不缓解应严密观察,配合医生实施相关检查。

七、心悸的护理

(一)评估和观察要点。

1.评估心悸发作诱因、伴随症状、患者的用药史、既往病史等。

2.评估患者生命体征,意识状况等。

3.了解患者血红蛋白、血糖、心电图、甲状腺功能、电解质水平等的检查结果。

(二)操作要点。

1.保持环境安静。

2.卧床休息,取舒适卧位,伴呼吸困难时可吸氧。

3.测量生命体征,准确测量心(脉)率(律),必要时行心电图检查或心电监测。

4.指导患者深呼吸或听音乐等放松方法。

5.遵医嘱给予相应治疗措施并观察效果,做好记录。

(三)指导要点。

1.指导患者自测脉搏的方法及注意事项。

2.指导患者识别并避免产生心悸的诱因。

(四)注意事项。

1.帮助患者减轻恐惧、紧张心理,增加安全感。

2.房颤患者需同时测量心率和脉率。

八、头晕的护理

(一)评估和观察要点。

1.评估患者头晕的性质、持续时间、诱因、伴随症状,与体位及进食有无相关、治疗情况,心理反应,既往史及个人史。

2.评估生命体征,意识状况等。

3.了解患者相关检查结果。

(二)操作要点。

1.保持病室安静,操作轻柔。

2.卧床休息。

3.监测生命体征变化。

4.遵医嘱使用药物,并观察药物疗效与副作用。

5.保持周围环境中无障碍物,注意地面防滑。

6.将患者经常使用的物品放在患者容易拿取的地方。

(三)指导要点。

1.告知患者及家属头晕的诱因。

2.告知患者及家属头晕发生时应注意的事项。

(四)注意事项。

1.指导患者改变体位时,尤其转动头部时,应缓慢。

2.患者活动时需有人陪伴,症状严重需卧床休息。

3.教会患者使用辅助设施,如扶手、护栏等。

4.对于精神紧张、焦虑不安的患者,给予心理安慰和支持。

九、抽搐的护理

(一)评估和观察要点。

1.评估抽搐发生的时间、持续时间、次数、诱因、过程、部位、性质及既往史等。

2.评估患者生命体征、意识状态,有无舌咬伤、尿失禁等。

3.了解患者头颅影像、电解质、脑电图检查结果等。

(二)操作要点。

1.立即移除可能损伤患者的物品,放入开口器,如有义齿取出,解开衣扣、裤带。

2.取侧卧位,头偏向一侧,打开气道,备好负压吸引器,及时清除口鼻腔分泌物与呕吐物。

3.加床档,必要时约束保护,吸氧。

4.遵医嘱注射镇静药物,观察并记录用药效果。

5.抽搐时勿按压肢体,观察患者抽搐发作时的病情及生命体征变化,并做好记录。

6.避免强光、声音刺激,保持安静。

(三)指导要点。

1.告知患者及家属抽搐的相关知识,寻找并避免诱因。

2.告知患者及家属抽搐发作时应采取的安全措施。

3.告知患者避免危险的活动或职业。

4.告知患者单独外出,随身携带注明病情及家人联系方式的卡片。

5.告知患者和家属切勿自行停药或减药。

(四)注意事项。

1.开口器上应缠纱布,从磨牙处放入。

2.提高患者服药的依从性。

十、疼痛的护理

(一)评估和观察要点。

1.评估患者疼痛的部位、性质、程度、发生及持续的时间,疼痛的诱发因素、伴随症状,既往史及患者的心理反应;应用疼痛评估量表评估疼痛的严重程度。

2.评估生命体征的变化。

3.了解相关的检查化验结果。

(二)操作要点。

1.根据疼痛的部位协助患者采取舒适的体位。

2.给予患者安静、舒适环境。

3.遵医嘱给予治疗或药物,并观察效果和副作用。

4.合理饮食,避免便秘。

(三)指导要点。

告知患者及家属疼痛的原因或诱因及减轻和避免疼痛的方法,包括听音乐、分散注意力等放松技巧。

(四)注意事项。

遵医嘱给予止痛药缓解疼痛症状时应注意观察药物疗效和副

作用。

十一、水肿的护理

(一)评估和观察要点。

1.评估水肿的部位、时间、范围、程度、发展速度,与饮食、体位及活动的关系,患者的心理状态,伴随症状,治疗情况,既往史及个人史。

2.观察生命体征、体重、颈静脉充盈程度,有无胸水征、腹水征,患者的营养状况、皮肤血供、张力变化及是否有移动性浊音等。

3.了解相关检查结果。

(二)操作要点。

1.轻度水肿患者限制活动,严重水肿患者取适宜体位卧床休息。

2.监测体重和病情变化,必要时记录24h液体出入量。

3.限制钠盐和水分的摄入,根据病情摄入适当蛋白质。

4.遵医嘱使用利尿药或其他药物,观察药物疗效及副作用。

5.观察皮肤完整性,发生压疮及时处理。

(三)指导要点。

1.告知患者水肿发生的原因及治疗护理措施。

2.指导患者合理限盐限水。

(四)注意事项。

1.晨起餐前、排尿后测量体重。

2.保持病床柔软、干燥、无皱褶。

3.操作时,避免拖、拉、拽,保护皮肤。

4.严重水肿患者穿刺后延长按压时间。

十二、发热的护理

(一)评估和观察要点。

1.评估患者发热的时间、程度及诱因、伴随症状等。

2.评估患者意识状态、生命体征的变化。

3.了解患者相关检查结果。

(二)操作要点。

1.监测体温变化,观察热型。

2.卧床休息,减少机体消耗。

3.高热患者给予物理降温或遵医嘱药物降温。

4.降温过程中出汗时及时擦干皮肤,随时更换衣物,保持皮肤和床单清洁、干燥;注意降温后的反应,避免虚脱。

5.降温处理30min后测量体温。

6.补充水分防止脱水,鼓励患者进食高热量、高维生素、营养丰富的半流质或软食。

7.做好口腔护理。

(三)指导要点。

1.鼓励患者多饮水。

2.告知患者穿透气、棉质衣服,寒战时应给予保暖。

3.告知患者及家属限制探视的重要性。

(四)注意事项。

1.冰袋降温时注意避免冻伤。

2.发热伴大量出汗者应记录24h液体出入量。

3.对原因不明的发热慎用药物降温法,以免影响对热型及临床症状的观察。

4.有高热惊厥史的患儿,要及早遵医嘱给予药物降温。

5.必要时留取血培养标本。

第五章 皮肤、伤口、造口护理

皮肤、伤口、造口患者的护理内容包括准确评估皮肤、伤口、造口状况,为患者实施恰当的护理措施,从而减少或去除危险因素,预防相关并发症,增加患者舒适度,促进其愈合。

一、压疮预防

(一)评估和观察要点。

1.评估发生压疮的危险因素(附录 1 至附录 3),包括患者病情、意识状态、营养状况、肢体活动能力、自理能力、排泄情况及合作程度等。

2.评估患者压疮易患部位。

(二)操作要点。

1.根据病情使用压疮危险因素评估表评估患者。

2.对活动能力受限或长期卧床患者,定时变换体位或使用充气床垫或者采取局部减压措施。

3.保持患者皮肤清洁无汗液,衣服和床单位清洁干燥、无皱褶。

4.大小便失禁患者及时清洁局部皮肤,肛周可涂皮肤保护剂。

5.高危人群的骨突处皮肤,可使用半透膜敷料或者水胶体敷料保护,皮肤脆薄者慎用。

6.病情需要限制体位的患者,采取可行的压疮预防措施。

7.每班严密观察并严格交接患者皮肤状况。

(三)指导要点。

1.告知患者及家属发生压疮的危险因素和预防措施。

2.指导患者加强营养,增加皮肤抵抗力,保持皮肤干燥清洁。

3.指导患者功能锻炼。

(四)注意事项。

1.感觉障碍的患者避免使用热水袋或冰袋,防止烫伤或冻伤。

2.受压部位在解除压力 30min 后,压红不消褪者,缩短变换体位时间,禁止按摩压红部位皮肤。

3.正确使用压疮预防器具,不宜使用橡胶类圈状物。

二、压疮护理

(一)评估和观察要点。

1.评估患者病情、意识、活动能力及合作程度。

2.评估患者营养及皮肤状况,有无大小便失禁。

3.辨别压疮分期(附录4),观察压疮的部位、大小(长、宽、深)、创面组织形态、潜行、窦道、渗出液等。

4.了解患者接受的治疗和护理措施及效果。

(二)操作要点。

1.避免压疮局部受压。

2.长期卧床患者可使用充气床垫或者采取局部减压措施,定期变换体位,避免压疮加重或出现新的压疮。

3.压疮Ⅰ期患者局部使用半透膜敷料或者水胶体敷料加以保护。

4.压疮Ⅱ~Ⅳ期患者采取针对性的治疗和护理措施,定时换药,清除坏死组织,选择合适的敷料,皮肤脆薄者禁用半透膜敷料或者水胶体敷料。

5.对无法判断的压疮和怀疑深层组织损伤的压疮需进一步全面评估,采取必要的清创措施,根据组织损伤程度选择相应的护理方法。

6.根据患者情况加强营养。

(三)指导要点。

1.告知患者及家属发生压疮的相关因素、预防措施和处理方法。

2.指导患者加强营养,增加创面愈合能力。

(四)注意事项。

1.压疮Ⅰ期患者禁止局部皮肤按摩,不宜使用橡胶类圈状物。

2.病情危重者,根据病情变换体位,保证护理安全。

三、伤口护理

(一)评估和观察要点。

1.评估患者病情、意识、自理能力、合作程度。

2.了解伤口形成的原因及持续时间。

3.了解患者曾经接受的治疗护理情况。

4.观察伤口的部位、大小(长、宽、深)、潜行、组织形态、渗出液、颜色、感染情况及伤口周围皮肤或组织状况。

(二)操作要点。

1.协助患者取舒适卧位,暴露换药部位,保护患者隐私。

2.依次取下伤口敷料,若敷料粘在伤口上,用生理盐水浸湿软化后缓慢取下。

3.选择合适的伤口清洗剂清洁伤口,去除异物、坏死组织等。

4.根据伤口类型选择合适的伤口敷料。

5.胶布固定时,粘贴方向应与患者肢体或躯体长轴垂直,伤口包扎不可固定太紧。

(三)指导要点。

1.告知患者及家属保持伤口敷料及周围皮肤清洁的方法。

2.指导患者沐浴、翻身、咳嗽及活动时保护伤口的方法。

(四)注意事项。

1.定期对伤口进行观察、测量和记录。

2.根据伤口渗出情况确定伤口换药频率。

3.伤口清洗一般选用生理盐水或对人体组织没有毒性的消毒液。

4.如有多处伤口需换药,应先换清洁伤口,后换感染伤口;清洁伤口换药时,应从伤口中间向外消毒;感染伤口换药时,应从伤口外向中间消毒;有引流管时,先清洁伤口,再清洁引流管。

5.换药过程中密切观察病情,出现异常情况及时报告医生。

四、造口护理

(一)评估和观察要点。

1.评估患者病情、意识、自理能力、合作程度、心理状态、家庭支持程度、经济状况。

2.了解患者或家属对造口护理方法和知识的掌握程度。

3.辨别造口类型、功能状况及有无并发症,评估周围皮肤情况。

(二)操作要点。

1.每日观察造口处血供及周围皮肤情况。

2.每日观察排出物的颜色、量、性状及气味。

3.根据需要更换造口底盘及造口袋。

(1)更换时保护患者隐私,注意保暖。

(2)一手固定造口底盘周围皮肤,一手由上向下移除造口袋,观察排泄物的性状。

（3）温水清洁造口及周围皮肤。

（4）测量造口大小。

（5）修剪造口袋底盘，剪裁的开口与造口黏膜之间保持适当空隙（1~2mm）。

（6）按照造口位置自下而上粘贴造口袋，必要时可涂皮肤保护剂、防漏膏等，用手按压底盘1~3min。

（7）夹闭造口袋下端开口。

（三）指导要点。

1.引导患者参与造口的自我管理，告知患者及家属更换造口袋的详细操作步骤，小肠造口者选择空腹时更换。

2.告知患者和家属造口及其周围皮肤并发症的预防和处理方法。

3.指导患者合理膳食，训练排便功能。

（四）注意事项。

1.使用造口辅助用品前阅读产品说明书或咨询造口治疗师。

2.移除造口袋时注意保护皮肤；粘贴造口袋前保证造口周围皮肤清洁干燥。

3.保持造口袋底盘与造口之间的空隙在合适的范围。

4.避免做增加腹压的运动，以免形成造口旁疝。

5.定期扩张造口，防止狭窄。

五、静脉炎预防及护理

（一）评估和观察要点。

1.评估患者年龄、血管，选择合适的导管型号、材质。

2.评估穿刺部位皮肤状况、血管弹性及肢体活动度。

3.了解药物的性质、治疗疗程及输液速度对血管通路的影响。

4.根据静脉炎分级标准(附录5)评估静脉炎状况。

(二)操作要点。

1.根据治疗要求,选择最细管径和最短长度的穿刺导管;置管部位宜覆盖无菌透明敷料,并注明置管及换药时间。

2.输注前应评估穿刺点及静脉情况,确认导管通畅。

3.直接接触中心静脉穿刺的导管时应戴灭菌无粉手套。

4.输入高浓度、刺激性强的药物时宜选择中心静脉。

5.多种药物输注时,合理安排输注顺序,在两种药物之间用等渗液体冲洗管路后再输注另一种药物。

6.出现沿血管部位疼痛、肿胀或条索样改变时,应停止输液,及时通知医生,采取必要的物理治疗或局部药物外敷等处理。

7.根据静脉炎的处理原则实施护理,必要时拔除导管进行导管尖端培养。

(三)指导要点。

1.告知患者及家属保持穿刺部位皮肤清洁、干燥,避免穿刺侧肢体负重。

2.告知患者穿刺部位敷料松动、潮湿或感觉不适时,及时通知医护人员。

(四)注意事项。

1.选择粗直、弹性好、易于固定的血管,尽量避开关节部位,不宜在同一部位反复多次穿刺。

2.合理选择血管通路器材,及时评估、处理静脉炎。

3.湿热敷时,避开血管穿刺点,防烫伤。

六、烧伤创面护理

(一)评估和观察要点。

1.评估患者病情、意识、受伤时间、原因、性质、疼痛程度、心理状况等。

2.评估烧伤面积、深度、部位、渗出液的气味、量及性质、有无污染、感染等。

3.严重烧伤患者应观察生命体征。

4.肢体包扎或肢体环形焦痂患者应观察肢体远端血供情况,如皮肤温度及颜色、动脉搏动、肿胀等。

(二)操作要点。

1.病室环境清洁,温湿度适宜,实施暴露疗法时室温保持在28~32℃,相对湿度50%~60%,床单位每日用消毒液擦拭。

2.遵医嘱给予止痛剂、抗生素及补液,观察用药反应。

3.抬高患肢,观察患肢末梢皮肤温度、颜色、动脉搏动、肿胀、感觉等情况。

4.术前应剃除烧伤创面周围的毛发,大面积烧伤患者,应保持创面清洁干燥,定时翻身。

5.术后观察切、削痂及取、植皮部位敷料渗出情况,有渗出、异味及时更换。

6.出现高热、寒战,创面出现脓性分泌物、坏死、臭味等,及时报告医生。

7.特殊部位烧伤的护理

(1)呼吸道烧伤:给予鼻导管或面罩吸氧,必要时给予呼吸机辅助呼吸,充分湿化气道,观察有无喉头水肿的表现,保持呼吸道通畅。

(2)眼部烧伤:化学烧伤者早期反复彻底冲洗眼部,一般选用清水或生理盐水;分泌物较多者,及时用无菌棉签清除分泌物,白天用眼药水滴眼,晚间用眼药膏涂在眼部;眼睑闭合不全者,用无菌油纱布覆盖以保护眼球。

(3)耳部烧伤:保持外耳道清洁干燥,及时清理分泌物,在外耳道入口处放置无菌干棉球,定时更换;耳周部位烧伤用无菌纱布铺垫。

(4)鼻烧伤:保持鼻腔清洁、湿润、通畅,及时清理分泌物及痂皮,防止鼻腔干燥出血。

(5)口腔烧伤:保持口腔清洁,早期用湿棉签湿润口腔黏膜,拭去脱落的黏膜组织。能进流食者进食后应保持口腔创面清洁。

(6)会阴部烧伤:采用湿润暴露疗法,剃净阴毛清创后,留置尿管,每日会阴擦洗;及时清理创面分泌物;女性患者用油纱布隔开阴唇,男性患者兜起阴囊;排便时避免污染创面,便后冲洗消毒创面后再涂药。

(7)指(趾)烧伤:指(趾)与指(趾)之间用油纱布分开包扎,观察甲床的颜色、温度、敷料包扎松紧,注意抬高患肢促进循环,减少疼痛。

8.维持关节功能位,制定并实施个体化康复训练计划。

(三)指导要点。

1.告知患者创面愈合、治疗过程。

2.告知患者避免对瘢痕性创面的机械性刺激。

3.指导患者进行患肢功能锻炼的方法及注意事项。

(四)注意事项。

1.使用吸水性、透气性敷料进行包扎且松紧度适宜。

2.烦躁或意识障碍的患者,适当约束肢体。

3.注意变换体位,避免创面长时间受压。

4.半暴露疗法应尽量避免敷料移动,暴露创面不宜覆盖敷料或被单。

七、供皮区皮肤护理

(一)评估和观察要点。

评估患者病情、吸烟史及供皮区皮肤情况。

(二)操作要点。

1.观察伤口及敷料固定和渗出情况,有渗液或渗血时,及时更换敷料。

2.伤口加压包扎时,观察肢端血供。

3.伤口有臭味、分泌物多、疼痛等异常征象,及时报告医生。

(三)指导要点。

1.告知患者供皮区域勿暴露于高温、强日光下,避免损伤。

2.告知患者局部伤口保持干燥。

(四)注意事项。

1.在愈合期应注意制动,卧床休息,避免供皮区敷料受到污染。

2.加压包扎供皮区时,松紧度适宜;避免供皮区受到机械性刺激。

八、植皮区皮肤护理

(一)评估和观察要点。

1.评估患者病情、意识、自理能力、合作程度。

2.观察植皮区皮瓣色泽、温度、指压反应、血供及疼痛程度。

(二)操作要点。

1.观察伤口及敷料有无渗血、渗液、有无异味。

2.使用烤灯照射时,烤灯的功率、距离适宜,防止烫伤。

3.监测皮瓣温度,并与健侧作对照,出现异常及时报告医生。

4.使用抗凝药物和扩血管药物期间,观察局部血供,有无出血倾向。

5.患肢制动,采取相应措施预防压疮和手术后并发症。

(三)指导要点。

1.告知患者戒烟的重要性。

2.告知患者避免皮瓣机械性刺激的重要性。

3.告知患者植皮区域的护理方法和注意事项。

(四)注意事项。

1.避免使用血管收缩药物。

2.避免在强光下观察皮瓣情况。

3.避免患肢在制动期间牵拉皮瓣或皮管。

4.植皮区域勿暴露于高温、强日光下,避免损伤。

5.植皮区皮肤成活后,创面完全愈合,应立即佩戴弹力套持续压迫6个月,预防创面出现瘢痕增生。

6.植皮区皮肤瘙痒,切忌用手抓,以免破溃出血感染。

九、糖尿病足的预防

(一)评估和观察要点。

1.评估发生糖尿病足的危险因素。

2.了解患者自理程度及依从性。

3.了解患者对糖尿病足预防方法和知识的掌握程度。

(二)操作要点。

1.询问患者足部感觉,检查足部有无畸形、皮肤颜色、温度、足背动脉搏动、皮肤的完整性及局部受压情况。

2.测试足部感觉:振动觉、痛觉、温度觉、触觉和压力觉。

（三）指导要点。

1.告知患者糖尿病足的危险性、早期临床表现及预防的重要性，指导患者做好定期足部筛查。

2.教会患者促进肢体血液循环的方法。

3.告知患者足部检查的方法，引导其主动参与糖尿病足的自我防护。

4.指导患者足部日常护理方法，温水洗脚不泡脚，保持皮肤清洁、湿润，洗脚后采取平剪方法修剪趾甲，有视力障碍者，请他人帮助修剪，按摩足部促进血液循环。

5.指导患者选择鞋尖宽大、鞋面透气性好、系带、平跟厚鞋，穿鞋前检查鞋内干净无杂物，穿新鞋后检查足部受到挤压或摩擦处皮肤并逐步增加穿用时间。

6.指导患者选择浅色、袜腰松、吸水性好、透气性好、松软暖和的袜子，不宜穿有破损或有补丁的袜子。

7.不要赤脚或赤脚穿凉鞋、拖鞋行走。

8.定期随诊，合理饮食，适量运动，控制血糖，积极戒烟。

（四）注意事项。

1.不用化学药自行消除鸡眼或胼胝。

2.尽可能不使用热水袋、电热毯或烤灯，谨防烫伤，同时应注意预防冻伤。

十、糖尿病足的护理

（一）评估和观察要点。

1.评估患者病情、意识状态、自理能力及合作程度。

2.根据 Wagner 分级标准（附录6），评估患者足部情况。

3.监测血糖变化。

(二)操作要点。

1.根据不同的创面,选择换药方法。

2.根据伤口选择换药敷料,敷料应具有透气、较好的吸收能力,更换时避免再次损伤。

3.伤口的换药次数根据伤口的情况而定。

4.溃疡创面周围的皮肤可用温水、中性肥皂清洗,然后用棉球拭干,避免挤压伤口和损伤创面周围皮肤。

5.每次换药时观察伤口的动态变化。

6.观察足部血液循环情况,防止局部受压,必要时改变卧位或使用支被架。

7.必要时,请手足外科专科医生协助清创处理。

(三)指导要点。

1.告知患者及家属糖尿病足伤口定期换药及敷料观察的重要性。

2.告知患者做好糖尿病的自我管理,教会患者采用多种方法减轻足部压力。

3.新发生皮肤溃疡应及时就医。

(四)注意事项。

1.避免在下肢进行静脉输液。

2.严禁使用硬膏、鸡眼膏或有腐蚀性药物接触伤口。

3.准确测量伤口面积并记录。

十一、截肢护理

(一)评估和观察要点。

评估患者病情、自理能力、合作程度、营养及心理状态。

(二)操作要点。

1.根据病情需要选择卧位,必要时抬高残肢。

2.观察截肢伤口有无出血、渗血以及肢体残端皮肤的颜色、温度、肿胀等,保持残端清洁、干燥。

3.观察伤口引流液的颜色、性状、量。

4.做好伤口疼痛和幻肢痛的护理,必要时遵医嘱给予止痛药,长期顽固性疼痛可行神经阻断手术。

5.指导患者进行患肢功能锻炼,防止外伤。

(三)指导要点。

1.教会患者保持残端清洁的方法。

2.教会患者残肢锻炼的方法。

3.教会患者使用辅助器材。

(四)注意事项。

1.弹力绷带松紧度应适宜。

2.维持残肢于功能位。

3.使用辅助器材时做好安全防护,鼓励患者早期下床活动,进行肌肉强度和平衡锻炼,为安装假肢做准备。

第六章 气道护理

肺的呼吸功能是指机体与外环境之间进行气体交换的能力,对维持机体正常新陈代谢起着关键作用。保持通畅的气道,是呼吸的基本前提,丧失对气道的控制,数分钟内可对机体造成严重后果。建立人工气道,及时、准确地应用机械通气,能迅速改善患者的缺氧状况,防止重要脏器的组织损害和功能障碍,是抢救呼吸衰竭患者的重要手段。气道护理的目的是维持气道的通畅,保证肺通气和换气过程的顺利进行,改善缺氧状况,预防并发症的发生。

一、吸氧

(一)评估和观察要点。

1.评估患者的病情、意识、呼吸状况、合作程度及缺氧程度。

2.评估鼻腔状况:有无鼻息肉、鼻中隔偏曲或分泌物阻塞等。

3.动态评估氧疗效果。

(二)操作要点。

1.严格掌握吸氧指征,选择适合的吸氧方式。

2.正确安装氧气装置,管道或面罩连接紧密。

3.根据病情调节合适的氧流量。

4.用氧的过程中密切观察患者呼吸、神志、氧饱和度及缺氧程度改善情况等。

(三)指导要点。

1.向患者解释用氧目的,以取得合作。

2.告知患者或家属勿擅自调节氧流量,注意用氧安全。

3.根据用氧方式,指导有效呼吸。

(四)注意事项。

1.保持呼吸道通畅,注意气道湿化。

2.保持吸氧管路通畅,无打折、分泌物堵塞或扭曲。

3.面罩吸氧时,检查面部、耳廓皮肤受压情况。

4.吸氧时先调节好氧流量再与患者连接,停氧时先取下鼻导管或面罩,再关闭氧流量表。

5.注意用氧安全,尤其是使用氧气筒给氧时注意防火、防油、防热、防震。

6.新生儿吸氧应严格控制用氧浓度和用氧时间。

二、有效排痰

(一)评估和观察要点。

1.评估患者的病情、意识、咳痰能力、影响咳痰的因素、合作能力。

2.观察痰液的颜色、性质、量、气味,与体位卧位的关系。

3.评估肺部呼吸音情况。

(二)操作要点。

1.有效咳嗽。

(1)协助患者取正确体位,上身微向前倾。

(2)缓慢深呼吸数次后,深吸气至膈肌完全下降,屏气数秒、然后进行2~3声短促有力的咳嗽,缩唇将余气尽量呼出,循环做2~3次,休息或正常呼吸几分钟后可再重新开始。

2.叩击或振颤法。

(1)在餐前30min或餐后2h进行。

(2)根据患者病变部位采取相应体位。

(3)避开乳房、心脏和骨突(脊椎、胸骨、肩胛骨)部位。

(4)叩击法:叩击时五指并拢成空杯状,利用腕力从肺底由下向上、由外向内,快速有节奏地叩击胸背部。

(5)振颤法:双手交叉重叠,按在胸壁部,配合患者呼气时自下而上振颤、振动加压。

(6)振动排痰仪:根据患者病情、年龄选择适当的振动的频率和时间,振动时由慢到快,由下向上、由外向内。

3.体位引流。

(1)餐前1~2h或餐后2h进行。

(2)根据患者病灶部位和患者的耐受程度选择合适的体位。

(3)引流顺序:先上叶,后下叶;若有二个以上炎性部位,应引流痰液较多的部位。

(4)引流过程中密切观察病情变化,出现心律失常、血压异常等并发症时,立即停止引流,及时处理。

(5)辅以有效咳嗽或胸部叩击或振颤,及时有效清除痰液。

(三)指导要点。

1.告知患者操作的目的、方法及注意事项。

2.告知患者操作过程中配合的方法。

(四)注意事项。

1.注意保护胸、腹部伤口,合并气胸、肋骨骨折时禁做叩击。

2.根据患者体型、营养状况、耐受能力,合理选择叩击方式、时间和频率。

3.操作过程中密切观察患者意识及生命体征变化。

三、口咽通气道(管)放置

(一)评估和观察要点。

1.评估患者的病情、生命体征、意识及合作程度。

2.评估患者的口腔、咽部及气道分泌物情况,有无活动的义齿。

(二)操作要点。

1.选择合适的体位。

2.吸净口腔及咽部分泌物。

3.选择恰当的放置方法

(1)顺插法:在舌拉钩或压舌板的协助下,将口咽通气道放入口腔。

(2)反转法:口咽通气道的咽弯曲部朝上插入口腔,当其前端接近口咽部后壁时,将其旋转180°成正位,并用双手拇指向下推送至合适的位置。

4.测试人工气道是否通畅,防止舌或唇夹置于牙和口咽通气道之间。

(三)指导要点。

告知患者及家属放置口咽通气道的目的、方法,以取得配合。

(四)注意事项。

1.根据患者门齿到耳垂或下颌角的距离选择适宜的口咽通气道型号。

2.禁用于意识清楚、有牙齿折断或脱落危险和浅麻醉患者(短时间应用的除外)。

3.牙齿松动者,插入及更换口咽通气道前后应观察有无牙齿脱落。

4.口腔内及上下颌骨创伤、咽部气道占位性病变、咽部异物梗阻患者禁忌使用口咽通气道。

5.定时检查口咽通气道是否保持通畅。

四、气管插管

(一)评估和观察要点。

1.评估患者的病情、意识、有无活动义齿、呼吸道通畅程度及既往病史。

2.评估负压吸引装置是否处于备用状态,备齐插管用物及急救药物等。

3.观察生命体征、血氧饱和度、双侧呼吸音及胸廓运动情况。

4.评估口鼻腔状况,选择合适型号的导管。

(二)操作要点。

1.取下活动义齿,观察牙齿是否松动并做妥善固定,清除口、鼻腔分泌物,经鼻插管还需检查鼻腔有无堵塞、感染、出血,鼻中隔是否偏曲。

2.检查气管导管气囊是否漏气,润滑导管前半部。

3.将患者置于正确体位,充分开放气道。

4.插管成功后,迅速拔除管芯,向气囊内充气。

5.放入牙垫或通气道,固定导管,听诊呼吸音,检查气道是否通畅,清理气道,连接呼吸机或简易呼吸气囊。

6.观察导管外露长度,做标记,并记录。

7.摆好患者体位,必要时约束患者双手。

8.做胸部 X 线检查,确定插管位置,观察有无口腔、牙齿损伤。

(三)指导要点。

告知患者或家属气管插管的目的、过程和潜在并发症,取得其合作。

(四)注意事项。

1.选择合适型号的气管导管,管芯内端短于导管口 1~1.5cm。儿童气管插管型号选择标准参见附录7。

2.选择合适的喉镜叶片,确保喉镜光源明亮。

3.避免反复插管。

4.严密观察患者生命体征及血氧饱和度、两侧胸廓起伏等变化。

五、人工气道固定

(一)评估和观察要点。

1.评估患者的病情、意识、生命体征及合作程度。

2.评估管路位置、深度,气囊压力,固定部位的皮肤情况。

(二)操作要点。

1.测量气管导管外露长度,经口插管者应测量距门齿处的长度,经鼻插管者应测量距外鼻孔的长度,记录并做标记。

2.监测气管导管气囊的压力,吸净气管及口腔内分泌物。

3.固定气管导管,将牙垫放置在导管的一侧嘱患者咬住;防止气管导管左右偏移,可在导管的两侧都放置牙垫。

4.采用蝶形交叉固定法,先固定气管导管和牙垫,再交叉固定气管导管,胶布末端固定于面颊部;或选择其它适宜的固定方法,如固定器。

5.气管切开导管固定时,在颈部一侧打死结或手术结,松紧度以能放入一指为宜,用棉垫保护颈部皮肤。

6.操作后,测量气管导管的气囊压力,观察两侧胸部起伏是否对称,听诊双肺呼吸音是否一致。

(三)指导要点。

1.告知患者插管的意义及固定的重要性,取得患者的配合。

2.嘱患者不要随意变换体位。

(四)注意事项。

1.操作前,测量气囊压力,使其在正常范围。

2.操作前后,检查气管导管深度和外露长度,避免气管导管的移位。

3.躁动者给予适当约束或应用镇静药。

4.更换胶布固定部位,避免皮肤损伤,采取皮肤保护措施;气管切开患者,注意系绳的松紧度,防止颈部皮肤受压或气切套管脱出。

5.调整呼吸机管路的长度和位置,保持头颈部与气管导管活动的一致性。

六、气管导管气囊压力监测

(一)评估和观察要点。

1.评估患者的病情、意识及合作程度。

2.评估气管导管或气切套管的型号、插管深度及气囊充盈情况。

3.观察患者的生命体征、血氧饱和度及呼吸机参数。

(二)操作要点。

1.将气囊压力监测表连接于气管导管或气切套管气囊充气口处,调整气囊压力在适当范围内。

2.应用最小闭合容量技术,将听诊器放于气管处,向气囊内少量缓慢充气,直到吸气时听不到漏气声为止。

(三)指导要点。

1.向清醒患者说明气囊压力测定的目的及意义。

2.在监测过程中嘱患者平静呼吸,勿咳嗽。

(四)注意事项。

1.定时监测气囊压力,禁忌在患者咳嗽时测量。

2.避免过多、过快地抽出和充入气囊气体。

3.患者出现烦躁不安、心率加快、血氧饱和度下降、呼吸机气道低压报警或低潮气量报警时,应重新检查气囊压力。

4.呼吸机持续低压报警,在气管插管处可听到漏气声或者用注射器从气囊内无限抽出气体时,可能为气囊破裂,立即通知值班医师进行处理。

5.放气前,先吸净气道内及气囊上滞留物。

七、人工气道湿化

(一)评估和观察要点。

1.评估患者意识、生命体征、血氧饱和度、双肺呼吸音及合作程度。

2.评估患者痰液的黏稠度、颜色、性质、量及气道通畅情况。

(二)操作要点。

1.使用恒温湿化器,及时添加灭菌注射用水,调节适宜温度;湿化罐水位适宜,定期更换。

2.使用温湿交换器(人工鼻)时,应与气管导管连接紧密。

3.使用雾化加湿时,保持管路装置密闭。

4.湿化后配合胸部物理治疗,及时清理呼吸道分泌物。

(三)指导要点。

1.向患者解释人工气道湿化的目的、意义,以取得配合。

2.指导患者有效咳嗽。

(四)注意事项。

1.保证呼吸机湿化装置温度在合适的范围之内。

2.及时倾倒管道内积水。

3.定期更换人工鼻,若被痰液污染随时更换;气道分泌物多且黏稠、脱水、低温或肺部疾病引起的分泌物潴留患者应慎用人工鼻。

4.不建议常规使用气道内滴注湿化液。

5.恒温湿化器、雾化装置、呼吸机管路等应严格消毒。

八、气道内吸引

(一)评估和观察要点。

1.评估患者病情、意识、生命体征、合作程度、双肺呼吸音、口腔及鼻腔有无损伤。

2.评估痰液的性质、量及颜色。

3.评估呼吸机参数设置、负压吸引装置、操作环境及用物准备情况。

(二)操作要点。

1.吸痰前后,听患者双肺呼吸音,给予纯氧吸入,观察血氧饱和度变化。

2.调节负压吸引压力0.02~0.04MPa。

3.经口鼻腔吸痰:吸痰管经口或鼻进入气道,边旋转边向上提拉。

4.人工气道内吸痰:正确开放气道,迅速将吸痰管插入至适宜深度,边旋转边向上提拉,每次吸痰时间不超过15s。

5.吸痰管到达适宜深度前避免负压,逐渐退出的过程中提供负压。

6.观察患者生命体征和血氧饱和度变化,听诊呼吸音,记录痰液的性状、量及颜色。

(三)指导要点。

1.告知患者气道内吸引的目的,取得配合。

2.吸痰过程中,鼓励并指导患者深呼吸,进行有效咳嗽和咳痰。

(四)注意事项。

1.观察患者生命体征及呼吸机参数变化。

2.遵循无菌原则,每次吸痰时均须更换吸痰管,应先吸气管内,再吸口鼻处。

3.吸痰前整理呼吸机管路,倾倒冷凝水。

4.掌握适宜的吸痰时间。

5.注意吸痰管插入是否顺利,遇有阻力时,应分析原因,不得粗暴操作。

6.选择型号适宜的吸痰管,吸痰管外径应≤气管插管内径的1/2。

九、气管导管气囊上滞留物清除

(一)评估和观察要点。

1.评估患者的病情、生命体征、意识及合作程度。

2.评估呼吸机参数设置、负压吸引装置、操作环境、用物准备情况;了解患者所用气管导管的型号、插管深度及气囊充盈情况。

3.评估患者痰液的性状、量及颜色。

(二)操作要点。

1.协助患者取合适体位。

2.吸尽口、鼻腔及气管内分泌物。

3.在患者呼气初挤压简易呼吸器的同时将气囊放气。

4.使用较大的潮气量,在塌陷的气囊周围形成正压,将滞留的分泌物"冲"到口咽部,于呼气末将气囊充气。

5.立即清除口鼻腔内分泌物。

6.连接呼吸机,吸纯氧2min。

7.使用有气囊上分泌物引流功能气管导管时,应用适宜负压持续或间断进行分泌物清除,或使用 Evac 泵。

(三)指导要点。

1.告知患者操作的目的、步骤和配合方法。

2.操作过程中,鼓励并指导患者深呼吸。

(四)注意事项。

1.挤压简易呼吸器及气囊充气、放气的时机正确。

2.反复操作时,可让患者休息2~5min,酌情予以吸氧。

十、经口气管插管患者口腔护理

(一)评估和观察要点。

1.评估患者的病情、生命体征、意识和合作程度。

2.评估操作环境和用物准备情况。

3.观察口腔黏膜有无出血点、溃疡、异味及口腔内卫生情况。

(二)操作要点。

1.根据患者的病情,协助患者摆好体位。

2.保证气囊压力在适宜范围,吸净气管及口腔内的分泌物。

3.记录气管导管与门齿咬合处的刻度,测量气管导管外露部分距门齿的长度。

4.2人配合,1人固定导管,另1人进行口腔护理(口腔护理具体要点见第一章)。

5.操作过程观察患者病情变化,必要时停止操作。

6.将牙垫置于导管的一侧并固定,定期更换牙垫位置。

7.操作完毕后,再次测量气管导管外露长度和气囊压力,观察两侧胸部起伏是否对称,听诊双肺呼吸音是否一致。

(三)指导要点。

1.告知患者及家属口腔护理的目的、方法及可能造成的不适,以取得配合。

2.指导清醒患者充分暴露口腔以利于操作。

(四)注意事项。

1.操作前测量气囊压力。

2.操作前后认真清点棉球数量,禁止漱口,可采取口鼻腔冲洗。

3.检查气管导管深度和外露长度,避免移位和脱出。

4.躁动者适当约束或应用镇静药。

十一、拔除气管插管

(一)评估和观察要点。

1.评估患者的病情、意识、血氧饱和度和合作程度。

2.评估拔管指征:撤离呼吸机成功,患者咳嗽和吞咽反射恢复,可自行有效排痰,上呼吸道通畅,无喉头水肿、喉痉挛等气道狭窄表现。

3.评估呼吸功能、操作环境、用物准备情况。

(二)操作要点。

1.拔管前给予充分吸氧,观察生命体征和血氧饱和度。

2.吸净气道、口鼻内及气囊上的分泌物。

3.2人配合,1人解除固定,1人将吸痰管置入气管插管腔内,另1人用注射器将气管导管气囊内气体缓慢抽出,然后边拔除气管导管边吸引气道内痰液。

4.拔管后立即给予吸氧,观察患者生命体征、血氧饱和度、气道是否通畅等。

5.协助患者排痰,必要时继续吸引口鼻内分泌物。

(三)指导要点。

1.告知患者拔除气管导管的目的、方法,以取得配合。

2.指导患者进行有效咳嗽和咳痰。

(四)注意事项。

1.拔管前吸净口鼻内分泌物。

2.拔管后若发生喉痉挛或呼吸不畅,可用简易呼吸器加压给氧,必要时再行气管插管。

十二、气管切开伤口换药

(一)评估和观察要点。

1.评估患者的病情、意识及合作程度。

2.评估操作环境,用物准备情况。

3.评估气管切开伤口情况,套管有无脱出迹象,敷料污染情况,颈部皮肤情况。

(二)操作要点。

1.协助患者取合适体位,暴露颈部。

2.换药前充分吸痰,观察气道是否通畅,防止换药时痰液外溢污染。

3.操作前后检查气管切开套管位置,气囊压力及固定带松紧度,防止操作过程中因牵拉使导管脱出。

4.擦拭伤口顺序正确;无菌纱布敷料完全覆盖气管切开伤口。

(三)指导要点。

1.告知患者气管切开伤口换药的目的及配合要点,取得配合。

2.指导患者及家属气管切开伤口的护理方法和注意事项,预防并发症。

(四)注意事项。

1.根据患者气管切开伤口情况选择敷料。

2.每天换药至少一次,保持伤口敷料及固定带清洁、干燥。

3.操作中防止牵拉。

十三、气管切开套管内套管更换及清洗

(一)评估和观察要点。

1.评估患者的病情、意识、呼吸型态、痰液、血氧饱和度和合作

程度。

2.评估患者的气管切开伤口,气管套管的种类、型号和气囊压力。

3.评估气管切开套管内套管有无破损及异物。

(二)操作要点。

1.协助患者取合适体位。

2.取出气管切开内套管,避免牵拉。

3.冲洗消毒内套管。

4.戴无菌手套,将干净内套管放回气管切开套管内。

(三)指导要点。

告知患者操作目的及配合要点。

(四)注意事项。

操作中保持呼吸道通畅,取出和放回套管时动作轻柔。

十四、无创正压通气

(一)评估和观察要点。

1.评估患者的病情、意识、生命体征、呼吸道通畅程度、排痰情况及血氧饱和度。

2.评估操作环境、设备仪器准备及运行情况。

3.评估呼吸机参数、人机同步性及患者合作程度等。

(二)操作要点。

1.正确连接呼吸机管路,湿化器中加无菌蒸馏水,接电源、氧源。

2.患者取坐位或半卧位。

3.选择合适的鼻罩或面罩,使患者佩戴舒适,漏气量最小。

4.根据病情选择最佳通气模式及适宜参数。

5.指导患者呼吸频率与呼吸机同步,从较低压力开始,逐渐增加到患者能够耐受的适宜压力,保证有效潮气量。

6.观察有无并发症:恐惧或精神紧张、口咽部干燥、腹胀气、鼻面部压迫性损伤、气胸等。

(三)指导要点。

1.告知患者及家属无创通气的目的、方法,可能出现的不适及如何避免,取得患者和家属的配合。

2.教会患者正确使用头带,固定松紧适宜。

3.指导患者有规律地放松呼吸,不要张口呼吸。

4.指导患者有效排痰。

(四)注意事项。

1.每次使用前检查呼吸机管路连接情况,避免破损漏气,保持呼气口通畅,使用过程中检查呼吸机管道及接头是否漏气。

2.固定松紧适宜,避免张力过高引起不适。

3.保护受压部位皮肤,必要时使用减压贴。

4.在治疗前或治疗中协助患者翻身拍背,鼓励患者有效咳嗽、咳痰,适当间隙饮水。

5.注意气道湿化。

6.注意呼吸机管道的消毒及鼻罩或面罩的清洁,鼻罩或面罩专人专用。

7.避免在饱餐后使用呼吸机,一般在餐后 1h 左右为宜。

8.若使用后出现不适,如胸闷、气短、剧烈头痛、鼻或耳疼痛时,应停止使用呼吸机,并通知医生。

十五、有创机械通气

(一)评估和观察要点。

1.评估患者病情、意识状态、合作程度。

2.评估人工气道类型、气道通畅程度、肺部情况、痰液性质及量。

3.评估呼吸机参数设定,报警设定;观察自主呼吸与呼吸机是否同步,呼吸机运转情况。

4.观察患者的氧合状况,包括血氧饱和度水平,血气分析的指标变化等。

(二)操作要点。

1.连接好呼吸机,接模拟肺试机,试机正常方可与患者连接。

2.调节呼吸机参数,设置报警限。

3.加湿装置工作正常,温度适宜。

4.监测患者生命体征、血氧饱和度及呼吸机实际监测值的变化。

5.听诊双肺呼吸音,检查通气效果。

(三)指导要点。

1.告知患者及家属机械通气的目的、方法、可能出现的不适,取得患者和家属的配合。

2.指导患者正确使用肢体语言进行交流。

3.指导患者进行呼吸功能锻炼及有效排痰。

(四)注意事项。

1.执行标准预防,预防医院感染。

2.无禁忌症患者保持床头抬高 30°~45°。

3.间断进行脱机训练,避免患者产生呼吸机依赖。

4.及时处理报警,如呼吸机发生故障或报警未能排除,应断开呼吸机给予简易呼吸器手动通气,待故障解除试机正常后再连接呼吸机。

第七章　引流护理

引流是指依靠吸引力或重力从体腔或伤口引出液体的行为、过程和办法。临床上应用的引流管种类很多,多用于导尿、伤口引流、胸腔、腹腔、脑室、胃肠道、胆道引流等。引流的目的是将人体组织间隙或体腔中积聚的液体引导至体外,引流的护理旨在保证引流的有效性,防止术后感染,促进伤口愈合。在引流护理的过程中要注意保证引流的通畅,妥善固定,详细记录引流的颜色、性质和量的变化,以利于对患者病情的判断。

一、胃肠减压的护理

(一)评估和观察要点。

1.评估患者的病情,意识状态及合作程度。

2.评估口腔黏膜、鼻腔及插管周围皮肤情况;了解有无食道静脉曲张。

3.评估胃管的位置、固定情况及负压吸引装置工作情况。

4.观察引流液的颜色、性质和量。

5.评估腹部体征及胃肠功能恢复情况。

(二)操作要点。

1.协助患者取舒适卧位,清洁鼻腔,测量插管长度(从鼻尖经耳垂至胸骨剑突处的距离)。

2.润滑胃管前端,沿一侧鼻孔轻轻插入,到咽喉部(插入 14~15cm)时,嘱患者做吞咽动作,随后迅速将胃管插入。

3.证实胃管在胃内后,固定,并做好标记。

4.正确连接负压吸引装置,负压吸力不可过强,以免堵塞管口和损伤胃黏膜。

5.保持胃管通畅,定时回抽胃液或向胃管内注入 10~20ml 生理盐水冲管。

6.固定管路,防止牵拉,并保证管路通畅。

7.记录 24h 引流量。

8.口服给药时,先将药片碾碎溶解后注入,并用温水冲洗胃管,夹管 30min。

9.给予口腔护理。

10.必要时雾化吸入,保持呼吸道的湿润及通畅。

11.定时更换引流装置。

12.拔管时,先将吸引装置与胃管分离,捏紧胃管末端,嘱患者吸气并屏气,迅速拔出。

(三)指导要点。

1.告知患者胃肠减压的目的和配合方法。

2.告知患者及家属防止胃管脱出的措施。

(四)注意事项。

1.给昏迷患者插胃管时,应先撤去枕头,头向后仰,当胃管插入 15cm 时,将患者头部托起,使下颌靠近胸骨柄以增大咽喉部通道的弧度,便于胃管顺利通过会厌部。

2.插管时患者出现恶心,应休息片刻,嘱患者深呼吸再插入,出现呛咳、呼吸困难、发绀等情况,立即拔出,休息后重新插入。

3.食管和胃部手术后,冲洗胃管有阻力时不可强行冲洗,通知医生,采取相应措施。

4.长期胃肠减压者,每月更换胃管 1 次,从另一侧鼻孔插入。

二、腹腔引流的护理

(一)评估和观察要点。

1.评估患者的病情及腹部体征。

2.观察引流是否通畅、引流液的颜色、性质和量。

3.观察伤口敷料处有无渗出液。

(二)操作要点。

1.引流管用胶布"S"形固定,防止滑脱,标识清楚。

2.引流袋位置必须低于切口平面。

3.定时挤捏引流管,保持引流通畅,防止引流管打折、扭曲、受压。

4.观察引流液颜色、性质,发现引流量突然减少或增多、颜色性状改变,患者出现腹胀、发热、生命体征改变等异常情况应立即报告医生。

5.准确记录24h引流量。

6.定时更换引流袋。

(三)指导要点。

1.告知患者更换体位或下床活动时保护引流管的措施。

2.告知患者出现不适及时通知医护人员。

(四)注意事项。

1.拔管后注意观察伤口渗出情况,渗出液较多应及时通知医生处理。

2.观察有无感染、出血、慢性窦道等并发症。

三、"T"管引流的护理

(一)评估和观察要点。

1.评估患者的病情、生命体征及腹部体征,如有无发热、腹痛、黄疸等。

2.评估患者的皮肤、巩膜黄染消退情况及大便颜色;"T"管周围皮肤有无胆汁侵蚀。

3.观察引流液的颜色、性质和量。

(二)操作要点。

1.引流管用胶布"S"形固定,标识清楚。

2.引流袋位置必须低于切口平面。

3.保持引流通畅,避免打折成角、扭曲、受压。

4."T"管周围皮肤有胆汁渗漏时,可用氧化锌软膏保护。

5.观察胆汁颜色、性质,并准确记录24h引流量。

6.定时更换引流袋。

(三)指导要点。

1.告知患者更换体位或下床活动时保护"T"管的措施。

2.告知患者出现不适及时通知医护人员。

3.如患者需带"T"管回家,指导其管路护理及自我监测方法。

4.指导患者进清淡饮食。

(四)注意事项。

1.观察生命体征及腹部体征的变化,及早发现胆瘘、胆汁性腹膜炎等并发症。

2."T"管引流时间一般为12~14天,拔管之前遵医嘱夹闭"T"管1~2天,夹管期间和拔管后观察有无发热、腹痛、黄疸等情况。

四、经皮肝穿刺置管引流术(PTCD)的护理

(一)评估和观察要点。

1.评估生命体征、腹部体征及病情变化,包括黄疸情况,如皮肤、巩膜颜色及大、小便颜色,肝功能恢复情况等。

2.观察引流液的颜色、性质、量。

3.观察 PTCD 引流管周围皮肤及伤口敷料情况。

（二）操作要点。

1.妥善固定引流管，防止脱出；对躁动不安的患者，应有专人守护或适当约束。

2.引流袋位置应低于切口平面。

3.保持引流通畅，避免打折成角、扭曲。

4.准确记录 24h 引流量。

5.定时更换引流袋。

（三）指导要点。

1.告知患者更换体位时防止引流管脱出或受压的措施。

2.告知患者出现腹痛、腹胀情况时，及时通知医护人员。

3.如患者需带 PTCD 引流管回家，指导其管路护理及自我监测方法。

4.根据患者病情，给予饮食指导。

（四）注意事项。

1.PTCD 术后注意观察有无血性胆汁流出，术后 1~2 天胆汁呈混浊墨绿色，以后逐渐呈清黄色或黄绿色。若胆汁引流量突然减少，应检查引流管是否脱出，通知医生处理。

2. 重度梗阻性黄疸的患者不能开腹手术或择期手术时行 PTCD 术，将胆汁引出体外，减轻黄疸，改善肝脏功能；胆管恶性肿瘤行 PTCD 术后需长期保留引流管，指导患者及家属进行 PTCD 引流的自我管理。

五、伤口负压引流的护理

（一）评估和观察要点。

1.评估患者病情变化,生命体征。

2.观察引流是否通畅、引流液颜色、性质、量。

3.观察伤口敷料有无渗出液。

(二)操作要点。

1.妥善固定引流管,防止脱出。

2.遵医嘱调节压力,维持有效负压。

3.保持引流通畅,避免打折成角、扭曲、受压。

4.准确记录 24h 引流量。

(三)指导要点。

告知患者更换体位时防止引流管意外脱出或打折、受压的措施。

(四)注意事项。

拔管后注意观察局部伤口敷料,发现渗出,及时通知医生处置。

六、胸腔闭式引流的护理

(一)评估和观察要点。

1.评估患者生命体征及病情变化。

2.观察引流液颜色、性质、量。

3.观察长管内水柱波动,正常为 4~6cm,咳嗽时有无气泡溢出。

4.观察伤口敷料有无渗出液、有无皮下气肿。

(二)操作要点。

1.连接引流装置,使用前检查引流装置的密闭性能,保持连接处紧密,防止滑脱。

2.引流瓶低于胸壁引流口平面 60~100cm,水封瓶长管没入无菌生理盐水中 3~4cm,并保持直立。

3.定时挤压引流管,引流液多或有血块则按需正确挤压,捏紧引流管的远端,向胸腔的方向挤压,再缓慢松开捏紧的引流管,防止引流瓶中液体倒吸;如接有负压装置,吸引压力适宜,过大的负压引起胸腔内出血及患者疼痛。

4.根据病情尽可能采取半卧位。

5.引流装置应保持密闭和无菌,保持胸壁引流口处的敷料清洁干燥,敷料渗出液较多应及时通知医生更换。

6.根据病情需要定时准确记录引流量。

7.引流瓶内无菌生理盐水每天更换,引流瓶每周更换,床旁备血管钳,更换时必须夹闭引流管,防止空气进入胸膜腔引起气胸。

(三)指导要点。

1.告知患者胸腔引流的目的及配合方法。

2.鼓励患者咳嗽、深呼吸及变换体位,并告知正确咳嗽、深呼吸、变换体位的方法。

(四)注意事项。

1.出血量多于100ml/h,呈鲜红色,有血凝块,同时伴有脉搏增快,提示有活动性出血的可能,及时通知医生。

2.水封瓶打破或接头滑脱时,要立即夹闭或反折近胸端胸引管。

3.引流管自胸壁伤口脱出,立即用手顺皮肤纹理方向捏紧引流口周围皮肤(注意不要直接接触伤口),并立即通知医生处理。

4.患者下床活动时,引流瓶的位置应低于膝盖且保持平稳,保证长管没入液面下;外出检查前须将引流管夹闭,漏气明显的患者不可夹闭胸引管。

5.拔管后注意观察患者有无胸闷、憋气,皮下气肿,伤口渗液及出血等症状,有异常及时通知医生。

七、心包、纵隔引流的护理

(一)评估和观察要点。

1.评估患者意识状态、生命体征及病情变化。

2.观察引流液的颜色、性质、量。

3.观察长玻璃管内水柱波动,正常为 4~6cm。

(二)操作要点。

1.连接吸引装置,使用前检查吸引装置的密闭性能,保持连接处紧密,防止滑脱。

2.保持引流管通畅,防止堵管,避免受压、扭曲或打折。

3.引流瓶低于胸壁引流口平面 60~100cm,水封瓶长玻璃管没入水中 3~4cm。

4.保持管道密闭无菌,防止逆行感染。

5.患者清醒后可抬高床头 15°,循环稳定后取半卧位。

6.记录单位时间内引流量及 24h 累积引流量。

7.引流装置定时更换,保持胸壁引流口处的敷料清洁干燥,有外渗及时通知医生更换。

8.床旁备血管钳。

(三)指导要点。

1.告知患者心包、纵膈引流的目的、配合方法。

2.告知患者更换体位时防止引流管意外脱出或打折、受压等措施。

(四)注意事项。

1.术后当日每 30~60min 挤压引流管 1 次,若引流液多或有血块则按需正确挤压，防止堵塞；如接有负压装置，吸引压力一般1.5~2.0kPa。

2.手术当日 2~3h 引流管内出现大量鲜红色的血性液体,如成人>300ml/h,小儿>4ml×体重(kg)/h,且无减少趋势,及时通知医生。

3.引流量偏多,以后突然减少或引流不畅,患者血压下降、心率增快、呼吸困难、紫绀、面色苍白、出汗等症状,考虑心包填塞的可能,应及时通知医生。

4.发现引流出大量血性液或引流管被较多的血块堵塞,应立即通知医生。

5.患者下床活动时,须将引流管夹闭,以防导管脱落、漏气或液体返流。

6.拔管后观察患者有无胸闷、憋气、心悸,伤口渗液及出血,有异常及时通知医生。

八、脑室、硬膜外、硬膜下引流的护理

(一)评估和观察要点。

1.评估患者意识、瞳孔、生命体征及头痛、呕吐等情况。

2.观察引流管内液面有无波动,引流液的颜色、性状、量。

3.观察伤口敷料有无渗出。

(二)操作要点。

1.保持引流管通畅,标识清楚,防止引流装置受压、打折、扭曲。

2.脑室引流瓶(袋)入口处应高于外耳道 10~15cm;硬膜外、硬膜下引流管根据颅内压情况置于床面或遵医嘱调整。

3.留置脑室引流管期间,保持患者平卧位,如要摇高床头,需

遵医嘱对应调整引流管高度。

4.适当限制患者头部活动范围,患者躁动时,可酌情予以约束。

5.记录24h引流量。

6.定时更换引流装置。

(三)指导要点。

1.告知患者及家属置脑室、硬膜外、硬膜下引流管的意义。

2.告知患者及家属留置脑室、硬膜外、硬膜下引流管期间安全防范措施,如:不能随意移动引流袋位置,保持伤口敷料清洁,不可抓挠伤口等。

(四)注意事项。

1.脑室引流管拔管前遵医嘱先夹闭引流管24~48h,观察患者有无头痛、呕吐等颅内高压症状。

2.引流早期(1~2h)特别注意引流速度,切忌引流过快、过多。

3.观察脑室引流管波动情况,注意检查管路是否堵塞。

4.翻身时,避免引流管牵拉、滑脱、扭曲、受压;搬运患者时将引流管夹闭、妥善固定。

5.硬膜外、硬膜下引流管放置高度应遵医嘱。

6.硬膜外、硬膜下引流液量及颜色突然改变时,及时通知医生给予处理。

第八章　围手术期护理

围手术期是围绕手术的一个全过程,从决定接受手术治疗开始,直至基本康复,包括手术前、手术中及手术后的一段时间。手术能治疗疾病,但也可能导致并发症和后遗症。患者接受手术,要经历麻醉和手术创伤的刺激,机体处于应激状态。任何手术都会使患者产生心理和生理负担。因此,围手术期护理旨在为患者提供身心整体护理,增加患者的手术耐受性,使患者以最佳状态顺利度过围手术期,预防或减少术后并发症,促进患者早日康复。

一、术前护理

(一)评估和观察要点。

1.评估患者的病情、配合情况、自理能力、心理状况。

2.评估患者生命体征、饮食、睡眠、排便、原发病治疗用药情况、既往病史等。

3.了解女性患者是否在月经期。

4.了解患者对疾病和手术的认知程度。

(二)操作要点。

1.向患者及家属说明术前检查的目的及注意事项,协助完成各项辅助检查。

2.帮助患者了解手术、麻醉相关知识:可利用图片资料、宣传手册、录音、录像或小讲课等多种形式介绍有关知识,手术方式,麻醉方式等。

3.向患者说明手术的重要性,术前、术中、术后可能出现的情况及配合方法。

4.做好术前常规准备,如个人卫生、手术区域的皮肤准备、呼吸道准备、胃肠道准备、体位训练等。

5.根据手术需要,配合医生对手术部位进行标记。

6.做好身份识别标志,以利于病房护士与手术室护士进行核对。

(三)指导要点。

1.呼吸功能训练:根据手术方式,指导患者进行呼吸训练,教会患者有效咳痰,告知患者戒烟的重要性和必要性。

2.床上排泄:根据病情,指导患者练习在床上使用便器排便。

3.体位训练:教会患者自行调整卧位和床上翻身的方法,以适应术后体位的变化;根据手术要求训练患者特殊体位,以适应术中和术后特殊体位的要求。

4.饮食指导:根据患者病情,指导患者饮食。

5.肢体功能训练:针对手术部位和方式,指导患者进行功能训练。

(四)注意事项。

1.指导患者及家属阅读手术须知。

2.对教育效果需进行评价:患者能否正确复述术前准备相关配合要点, 能否正确进行功能训练;护士应注意观察患者情绪变化,评估患者有无焦虑状态,焦虑是否减轻或消除。

二、术中护理

(一)评估和观察要点。

1.根据不同的手术需要,选择合适的手术间进行手术,并评估手术间环境和各种仪器设备的情况。

2.评估患者的病情、意识状态、自理能力、全身情况、配合程度、术前准备情况、物品带入情况等。

3.术中注意评估患者的体位摆放情况、皮肤受压情况。

4.评估手术需要的物品并将其合理放置。

5.评估手术间的消毒隔离方法。

(二)操作要点。

1.护士常规检查手术室环境,保证所有电源、仪器、接线板、吸引器等都处于正常工作状态,仪器设备按规范化布局放置到位。

2.运用两种及以上的方法进行患者手术信息核对,同时对患者意识和全身状况以及患者带入物品进行评估并记录;通过交谈缓解患者的紧张情绪。

3.根据不同手术,评估并准备适合于患者的手术辅助设备、器械和敷料,按规范化布局进行各类仪器的摆放。

4.连接各仪器,使其处于功能状态。建立静脉通路,在实施正确体位的同时,确保静脉通路、尿管等各类引流管的通畅以及电刀负极板的安全放置。

5.手术医师、麻醉医师、手术室护士三方核对确认患者身份。

6.手术体位的安置由手术医师、麻醉医师、手术室护士共同完成,注意做好患者隐私的保护。

7.手术过程中要给予患者必要的保温措施。

8.限制手术室内人员数量。

9.巡回护士应密切观察患者的反应,及时发现患者的不适,配合麻醉医师和手术医师做好各种并发症及紧急情况的抢救工作。

10.巡回护士与洗手护士按照物品清点制度要求,在手术开始前、关闭体腔前、关闭体腔后、术毕共同查对手术器械、敷料、缝针等物品数目无误并准确记录,术中如有添加及时记录。

11.患者出手术室前需再次评估,保证各种引流管正确连接、固定牢固、引流通畅,伤口有无渗血、包扎是否妥当、受压皮肤是否完好。

(三)指导要点。

指导患者熟悉手术间的环境,了解手术过程。

(四)注意事项。

1.术中用药、输血的核查:由麻醉医师或手术医师根据需要下达医嘱并做好相应记录,由手术室护士与麻醉医师共同核查。

2.体位安置要安全合理,防止坠床或损伤;保护患者受压皮肤,预防压疮的发生,做好交班并记录。

三、术后护理

(一)评估和观察要点。

1.了解麻醉方式、手术方式及术中情况。

2.观察意识状态、生命体征及病情变化,观察伤口敷料有无渗出、引流管的类型、位置、是否通畅,观察引流液的颜色、性质、量,皮肤受压情况等。

3.观察有无疼痛、发热、恶心呕吐、腹胀、呃逆以及尿潴留等常见的术后反应,并遵医嘱给予处理。

(二)操作要点。

1.根据患者手术和麻醉方式,采取适当的卧位。

2.观察有无舌后坠、痰液堵塞气道等情况。

3.连接各种治疗性管路,妥善固定,保持通畅;引流管的护理见第七章。

4.根据需要给予床档保护和保护性约束。

5.观察并记录病情变化。

6.遵医嘱给药控制疼痛,增进舒适。

7.协助床上翻身、叩背。

8.根据病情选择适当的饮食。

9.根据患者的恢复情况进行术后康复指导,实施出院计划。

(三)指导要点。

1.根据病情指导患者适量活动,合理膳食。

2.告知患者严格按医嘱服用药物,如有疑问及时与医师取得联系。

3.指导患者及家属保护伤口、造(瘘)口及各引流管的方法。

4.根据患者病情及手术方式,指导患者进行功能锻炼。

(四)注意事项。

1.从生理、心理、社会等方面为患者提供整体护理服务。

2.可运用患者经验分享、专题讲座等多种教育手段讲解术后配合的相关知识并对教育效果进行评价。

第九章 常用监测技术与身体评估

患者对疾病的应激反应和对机体机能障碍的反应,表现为症状与体征,护士可以据此评估患者的身体和情绪状况。体温、脉搏、呼吸和血压被视为人体的四大生命体征,血氧饱和度、中心静脉压、心输出量等则是监测重要器官功能的指标。它们是机体内在活动的一种客观反映,与病情、病程以及情绪变化等密切相关。由于这些体征及指标往往能够显示身体机能的微小变异,所以通过对患者生命体征、重要指标的监测以及身体评估,护士可以及时、准确地掌握患者的客观资料,发现病情变化,为患者的诊断、治疗提供依据,同时有效地为患者提供专业护理服务。

一、体温测量

(一)评估和观察要点。

1.评估患者病情、意识及合作程度。

2.评估测量部位和皮肤状况。

3.观察患者发热状况,判断热型。

(二)操作要点。

1. 根据患者病情选择合适的体温测量方式（腋下、口腔、直肠）。

2.腋下测温:需擦干腋窝,将体温计水银端放于腋窝深处并紧贴皮肤,10min后取出读数。

3.口腔测温:将口表水银端斜放于患者舌下,让患者紧闭口唇,切勿用牙咬,用鼻呼吸,3min后取出读数。

4.直肠测温:患者取侧卧或屈膝仰卧位露出臀部,润滑肛表水银端,轻轻插入肛门3~4cm,3min后取出读数。

(三)指导要点。

1.告知患者测量体温的必要性和配合方法。

2.告知患者测量体温前30min应避免进食冷热饮、冷热敷、洗澡、运动、灌肠。

3.指导患者处理体温表意外损坏后,防止汞中毒的方法。

4. 指导患者切忌把体温计放在热水中清洗或放在沸水中煮,以免引起爆破。

(四)注意事项。

1.婴幼儿、意识不清或不合作患者测温时,护士不宜离开。

2.婴幼儿、精神异常、昏迷、不合作、口鼻手术或呼吸困难患者,禁忌测量口温。

3.进食、吸烟、面颊部做冷、热敷患者应推迟30min后测口腔温度。

4.腋下有创伤、手术、炎症、腋下出汗较多、极度消瘦的患者,不宜腋下测温;沐浴后需待20min后再测腋下温度。

5.腹泻、直肠或肛门手术,心肌梗死患者不宜用直肠测量法。

6.体温和病情不相符合时重复测温,必要时可同时采取两种不同的测量方式作为对照。

二、脉搏、呼吸测量

(一)评估和观察要点。

1.评估患者病情、意识及合作程度。

2.了解患者用药情况。

(二)操作要点。

1.用食指、中指、无名指的指腹按于患者桡动脉处或其他浅表大动脉处测量。

2.脉率异常应测量1min;如发现患者有心律不齐或脉搏短绌,应两人同时分别测量心率和脉率。

3.保持测量脉搏姿势不动,观察患者胸部、腹部起伏,计数呼吸频次。

4.危重患者呼吸不易被观察时,将少许棉絮置于患者鼻孔前,计数 1min 棉絮被吹动的次数。

(三)指导要点。

告知患者测量前如有剧烈活动或情绪激动,应先休息15~20min 后再测量。

(四)注意事项。

1.当脉搏细弱难以触诊时,可用听诊器听诊心率1min 代替。

2.偏瘫患者选择健侧肢体测量脉搏。

3.除桡动脉外,可测颞动脉、肱动脉、颈动脉、股动脉、腘动脉、足背动脉等。

4.测量呼吸时宜取仰卧位。

5.不可用拇指诊脉。

三、无创血压测量

(一)评估和观察要点。

1.评估患者病情、体位及合作程度。

2.评估患者基础血压、治疗用药情况,观察患者血压变化。

(二)操作要点。

1.取舒适卧位,协助患者露出手臂并伸直,排尽袖带内空气,袖带缠于上臂,下缘距肘窝 2~3cm,松紧以放进一指为宜。

2.测量血压。

(1)使用台式血压计测量时,使水银柱"0"点与肱动脉、心脏处于同一水平,将听诊器胸件放在肱动脉搏动最强处固定,充气至动脉搏动音消失,再加压使压力升高 20~30mmHg(2.6~4kPa),缓慢放气,测得血压数值并记录。

(2)使用监测仪时,根据患者病情设置血压监测模式、间隔时间、报警上下限,监测血压值并记录。

(三)指导要点。

1.告知患者无创血压测量的目的、意义、注意事项及配合方法。

2.指导患者居家自我监测血压的方法,药物的作用和副作用。

(四)注意事项。

1.血压监测应在患者平静时进行,遵循四定的原则:定时间、定体位、定部位、定血压计。

2.测量肢体的肱动脉与心脏处于同一水平位置,卧位时平腋中线,坐位时平第四肋。

3.偏瘫患者选择健侧上臂测量。

4.测量前需检查血压计的有效性,定期检测、校对血压计。

5.如发现血压听不清或异常时,应重测;先驱净袖带内空气,使汞柱降至"0",稍休息片刻再行测量,必要时作对照复查。

四、有创血压监测

(一)评估和观察要点。

1.评估患者病情、体位、自理能力及合作程度。

2.评估动脉搏动情况及侧枝循环情况。

(二)操作要点。

1.患者取舒适卧位,备齐用物,将配好的肝素盐水置于加压袋中,连接一次性压力套装,加压袋充气加压至 300 mmHg,排气备用。

2.动脉置管成功后妥善固定,肝素盐水冲洗管路,调整监护仪至动脉血压监测。

3.患者取平卧位,将传感器置于腋中线第四肋间(右心房同一水平)平齐的位置,调整测压零点后开始持续监测。

4.动态观察患者血压、压力波形并准确记录。

(三)指导要点。

1.告知患者监测有创动脉血压的目的及注意事项,取得患者的配合。

2.指导患者保护动脉穿刺部位,防止导管移动或脱出。

(四)注意事项。

1.患者体位改变时,应重新调试零点,传感器的高度应平左心室水平。

2.避免测压管路导管受压或扭曲,保持管路连接紧密、通畅。

3.经测压管抽取动脉血后,应立即用肝素盐水进行快速冲洗,保持加压袋压力在 300 mmHg。

4.常规每班调定零点,对监测数据、波形有异议时随时调零。

5.在调整测压零点、取血等操作过程中严防气体进入动脉。

6.观察并记录动脉置管远端肢体血运及皮温情况。

7.监护仪波形显示异常时,及时查找原因并处理。

五、心电监测

(一)评估和观察要点。

1.评估患者病情、意识状态、合作程度及胸部皮肤情况。

2.观察并记录心率和心律变化。

3.观察心电图波形变化,及时处理异常情况。

(二)操作要点。

1.根据患者病情,取平卧位或半卧位,将电极片贴于患者胸部正确位置。

2.选择恰当导联,调节波幅,设置监测指标的报警界限。

(三)指导要点。

1.告知患者心电监测目的,配合事项,取得合作。

2.指导患者不要自行移动或者摘除电极片,皮肤出现瘙痒、疼痛等情况,应及时向医护人员说明。

(四)注意事项。

1.放置电极片时,应避开伤口、瘢痕、中心静脉插管、起搏器及电除颤时电极板的放置部位。

2.密切监测患者异常心电波形,排除各种干扰和电极脱落,及时通知医生处理;带有起搏器的患者要区别正常心律与起搏心律。

3.定期更换电极片及其粘贴位置。

4.心电监护不具有诊断意义,如需更详细了解心电图变化,需做常规导联心电图。

六、血糖监测

(一)评估和观察要点。

1.评估血糖仪的工作状态,检查试纸有效期。

2.评估患者末梢循环及皮肤情况、进食时间。

(二)操作要点。

1.清洁患者双手并取舒适体位。

2.按照血糖仪操作说明使用。

3.用75%酒精消毒穿刺部位,待干后采血。

4.采血宜选用指血自然流出法,采血后干棉签按压。

5.告知患者血糖值并记录。

6.异常结果应重复检测一次,通知医生采取不同的干预措施,必要时复检静脉生化血糖。

(三)指导要点。

1.告知患者血糖监测目的,取得合作。

2.指导末梢循环差的患者将手下垂摆动。

3.指导患者掌握自我监测血糖的技术和注意事项。

(四)注意事项。

1.测血糖时应轮换采血部位。

2.血糖仪应按生产商使用要求定期进行标准液校正。

3.避免试纸受潮、污染。

七、血氧饱和度(SPO$_2$)监测

(一)评估和观察要点。

1.评估患者目前意识状态、吸氧浓度、自理能力以及合作程度。

2.评估患者指(趾)端循环、皮肤完整性以及肢体活动情况。

3.评估周围环境光照条件。

（二）操作要点。

1.准备脉搏血氧饱和度监测仪。

2.协助患者取舒适体位,清洁患者局部皮肤及指(趾)甲。

3.正确安放传感器于患者手指、足趾或耳廓处,接触良好,松紧度适宜。

4.调整适当的报警界限。

（三）指导要点。

1.告知患者监测目的、方法及注意事项。

2.告知患者及家属影响监测效果的因素。

（四）注意事项。

1.SPO2监测报警低限设置为90%,发现异常及时通知医生。

2.注意休克、体温过低、低血压或使用血管收缩药物、贫血、偏瘫、指甲过长、同侧手臂测量血压、周围环境光照太强、电磁干扰及涂抹指甲油等对监测结果的影响。

3.注意更换传感器的位置,以免皮肤受损或血液循环受阻。

4.怀疑CO中毒的患者不宜选用脉搏血氧监测仪。

八、中心静脉压监测

（一）评估和观察要点。

1.评估患者的病情,合作程度,体位及凝血状况。

2.评估患者中心静脉是否通畅、置管深度、穿刺部位的皮肤情况。

（二）操作要点。

1.备齐用物,配置肝素盐水,加压袋充气加压至300 mmHg左右,注意排尽管道内气体。

2.操作前先连接测压系统,用压力导线连接压力套装与监护仪,设定 CVP 监测的数据与波形的参数。

3.连接压力套装与中心静脉导管,与置入最远端的一腔(标有"distal"的一腔)相连接。

4.患者取平卧位,将传感器置于腋中线第四肋间(右心房水平),校正零点,测压,记录。

(三)指导要点。

告知患者监测中心静脉压目的、方法和注意事项,取得患者配合。

(四)注意事项。

1.避免打折扭曲,保持测压管道的通畅。

2.每天检查穿刺部位皮肤有无红肿、脓性分泌物,定期更换敷料、管路、压力套装和冲洗液。

3.选择标准的测压零点,传感器置于腋中线第四肋间与右心房同一水平,每次测压前均应校正压力传感器零点。

4.中心静脉测压通路应避免输注血管活性药物,以防引起血压波动。

5.注意影响中心静脉压数值的因素,如患者的体位、机械通气、腹内压等。

6.观察有无心律失常、出血和血肿、气胸、血管损伤等并发症的发生,股静脉插管时,注意观察置管侧下肢有无肿胀、静脉回流受阻等下肢静脉栓塞的表现。

九、Swan-Ganz 导管监测

(一)评估和观察要点。

1.评估患者病情,体位及合作程度。

2.观察穿刺处有无渗血;观察穿刺处周围皮肤有无皮下气肿。

(二)操作要点。

1.每班记录导管插入长度,观察导管有无移位、打折,妥善固定。

2.连接测压装置,加压袋压力在 300 mmHg。

3.每次测压前需调整零点,压力换能器需与患者右心房保持同一水平。

4.测量肺动脉楔压时,应将气囊缓慢充气(充气量<1.5ml),待出现嵌顿压图形后,记录数字并放掉气囊内气体;如气囊充气后不出现嵌顿压图形,多因导管退出肺动脉或气囊破裂;将气囊充气后放松注射器,如无弹性回缩说明气囊已破裂,不可再将气囊充气。

5.非测量肺动脉楔压时需抽尽气囊内气体并锁住气囊注射器。

6.保持管道通畅,每小时用肝素生理盐水 3~5ml 冲洗测压导管及 Swan-Ganz 导管。

7.记录测量数据,波形有变化时,及时查找原因并通知医生。

8.拔除导管时,应在监测心率、心律的条件下进行,拔管后,穿刺的局部应压迫止血。

(三)指导要点。

1.告知患者 Swan-Ganz 导管的作用、操作步骤和配合方法。

2.指导患者保护导管的方法,改变体位时动作轻柔。

(四)注意事项。

1.每次测量各项指标之前需调定零点。

2.穿刺伤口定期换药,若渗出液较多应及时换药。

3.保证测压装置严密畅通。

4. 及时了解影响压力测定的因素，观察有无相关并发症的发生。

十、容量监测仪(pulse induced contour cardiac output,PiCCO)监测

(一)评估和观察要点。

1.评估患者病情、意识状态及合作程度。

2.置管操作过程中密切观察患者面色、神志、生命体征的变化。

3.观察监测过程中的异常情况,及时通知医生处理。

(二)操作要点。

1.选择大而粗的动脉置管,首选股动脉穿刺。

2.置管成功后,将患者置于平卧位,校正零点,校正后即可开始测量动脉压力。

3.测量心输出量之前,暂停中心静脉输液30s以上。

4.正确连接压力测量导线于中心静脉上,从中心静脉内注入冰盐水(<8℃),重复进行3次热稀释测量进行定标;在测量界面基线稳定状态下匀速注入冰盐水,注入量根据患者的体重和胸腔内液体量进行选择。

5.注射完成后关闭连接旋阀,测量结果出现后方可触摸或移动患者导管。

6.监测重症患者其它血流动力学参数,如全心舒张末期容积、外周血管阻力及血管外肺水等。

(三)指导要点。

1.告知患者 PiCCO 的监测目的和配合方法。

2.指导患者正确保护穿刺部位,避免导管、导线的牵拉。

（四）注意事项。

1.测压、取血、校正零点等操作过程中防止空气进入测压系统。

2.使用 PiCCO 专用动脉导管和配套的压力套装。

3.病情稳定后每 8h 用热稀释法校正 1 次；病情变化或测量参数变异较大时需重新校正。

4.更换敷料时避免将导管拔出。

5.观察留置导管穿刺处有无出血、血肿等并发症。

十一、二氧化碳分压监测

（一）评估和观察要点。

1.评估患者的病情、意识状态及合作程度。

2.观察患者的呼吸型态、氧合情况及血气分析结果。

（二）操作要点。

1.连接呼气末二氧化碳监测模块与监护仪，正确连接呼气末二氧化碳监测传感器与人工气道。

2.校正零点，测压，记录。

（三）指导要点。

告知患者及家属二氧化碳分压监测的目的及配合方法。

（四）注意事项。

1.每次使用前均要对仪器进行零点调定。

2.采用旁流型二氧化碳监测仪时要用专用的硬质采样管。

3.连续监测时间过长，需定时重新调零。

4.应及时去除二氧化碳监测窗中的冷凝水。

5.注意影响二氧化碳监测的因素如：二氧化碳产量、肺换气量、肺血流灌注及机械故障。

十二、活化部分凝血活酶时间(APTT)监测

(一)评估和观察要点。

1.评估测量仪工作状态。

2.评估患者病情及穿刺部位皮肤的完整性。

3.观察患者出凝血状况及测量数值。

(二)操作要点。

1.采血 0.2ml 做标本。

2.加入适宜血液标本到 APTT 测量仪上。

3.记录测量数值。

(三)指导要点。

1.告知患者监测的目的、配合方法和测量结果。

2.指导患者用干棉签按压穿刺点约 3~5min,不出血后方可松开。

(四)注意事项。

1.保持操作环境的清洁,避免局部环境受到血源污染。

2.尽量采空腹血,检测时避免气泡进入,动作轻柔避免溶血。

十三、一般状态评估

(一)操作要点。

1. 患者剧烈活动后需待平静 30min 后方可进行生命体征检查(第十章)。

2.判断患者意识状态可采用问诊,通过交谈了解患者的思维、反应、情感、计算力及定向力等方面的情况。

3.可通过外貌、皮肤、毛发、指甲、皮下脂肪、骨骼、肌肉发育、身高、体重等情况初步判断患者的营养状态。

4.检查皮肤弹性常取手背或上臂内侧部位,用食指和拇指将

皮肤捏起,再放松时如果皮肤很快复原,表明皮肤的弹性良好;注意检查皮肤颜色有无发红、苍白、黄染、发绀、色素沉着或色素脱失等,并观察异常部位及范围。

5.压疮患者应记录压疮部位、范围及程度。

6.检查水肿时用拇指压迫小腿胫骨前、内外踝、足背及腰骶部,按压后在该处呈现凹陷即为凹陷性水肿。

7.淋巴结的检查顺序为颌下、颈部、锁骨上窝、腋窝、腹股沟等浅表淋巴结,并拢四指稍弯曲触诊检查,有肿大淋巴结,应注意其部位、大小、硬度,有无压痛、粘连及窦道。

(二)指导要点。

检查前告知患者操作目的、过程,取得合作。

(三)注意事项。

1.检查过程中手法轻柔。

2.检查不同部位时注意正确转换体位。

十四、循环系统评估

(一)操作要点。

1.视诊内容包括心前区隆起、心尖搏动的位置及范围、心前区及其他部位有无异常搏动。

2.触诊时先用右手全手掌置于心前区,然后逐渐缩小到用手掌尺侧(小鱼际)或食指和中指指腹并拢同时触诊心尖搏动,用手掌的尺侧紧贴心脏各瓣膜听诊区进行震颤的触诊。

3.若有心包摩擦感可在心前区或胸骨左缘第三、四肋间触及,坐位前倾更易触及。

4.采用间接叩诊法,顺序是由外向内,自下而上,移动距离每次不超过1cm。

5.对各肋间叩得的浊音界逐一作出标记,并测量其与胸骨中线间的垂直距离。

6. 听诊时通常按瓣膜病变好发部位的顺序进行, 即二尖瓣区→主动脉瓣区→主动脉第二听诊区→肺动脉瓣区→三尖瓣区。

7.视诊血管时观察颞浅动脉、肱动脉等浅表动脉有无迂曲。

8.观察患者肝颈静脉回流征时用右手按压患者右上腹,同时观察颈静脉充盈是否更加明显。

9.用手按压患者的甲床末端,如见到红、白交替的节律性血管舒缩现象即为毛细血管搏动征。

(二)指导要点。

1.告知患者检查目的及步骤,取得配合。

2.指导患者采取适当体位。

(三)注意事项。

1.视诊与触诊同时进行。

2.触诊震颤时切勿用力将手掌按压在胸壁上。

3.在测量心脏大小时,如超过正常范围,采用直角测量法。

4.测量数值以厘米为单位,保留小数点后一位数字(0或5)。

十五、呼吸系统评估

(一)操作要点。

1.视诊时观察胸廓外形、呼吸运动的形态、呼吸频率及节律、有无呼吸困难等。

2.触诊呼吸运动时将两手掌分别放于患者两侧肋下缘处,手指分开,并使两拇指在胸骨中线上接触,让患者作深呼吸,观察两侧呼吸运动是否一致。

3.用两手掌或手掌尺侧缘轻放于两侧胸壁的对称部位,然后嘱患者用同等的强度重复发长音"一",先前胸后背部,比较两侧相应部位语音震颤是否一致。

4.将手掌轻轻平放在侧胸壁或腋下,嘱患者作深呼吸,进行触诊胸膜摩擦感。

5.常用间接叩诊法,自肺尖开始,向下逐个肋间进行叩诊,先叩前胸,再叩背部及两侧;自腋窝开始向下叩诊直至肋缘。

6.听诊时一般从肺尖开始,自上而下,由前面到侧面,最后检查背部,两侧对比检查。

(二)指导要点。

1.向患者讲解检查目的及步骤,取得合作。

2.叩诊侧胸时指导患者上臂抱头;叩诊背部时,上身稍前倾,头稍低,双手交叉抱肘,使肩胛骨尽可能向外侧方移位。

(三)注意事项。

1.触觉语颤应避开心脏位置。

2.叩诊时板指应平贴于肋间隙并与肋骨平行,叩击力量要均匀,轻重适宜。

十六、消化系统评估

(一)操作要点。

1.视诊腹部外形、呼吸运动、腹壁静脉、有无胃肠型和蠕动波及腹壁其他情况。

2.可用右下腹作为肠鸣音听诊点,正常情况下,肠鸣音大约每分钟4~5次。

3.主要采取间接叩诊法,叩诊肝脏上下界时,主要沿锁骨中线进行,如有胃泡鼓音可在左前下腹部叩得。

4.触诊一般自左下腹开始逆时针方向环形触诊。

5.触诊反跳痛时可先用深压触诊法检查压痛,在深压的基础上迅速将手松开;触诊腹部包块时多采用深部双手触诊法。

6.触诊肝脏时,右手应从脐水平,或从髂前上棘水平自下而上,逐渐向右季肋下或剑突下移动,并与患者的呼吸运动密切配合。

7.以单手滑行触诊法或钩指触诊法触诊胆囊。胆囊触痛检查以左手掌平放在患者的右肋缘部,将左手的大拇指放在腹直肌外缘与肋弓交界处。先用大拇指用力按压腹壁,然后嘱患者缓慢深吸气。

8.脾脏触诊一般采取双手触诊法,将左手放在患者左下胸的后侧方肋缘以上的部位,并稍用力向前方压迫脾脏。

(二)指导要点。

1.腹部检查前,告知患者排空膀胱,取低枕仰卧位。

2.检查时指导患者两手自然置于身体两侧,两腿屈起并稍分开,做张口缓慢腹式呼吸。

3.叩诊过程中,嘱患者按照要求变换体位。

(三)注意事项。

1.检查次序为先左后右,自下而上,由浅入深,先健侧后患侧,注意患者的反应与表情。

2.操作者位于患者右侧,面对患者,动作轻柔。

3.触诊前先暖手,避免患者局部受冷刺激紧张。

十七、神经系统评估

(一)操作要点。

1.通过观察患者对交流的反应和检查时的合作程度判断意识。

2.脑神经的评估。

(1)视神经检查:包括视野、视力和眼底检查。

(2)动眼神经、滑车神经、外展神经检查,观察是否有上睑下垂,眼球运动情况,瞳孔对光反射和调节反射等。

(3)三叉神经检查:检查面部感觉和咀嚼肌力量、角膜反射等。

(4)面神经检查:观察是否有口角歪斜,做皱眉鼓腮、示齿等动作。

(5)听神经检查,检查听力等。

(6)舌咽神经、迷走神经检查:观察患者是否有声音嘶哑,测咽反射等。

(7)副神经检查:抵抗阻力耸肩和转头检查。

(8)舌下神经检查:观察患者是否有构音障碍,伸舌是否有偏斜。

3.运动功能评估。

(1)随意运动与肌力的检查:肌力检查时嘱患者依次做有关肌肉收缩运动,检查者从相反方向以阻力抵抗,并注意两侧对比;肌张力检查,嘱患者肌肉放松,触摸感受肌肉紧张度,并被动屈伸肢体以感知阻力。

(2)不随意运动检查:观察有无手震颤、舞蹈症、手足徐动等。

(3)共济运动检查:应用指鼻试验,指指试验,跟膝胫试验等检查。

4.感觉功能检查。

(1)浅感觉检查:包括浅表皮肤和黏膜的痛觉、触觉、温度觉检查。

(2)深感觉检查:包括关节和肌肉的运动觉、位置觉和震动觉的检查。

(3)复合感觉检查：包括皮肤定位觉、两点辨别觉、体表图形觉等检查。

5.神经反射检查。

(1)浅反射检查：包括角膜反射、腹壁反射、提睾反射等。

(2)深反射检查：包括肱二头肌肌腱反射、肱三头肌肌腱反射、膝反射等。

(3)病理反射：需进行巴宾斯基征、奥本海姆征、戈登征、霍夫曼征、脑膜刺激征检查颈强直及克匿格征检查。

(二)指导要点。

告知患者检查过程中配合事宜。

(三)注意事项。

1.避免暗示性问话。

2.对感觉过敏的患者尽量避免不必要的刺激；对于无言语表达能力患者，查体时需观察患者面部表情变化。

第十章　急救技术

急救技术是在患者危急状态下所采取的一种紧急救护措施。护士作为专业的医务人员，必须熟练掌握常见危急症的评估方法、处理流程及急救措施，以挽救患者生命、提高抢救成功率、减少伤残率、促进康复、提高生命质量。

一、心肺复苏(成人,使用简易呼吸器)

(一)评估和观察要点。

1.确认现场环境安全。

2.确认患者无意识、无运动、无呼吸(终末叹气应看做无呼吸)。

(二)操作要点。

1.立即呼救,同时检查脉搏,时间<10s,寻求帮助,记录时间。

2.患者仰卧在坚实表面(地面或垫板)。

3.暴露胸腹部,松开腰带。

4.开始胸外按压,术者将一手掌根部紧贴在患者双乳头联线的胸骨中心,另一手掌根部重叠放于其手背上,双臂伸直,垂直按压,使胸骨下陷至少5cm,每次按压后使胸廓完全反弹,放松时手掌不能离开胸壁,按压频率至少100/min。

5.采取仰头举颏法(医务人员对于创伤患者使用推举下颌法)开放气道,简易呼吸器连接氧气,调节氧流量至少10~12L/min(有氧情况下)。使面罩与患者面部紧密衔接,挤压气囊1s,使胸廓抬举,连续2次。通气频率8~10/min。

6.按压和通气比30:2。

7.反复5个循环后,进行复苏效果评估,如未成功则继续进行CPR,评估时间不超过10s。

(三)注意事项。

1.按压应确保足够的速度与深度,尽量减少中断,如需安插人工气道或除颤时,中断不应超过10s。

2.成人使用1~2L的简易呼吸器,如气道开放,无漏气,1L简易呼吸器挤压1/2~2/3,2L简易呼吸器挤压1/3。

3.人工通气时,避免过度通气。

4.如患者没有人工气道,吹气时稍停按压;如患者插有人工气道,吹气时可不暂停按压。

二、环甲膜穿刺

(一)评估和观察要点。

确认患者咽喉部有异物阻塞。

(二)操作要点。

1.患者去枕仰卧,肩背部垫起,头后仰。不能耐受者,可取半卧位。

2.甲状软骨下缘与环状软骨弓上缘之间与颈部正中线交界处即为环甲膜穿刺点。

3.常规消毒穿刺部位,戴无菌手套。

4.术者左手以食、中指固定环甲膜两侧,右手持粗针头从环甲膜垂直刺入。

5.接注射器,回抽有空气,确定无疑后,垂直固定穿刺针。

(三)注意事项。

1.勿用力过猛,出现落空感即表示针尖已进入喉腔。

2.穿刺过程中,出现心跳骤停应立即行心肺复苏。

3.如遇血凝块或分泌物堵塞针头,可用注射器注入空气,或用少许生理盐水冲洗。

4.若穿刺部位皮肤出血较多,应注意止血,以免血液返流入气管内。

5.穿刺针留置时间不宜过长。

6.下呼吸道阻塞患者不用环甲膜穿刺。

三、膈下腹部冲击法(Heimlich 手法)

(一)评估和观察要点。

评估患者气道梗阻程度:患者抓住颈部,出现进行性呼吸困难,如干咳、发绀、不能说话或呼吸,提示哽噎;进一步询问患者:

"您是噎住了吗?"并得到确认,患者如不能说话、咳嗽逐渐无声、呼吸困难加重并伴有喉鸣或患者无反应,提示严重气道梗阻。

(二)操作要点。

1.意识清醒患者。

(1)取立位或坐位。

(2)术者站于患者身后,双臂环抱患者腰部,一只手握成拳、大拇指侧放在患者腹部中线,脐部上方,剑突下,再用另一只手握住此拳,迅速向内上方连续冲击。

2.昏迷患者。

(1)仰卧头转向一侧并后仰。

(2)术者骑跨于患者髋部或跪于患者一侧,一手掌跟置于患者腹部,位于脐与剑突之间,另一手置于其上,迅速有力向内上方冲击。

3.必要时冲击可重复7~8次,每次冲击动作应分开和独立。

(三)指导要点。

1.告知患者进食前将食物切成细块,充分咀嚼。

2.告知患者口中含有食物时,应避免大笑、讲话或活动。

(四)注意事项。

1.如呼吸道部分梗阻,气体交换良好,鼓励用力咳嗽。

2.用力要适当,防止暴力冲击。

3.在使用本法后检查患者有无并发症发生。

4.肥胖、妊娠后期及应用 Heimlich 手法无效者,可使用胸部推击法。

四、胸外心脏非同步直流电除颤(成年人)

(一)评估和观察要点。

1.评估是否突然发生意识丧失、抽搐、发绀、大动脉搏动消失。

2.了解心电图示波为室颤、室速图形。

(二)操作要点。

1.呼叫寻求帮助,记录时间。

2.患者取仰卧位。

3.开启除颤仪调至监护位置(开机默认监护导联为 PADDLES 导联,即心电导联Ⅱ),手柄电极涂导电膏或将生理盐水纱布放于除颤部位:负极(STERNUM)手柄电极放于右锁骨中线第二肋间;正极(APEX)手柄电极应放于左腋中线平第五肋间。两电极板之间相距 10cm 以上。

4.选择除颤能量,使用制造商为其对应波形建议的能量剂量,一般单相波除颤用 200~360 焦耳,直线双相波用 120~200 焦耳,双相指数截断(BTE)波用 150~200 焦耳。确认电复律状态为非同步方式。

5.术者双臂伸直,使电极板紧贴胸壁,垂直下压,充电,确认周围无人员直接或间接与患者接触,同时术者身体离开患者床单位。

6.双手同时按压放电按钮除颤。

7.观察心电示波,了解除颤效果和并发症。

(三)注意事项。

1.除颤时远离水及导电材料。

2. 清洁并擦干皮肤,不能使用酒精、含有苯基的酊剂或止汗剂。

3.手持电极板时,两极不能相对,不能面向自己。

4.放置电极板部位应避开瘢痕、伤口。

5.如电极板部位安放有医疗器械,除颤时电极板应远离医疗器械至少 2.5cm 以上。

6.患者右侧卧位时,STERNUM 手柄电极,置于左肩胛下区与心脏同高处;APEX 手柄电极,置于心前区。

7.安装有起搏器的患者除颤时,电极板距起搏器至少 10cm。

8.如果一次除颤后不能消除室颤,移开电极板后应立即进行胸外按压。

9.操作后应保留并标记除颤时自动描记的心电图。

10.使用后将电极板充分清洁,及时充电备用;定期充电并检查性能。

五、洗胃

(一)评估和观察要点。

1.评估患者生命体征、意识状态、合作程度、有无洗胃禁忌证。

2.评估患者为口服毒物中毒,分析摄入毒物的种类、剂量、时间,询问是否曾经呕吐以及入院前是否采取其他处理措施,并询问既往是否有胃部疾病史及心脏病史。

(二)操作要点。

1.备齐用物,配置洗胃液,温度为 35~38℃。

2.患者平卧,头偏向一侧或取左侧卧位。

3.测量应插入的胃管长度,经口腔或鼻腔将胃管缓慢送入胃内,确认胃管在胃内,固定胃管。

4.吸尽胃内容物,必要时留取标本送检。

5.使用洗胃机洗胃时,按照使用说明操作;每次灌洗胃液 300~500ml,抽吸,反复冲洗直至洗净为止。

6.遵医嘱拔管并记录,拔管时先将胃管反折或将其前端夹住,以免管内液体误入气管。

(三)注意事项。

1.呼吸心跳骤停者,应先复苏,后洗胃。

2.洗胃前应检查生命体征,如有呼吸道分泌物增多或缺氧,应先吸痰,再插胃管洗胃。

3.尽早开放静脉通道,遵医嘱给药。

4.当中毒性质不明时,抽出胃内容物送检,洗胃液可选用温开水或等渗盐水,待毒物性质明确后,再使用拮抗药。

5.洗胃时,注意观察灌入液与排出液是否相等,排出液的颜色、气味、性质,一旦排出液呈血性或患者感觉腹痛,血压下降,应立即停止洗胃,及时通知医生予以处理。

6.洗胃完毕,胃管宜保留一定时间,以利再次洗胃,尤其是有机磷中毒者,胃管应保留24h以上,便于反复洗胃。

7.强酸、强碱及腐蚀性药物中毒时禁忌洗胃,胃癌、食道阻塞、胃底食道静脉曲张及消化性溃疡患者慎洗胃。

六、止血

(一)评估和观察要点。

1.评估患者意识状态、合作能力。

2.了解判断出血部位、性质、出血量。

3.评估现场适合止血的物品及条件。

(二)操作要点。

1.四肢小动脉、中小静脉或毛细血管出血应采用加压包扎止血法,将无菌敷料加压覆盖于伤口上控制出血,同时抬高患肢以避免因静脉回流受阻而增加出血,观察血供情况。

2. 头、面、颈部和四肢的外伤出血应采用按压止血法,将手指或拳头压迫伤口近心端的表浅动脉，用力将动脉压向深部的骨骼上。

3.四肢大动脉出血或采用加压包扎后不能有效控制的大出血应采用止血带止血法；在伤口的近心端将止血带与皮肤之间加衬垫后进行结扎，上臂结扎止血带在 1/2 处，下肢大出血应扎在股骨中下 1/3 交界处，大腿结扎在大腿根处，标记结扎日期、时间和部位。

4.血管断端喷血应采用结扎止血法，用止血钳直接夹闭血管的断端。

(三)指导要点。

1.告知患者止血的目的、方法、操作可能出现的不适及并发症。

2.指导患者配合的方法。

(四)注意事项。

1.条件允许前提下，必须使用无菌敷料；在紧急状态下，现场任何清洁而合适的物品都可临时作为止血用物。

2.使用加压包扎止血法时，敷料要厚，压力要适当，包扎范围应大，若伤口内有碎骨或异物存在时，不得应用此法。

3.止血带松紧度以出血停止、远端摸不到动脉搏动为宜；止血带要做出显著标记(如红色布条)，并注明扎止血带的时间；结扎时间>1h，应每 30min 放松 1 次，每次 30~60s；松解时，可用按压法止血。

4.止血带止血法不适用于前臂及小腿部位的止血。在紧急情况下可用绷带、布带等代替，但不应用绳索、电线或铁丝等物代替。

5.按压止血法属于应急措施，应根据现场情况及时改用其他止血方法。

第十一章　常用标本采集

正确的检验结果对疾病的诊断、治疗和预后判断具有非常重要的意义,而正确的检验结果与正确采集标本关系密切。作为标本采集者,护士应了解各种检验的目的,掌握正确采集标本的方法,采集过程中严格执行查对制度、遵守无菌技术操作原则及标准预防措施,以保证检验结果的准确性。

一、血标本采集

(一)评估和观察要点。

1.评估患者病情、意识及配合程度,需空腹取血者了解是否空腹。

2.评估穿刺部位皮肤、血管状况和肢体活动度。

(二)操作要点。

1.真空采血法:根据标本类型选择合适的真空采血管,将采血针与持针套连接,按无菌技术操作规程进行穿刺,见回血后,按顺序依次插入真空采血管。

2.注射器直接穿刺采血法:根据采集血标本的种类准确计算采血量,选择合适的注射器,按无菌技术操作规程进行穿刺。采集完成后,取下注射器针头,根据不同标本所需血量,分别将血标本沿管壁缓慢注入相应的容器内,轻轻混匀,勿用力震荡。

3.经血管通路采血法:外周血管通路仅在置入时可用于采血,短期使用或预期使用时间不超过48h的外周导管可专门用于采血,但不能给药。采血后,血管通路要用足够量的生理盐水冲净导管中的残余血液。

（三）指导要点。

1.告知患者血标本采集的目的及配合方法，如需空腹采血应提前告知。

2.告知患者按压穿刺部位及按压时间。

（四）注意事项。

1.在安静状态下采集血标本。

2.若患者正在进行输液治疗，应从非输液侧肢体采集。

3.同时采集多种血标本时，根据采血管说明书要求依次采集血标本。

4.采血时尽可能缩短止血带的结扎时间。

5.标本采集后尽快送检，送检过程中避免过度震荡。

二、血培养标本采集

（一）评估和观察要点。

1.评估病情、治疗、心理状态及配合程度。

2.了解寒颤或发热的高峰时间。

3.了解抗生素使用情况。

4.评估穿刺部位皮肤、血管状况和肢体活动度。

（二）操作要点。

1.注射器直接穿刺采血法（同血标本采集）。

2.经血管通路采血法（同血标本采集）。

3.经外周穿刺的中心静脉导管取血法：取1支注射器抽生理盐水20ml备用，另备2支注射器。取下肝素帽，连接1支空注射器，抽出5ml血液弃去；如正在静脉输液中，先停止输液20s，再抽出5ml血液弃去。另接1支注射器抽取足量血标本。然后以生理盐水20ml用注射器以脉冲式冲洗导管。消毒导管接口，清除残留血迹。连接肝素帽或三通管(或正压接头),如有静脉输液可打开输液通道。

4.成人每次采集 10~20ml,婴儿和儿童 1~5ml。

5.用 75%乙醇消毒培养瓶瓶塞,待干,将血标本分别注入需氧瓶和厌氧瓶内,迅速轻摇,混合均匀。

(三)指导要点。

告知患者检查目的、方法、注意事项和配合方法。

(四)注意事项。

1.血培养瓶应在室温下避光保存。

2.根据是否使用过抗生素,准备合适的需氧瓶和厌氧瓶。

3.间歇性寒战患者应在寒战或体温高峰前取血;当预测寒战或高热时间有困难时,应在寒战或发热时尽快采集血培养标本。

4.已使用过抗生素治疗的患者,应在下次使用抗生素前采集血培养标本。

5.血标本注入厌氧菌培养瓶时,注意勿将注射器中空气注入瓶内。

6.2 次血培养标本采集时间至少间隔 1h。

7.经外周穿刺的中心静脉导管采取血培养标本时,每次至少采集 2 套血培养,其中一套从独立外周静脉采集,另外一套则从导管采集。两套血培养的采血时间必须接近(≤5min),并做标记。

三、血气分析标本采集

(一)评估和观察要点。

1.评估患者的体温、吸氧状况或者呼吸机参数的设置。

2.评估穿刺部位皮肤及动脉搏动情况。

(二)操作要点。

1.患者取卧位或坐位,暴露穿刺部位(成人常选择桡动脉或股动脉,新生儿宜选择桡动脉)。

2.宜选用血气专用注射器采集血标本。若使用常规注射器,应在穿刺前先抽取肝素钠 0.2ml,转动注射器针栓使整个注射器内均匀附着肝素钠,针尖向上推出多余液体和注射器内残留的气泡。

3.选择并消毒患者穿刺部位和操作者的食、中指,以两指固定动脉搏动最明显处,持注射器在两指间垂直或与动脉走向呈40°角刺入动脉。若穿刺成功,可见血液自动流入注射器内,采血 1ml。

4. 拔针后立即将针尖斜面刺入无菌橡皮塞或专用凝胶针帽,压迫穿刺点 5~10min。

5.轻轻转动血气针,使血液与抗凝剂充分混匀,以防止凝血。

6.经动脉测压管取血法:先用注射器抽出冲洗用肝素盐水并丢弃,缓缓抽出约 5ml 血液,换 2ml 肝素化的注射器抽取标本 1ml。

(三)指导要点。

1.告知患者检查的目的及配合方法。

2.告知患者按压穿刺部位及按压时间。

(四)注意事项。

1.洗澡、运动后,应休息 30min 再采血。

2.标本应隔绝空气,避免混入气泡或静脉血。

3.凝血功能障碍者穿刺后应延长按压时间至少 10min。

4.采集标本后 30min 内送检。

四、尿标本采集

(一)评估和观察要点。

1.排尿情况及配合程度。

2.女性患者是否在月经期,若在月经期,则不宜留取尿标本。

(二)操作要点。

1.晨尿:留取晨起后第一次尿液的中段尿放入清洁容器送检。

2.餐后尿:留取进餐后 2h 的尿液。

3.尿定量检查:将规定时间内的尿液装入含有防腐剂的洁净容器内,混匀后记录总量,取 100~200ml 送检。

4.尿胆原检测:以留取 14:00~16:00 时间段的尿液为宜。

5.尿培养标本检测

(1)中段尿采集法:一般要求在膀胱内存留 4~6h 或以上的尿液为佳;用清水充分清洗会阴部,再用灭菌水冲洗尿道口。若男性患者包皮过长,应将包皮翻开冲洗。排尿,将前段尿弃去,留取中段尿 10ml,置于灭菌容器内。

(2)尿管尿液采集法:尿潴留者用导尿管弃去前段后,留取 10~15ml 尿液置于灭菌容器内送检;留置导尿患者应先夹闭尿管 30s,消毒导尿管外部及尿管口,用注射器通过导尿管抽取尿液,防止带入消毒剂;长期留置尿管者,应在更换新导尿管后留取尿标本。

(三)指导要点。

1.告知患者正确留取尿标本对检验结果的重要性。

2.告知患者留取尿标本的目的、方法、注意事项及配合要点。

(四)注意事项。

1.会阴部分泌物过多时,应先清洁或冲洗会阴后再留取。

2.避免经血、白带、精液、粪便或其他异物混入标本。

3.选择在抗生素应用前留取尿培养标本。

4.不能留取尿袋中的尿液标本送检。

5.留取尿标本前不宜过多饮水。

6.尿标本留取后要及时送检。

五、便标本采集

(一)评估和观察要点。

1.评估患者的病情、治疗、排便情况及配合程度。

2.了解女性患者是否在月经期。

(二)操作要点。

1.自然排便采集法:自然排便后,留取便标本。

2.无法排便者:将肛拭子前端用甘油或生理盐水湿润,插入肛门4~5cm(幼儿2~3cm)处,轻轻在直肠内旋转,沾取直肠内粘液后取出,置于容器内。

3.采集标本时,应选取中央部分或含有黏液、脓血等部分。

4.检查蛲虫卵:取透明薄膜纸于夜晚12点左右或清晨排便前由肛门口周围拭取,立即镜检。

5.找寄生虫体或虫卵计数:采集24h便。

6.便隐血试验:检查前3天内禁食肉类、肝类、血类食物,并禁服铁剂,按要求采集标本。

7.检查阿米巴原虫,应在采集前将容器用热水加温,便后连同容器立即送检。

8.服驱虫剂或做血吸虫孵化检查时,应留取全部粪便及时送检。

(三)指导要点。

1.告知患者正确留取标本对检验结果的重要性。

2.告知患者粪便标本留取的方法及注意事项。

（四）注意事项。

1.灌肠后的粪便、粪便过稀及混有油滴等不宜作为检查标本。

2.便标本应新鲜，不可混入尿液及其他杂物。

六、呼吸道标本采集

（一）评估和观察要点。

1.评估患者的年龄、病情、治疗、排痰情况及配合程度。

2.评估患者口腔黏膜有无异常。

3.观察痰液的颜色、性质、量、分层、气味、粘稠度和有无肉眼可见的异常物质等。

（二）操作要点。

1.自行咳痰采集法：晨痰为佳，用冷开水漱口，深吸气后用力咳出呼吸道深部痰液，标本量不少于1ml，痰量少或无痰患者可采用10%盐水加温至45℃左右雾化吸入后，将痰液咳出。

2.难于自然咳嗽、不合作或人工辅助呼吸患者的痰液采集法：患者取适当卧位，先叩击患者背部，然后将集痰器与吸引器连接，抽吸痰液2~5ml于集痰器内。

3.气管镜采集法：协助医生在气管镜引导下，直接采集标本。

4.咽拭子采集法：患者用清水漱口，取出无菌拭子蘸取少量无菌生理盐水；用压舌板轻压舌部，迅速擦拭患者口腔两侧腭弓及咽、扁桃体的分泌物，避免咽拭子触及其他部位；迅速把咽拭子插入无菌试管内塞紧。

5.24h痰标本采集法：在广口集痰瓶内加少量清水。患者起床后进食前漱口后第一口痰开始留取，至次日晨进食前漱口后最后一口痰结束，全部痰液留入集痰瓶内，记录痰标本总量、外观和性状。

（三）指导要点。

1.告知患者正确留取标本对检验结果的重要性。

2.告知患者痰标本留取的方法及注意事项。

3.告知患者避免将唾液、漱口水、鼻涕等混入痰中。

（四）注意事项。

1.除 24h 痰标本外，痰液收集时间宜选择在清晨。

2.查痰培养及肿瘤细胞的标本应立即送检。

3.避免在进食后 2h 内留取咽拭子标本，以防呕吐，棉签不要触及其他部位以免影响检验结果。

七、导管培养标本采集

（一）评估和观察要点。

1.评估患者病情和导管局部皮肤情况。

2.了解导管留置时间。

3.评估穿刺部位皮肤状况和肢体活动度。

（二）操作要点。

1.采集血培养标本两套，一套从可疑感染的导管采集，另一套从独立外周静脉采集（方法同血标本采集）。

2.协助患者摆放体位，使导管穿刺点位置低于心脏水平。

3.缓慢移出导管，迅速按压穿刺点，检查导管尖端是否完整。

4.用灭菌剪刀剪取导管尖端和皮下部分，分别置于无菌试管内塞紧，注明留取时间。

（三）指导要点。

1.告知患者留取标本的重要性。

2.告知患者标本留取的方法及配合方法。

3.告知患者按压穿刺部位及按压时间。

（四）注意事项。

1.采集标本的时机尽可能选在使用抗生素之前。

2.留取导管标本应与采集血培养标本同时进行,采集时间宜在 5min 内完成。

第十二章　给药治疗与护理

药物的作用是预防、诊断和治疗疾病。护士不仅是给药的直接执行者,还是药物作用的观察者和患者合理用药的指导者。护士需掌握各类药物的相关知识,在临床用药中,必须严格执行查对制度,准确、安全给药,并依法、安全、认真地做好各类药物的管理工作,同时,掌握正确的用药护理技术,注意患者的个体差异,观察和了解患者用药后反应,确保患者的用药安全。

一、护理单元药品管理

（一）一般药品管理。

1.药品存放、使用、管理应有相应规范。

2.专人管理,专柜保存,保持药品柜整洁。

3.储存药品容器的标签清晰。

4.各类药品必须分开放置,保存方法符合说明书要求。

5.高危药品必须单独存放,有醒目标识。

6.按照有效期限的先后顺序有计划地使用药品,使用后及时补充。

（二）毒麻药品及精神药品的管理。

1.按照《麻醉药品和精神药品管理条例》进行管理。

2.麻醉药品需专柜加锁保存,使用专用处方,专本登记,专人管理,每班清点交接。

3.按照具备麻醉处方权的医生开具的医嘱和麻醉处方为本护理单元患者使用麻醉药品。

4.对未用完的最小包装剩余药进行销毁,销毁应有2人在场并签字。

二、口服给药

(一)评估和观察要点。

1.评估病情、意识状态、自理能力、合作程度、用药史、过敏史、不良反应史。

2.评估有无口腔、食管疾病,吞咽困难等。

3.了解药物的性质、服药方法、注意事项及药物之间的相互作用。

4.了解用药效果及不良反应。

(二)操作要点。

1.小剂量液体药物,应精确量取,确保剂量准确。

2.所有药物应一次取离药盘,不同患者的药物不可同时取出。

3.协助患者服药,确认服下后方可离开,对危重和不能自行服药的患者应予喂药。

4.鼻饲给药时,应将药物研碎,用水溶解后由胃管注入。

(三)指导要点。

1.告知患者口服给药的方法、配合要点、服用特殊要求、注意事项。

2.指导慢性病和出院后继续服药的患者按时、正确、安全服药。

(四)注意事项。

1.遵医嘱及药品使用说明书服药。

2.观察服药后不良反应。

3. 患者不在病房或者因故暂不能服药者，暂不发药，做好交班。

三、抽吸药液

(一)评估和观察要点。

1.评估操作环境是否符合无菌操作要求。

2.评估药液及注射器是否符合要求。

3.观察抽吸的粉剂药是否完全溶解。

4.了解所配药液的配伍要求。

(二)操作要点。

1.抽吸药液前应严格查对。

2.自安瓿内吸取药液:将安瓿顶端药液弹至体部;消毒安瓿颈部后划一锯痕,再次消毒后折断;将注射器针头斜面向下置入液面以下,抽动活塞,吸取药液。

3.自密封瓶内吸取药液:消毒后,用注射器吸入与所需药液等量的空气注入瓶内,倒转药瓶,使针尖在液面以下吸取所需药液,固定针栓,拔出针头。

4.粉剂药的吸取:用无菌生理盐水或注射用水或专用溶媒将结晶或粉剂药充分溶解后吸取。

(三)注意事项。

1.抽吸药液时,遵循无菌操作原则和药品配伍要求。

2.混悬剂摇匀后立即吸取,油剂可稍加温或双手对搓药瓶(药液遇热易破坏者除外)后用稍粗针头吸取。

3.抽吸完药液应在标签上注明患者及药液的信息,并贴于注射器上。

四、皮内注射

(一)评估和观察要点。

1.评估患者病情、意识状态、自理能力及合作程度。

2.了解患者过敏史、用药史、不良反应史。

3.评估注射部位的皮肤状况。

4.了解用药反应及皮试结果。

(二)操作要点。

1.核对药物和患者,协助患者采取适当体位,暴露注射部位。

2.消毒皮肤。

3.绷紧皮肤,注射器针头斜面向上与皮肤呈5°角刺入皮内,注入0.1ml药液,使局部呈半球状皮丘,皮肤变白并显露毛孔。

4.迅速拔出针头,勿按压注射部位。

5.对做皮试的患者,按规定时间由2名护士观察结果。

(三)指导要点。

1.告知患者皮内注射的目的、方法及配合要点。

2.告知患者出现任何不适,立即通知医护人员。

(四)注意事项。

1.消毒皮肤时,避免反复用力涂擦局部皮肤,忌用含碘消毒剂。

2.不应抽回血。

3.判断、记录皮试结果,告知医生、患者及家属并标注。

4.备好相应抢救药物与设备,及时处理过敏反应。

5.特殊药物的皮试,按要求观察结果。

五、皮下注射

(一)评估和观察要点。

1.评估患者病情、意识状态、自理能力及合作程度。

2.了解过敏史、用药史。

3.评估注射部位皮肤和皮下组织状况。

4.了解患者用药效果及不良反应。

(二)操作要点。

1.核对药物和患者,协助患者采取适当体位,暴露注射部位。

2.消毒皮肤。

3.根据注射部位选择正确的注射方法。

4.过度消瘦者,捏起局部组织,减小穿刺角度。

5.抽回血,如无回血,缓慢推注药液。

6.快速拔针,轻压进针处片刻。

(三)指导要点。

1.告知患者药物的作用、注意事项及配合要点。

2.指导患者勿揉搓注射部位,出现异常及时通知医护人员。

(四)注意事项。

1.遵医嘱及药品说明书使用药品。

2.观察注射后不良反应。

3.需长期注射者,有计划地更换注射部位。

六、肌内注射

(一)评估和观察要点。

1.评估患者病情、意识状态、自理能力及合作程度。

2.了解过敏史、用药史。

3.评估注射部位的皮肤和肌肉组织状况。

4.了解用药效果及不良反应。

(二)操作要点。

1.核对药物和患者,协助采取适当体位,暴露注射部位,注意保护患者隐私。

2.消毒皮肤。

3.一手绷紧皮肤,一手持注射器垂直快速刺入肌内。

4.抽回血,如无回血,缓慢注入药液。

5.快速拔针,轻压进针处片刻。

(三)指导要点。

1.告知患者注射时配合事项,如侧卧位时上腿伸直、下腿稍弯曲,俯卧位时足尖相对、足跟分开。

2.告知患者药物作用和注意事项。

(四)注意事项。

1.遵医嘱及药品说明书使用药品。

2.观察注射后疗效和不良反应。

3.切勿将针头全部刺入,以防针梗从根部折断。

4.2岁以下婴幼儿不宜选用臀大肌注射,最好选择臀中肌和臀小肌注射。

5.出现局部硬结,可采用热敷、理疗等方法。

6.长期注射者,有计划地更换注射部位,并选择细长针头。

七、静脉注射

(一)评估和观察要点。

1.评估患者病情、意识状态、自理能力、合作程度、药物性质、用药史、过敏史等。

2.评估穿刺部位的皮肤状况、静脉充盈度和管壁弹性。

3.评估注射过程中局部组织有无肿胀。

4.了解用药效果及不良反应。

（二）操作要点。

1.核对药物和患者，取舒适体位，暴露注射部位。

2.穿刺部位上方约 5~6cm 适宜处扎止血带。

3.消毒皮肤。

4.一手绷紧皮肤，一手持注射器，针头与皮肤呈 15°~30°角刺入静脉。

5.见回血后，可再顺静脉进针少许，松开止血带后缓慢注入药液。

6.拔针，轻压进针部位 3~5min。

（三）指导要点。

1.告知患者静脉注射的目的、方法、药物的作用和副作用及配合要点。

2.告知患者注射过程及注射后若有不适，及时通知护士。

（四）注意事项。

1.选择粗直、弹性好、易于固定的静脉，避开关节和静脉瓣。

2.推注刺激性药物时，须先用生理盐水引导穿刺。

3.注射过程中，间断回抽血液，确保药液安全注入血管内。

4.根据患者年龄、病情及药物性质以适当速度注入药物，推药过程中要观察患者反应。

5.凝血功能不良者应延长按压时间。

八、密闭式静脉输液

（一）评估和观察要点。

1.评估病情、年龄、意识、心肺功能、自理能力、合作程度、药物性质、过敏史等。

2.评估穿刺点皮肤、血管的状况。

(二)操作要点。

1.患者取舒适体位,选择血管。

2.头皮针穿刺:消毒皮肤,头皮针与皮肤呈 15°~30° 角斜行进针,见回血后再进入少许,妥善固定。

3.留置针穿刺:消毒皮肤,留置针与皮肤呈 15°~30° 角刺入血管,见回血后再进入少许,保证外套管在静脉内,将针尖退入套管内,连针带管送入血管内,松开止血带,撤出针芯,连接无针输液装置,用透明敷料妥善固定,注明置管时间。

4.根据药物及病情调节滴速。

(三)指导要点。

1.告知患者操作目的、方法及配合要点。

2.告知患者或家属不可随意调节滴速。

3.告知患者穿刺部位的肢体避免用力过度或剧烈活动。

4.出现异常及时告知医护人员。

(四)注意事项。

1.选择粗直、弹性好、易于固定的静脉,避开关节和静脉瓣,下肢静脉不应作为成年人穿刺血管的常规部位。

2.在满足治疗前提下选用最小型号、最短的留置针。

3.输注 2 种以上药液时,注意药物间的配伍禁忌。

4.不应在输液侧肢体上端使用血压袖带和止血带。

5.定期换药,如果患者出汗多,或局部有出血或渗血,可选用纱布敷料。

6.敷料、无针接头或肝素帽的更换及固定均应以不影响观察为基础。

7.发生留置针相关并发症,应拔管重新穿刺,留置针保留时间根据产品使用说明书而定。

九、经外周静脉置入中心静脉导管(PICC)输液

(一)评估和观察要点。

1.评估患者病情、年龄、血管条件、意识状态、治疗需求、心理反应及合作程度。

2.了解既往静脉穿刺史、有无相应静脉的损伤及穿刺侧肢体功能状况。

3.评估是否需要借助影像技术帮助辨认和选择血管。

4.了解过敏史、用药史、凝血功能及是否安装起搏器。

5.置管期间,定期评估穿刺点局部情况、导管位置、导管内回血情况,测量双侧上臂臂围。

(二)操作要点。

1.PICC 置入。

(1)确认已签知情同意书。

(2)摆放体位,充分暴露穿刺部位,手臂外展与躯干呈90°角。

(3)测量预置导管长度及上臂臂围,并记录。

(4)按照无菌操作原则,使用无菌隔离衣、无菌的无粉手套、帽子、口罩、无菌大单。

(5)消毒范围以穿刺点为中心直径20cm,两侧至臂缘;先用乙醇清洁脱脂,待干后,再用碘伏消毒3遍,或选择取得国务院卫生行政部门卫生许可批件的消毒剂进行消毒。

(6)置管前检查导管的完整性,导管及连接管内注入生理盐水,并用生理盐水湿润导管。

(7)扎止血带,15°~30°实施穿刺,确定回血后,降低角度进0.5cm再送导入鞘,确保导入鞘进入静脉内;放松止血带,拔出穿

刺针芯,再送入导管;到相当深度后拔出导入鞘;固定导管,移去导丝,并安装输液接头。

(8)将体外导管放置呈"S"状或"L"型弯曲,用免缝胶带及透明敷料固定。

(9)透明敷料上注明导管的种类、规格、置管深度,日期和时间,操作者姓名。

(10)X线确定导管尖端位置,做好记录。

2.成人 PICC 维护。

(1)记录导管刻度、贴膜更换时间、置管时间,测量双侧上臂臂围并与置管前对照。

(2)输液接头每周更换 1 次,如输注血液或胃肠外营养液,需24h 更换 1 次。

(3)冲、封管遵循 SASH 原则:S-生理盐水;A-药物注射;S-生理盐水;H-肝素盐水(若禁用肝素者,则实施 SAS 原则),根据药液选择适当的溶液脉冲式冲洗导管,每 8h 冲管 1 次;输注脂肪乳、输血等粘稠液体后,用生理盐水 10~20ml 脉冲正压冲管后,再输其他液体;封管时使用 10~100U/ml 肝素盐水脉冲式正压封管,封管液量应 2 倍于导管+附加装置容积。

(4)更换敷料时,由导管远心端向近心端除去无菌透明敷料,戴无菌手套,以穿刺点为中心消毒,先用乙醇清洁,待干后,再用碘伏消毒 3 遍,或选择取得国务院卫生行政部门卫生许可批件的消毒剂进行消毒,消毒面积应大于敷料面积。

(5)无菌透明敷料无张力粘贴固定;注明贴无菌敷料的日期、时间、置管深度和操作者。

(6)记录穿刺部位情况及更换敷料的日期、时间。

3.新生儿 PICC 维护。

(1)输液前抽回血,见回血后再抽取生理盐水 2ml 脉冲式正压冲管,连接输液器。

(2)输液结束给予生理盐水 2ml 脉冲式冲管后给予 10U/ml 肝素盐水 1~2ml 正压封管。

(3)间断给药,每次给药后用 2ml 生理盐水冲管。

(4)输注脂肪乳期间,每 6~8h 用生理盐水 1~2ml 正压冲管 1次。

(三)指导要点。

1.告知患者置入 PICC 的目的、方法、配合要点。

2. 指导患者留置 PICC 期间穿刺部位防水、防牵拉等注意事项。

3.指导患者观察穿刺点周围皮肤情况,有异常及时通知护士。

4.指导患者置管手臂不可过度用力,避免提重物、拄拐杖,衣服袖口不可过紧,不可测血压及静脉穿刺。

5.告知患者避免盆浴、泡浴。

(四)注意事项。

1.护士需要取得 PICC 操作的资质后,方可进行独立穿刺。

2.置管部位皮肤有感染或损伤、有放疗史、血栓形成史、外伤史、血管外科手术史或接受乳腺癌根治术和腋下淋巴结清扫术后者,禁止在此置管。

3.穿刺首选贵要静脉,次选肘正中静脉,最后选头静脉。肘部静脉穿刺条件差者可采用 B 超引导下 PICC 置管术。

4.新生儿置管后体外导管固定牢固,必要时给予穿刺侧上肢适当约束。

5. 禁止使用<10ml 注射器给药及冲、封管，使用脉冲式方法冲管。

6.输入化疗药物、氨基酸、脂肪乳等高渗、强刺激性药物或输血前后，应及时冲管。

7.常规 PICC 导管不能用于高压注射泵推注造影剂。

8.PICC 置管后 24h 内更换敷料，并根据使用敷料种类及贴膜使用情况决定更换频次；渗血、出汗等导致的敷料潮湿、卷曲、松脱或破损时立即更换。

9.新生儿选用 1.9frPICC 导管，禁止在 PICC 导管处抽血、输血及血制品，严禁使用 10ml 以下注射器封管、给药。

10.禁止将导管体外部分人为移入体内。

十、中心静脉导管(CVC)维护

(一)评估和观察要点。

1.评估患者中心静脉导管固定情况，导管是否通畅。

2.评估穿刺点局部和敷料情况；查看贴膜更换时间、置管时间。

(二)操作要点。

1.暴露穿刺部位，垫一次性治疗巾，将敷料水平方向松解，脱离皮肤后自下而上去除敷料。

2.打开换药包，戴无菌手套。

3.垫治疗巾，消毒穿刺点及周围皮肤，更换敷料，妥善固定。

4.先关闭 CVC 导管夹，用无菌纱布衬垫取下原有输液接头，消毒接口，更换输液接头。

5.在透明敷料上注明换药者姓名、换药日期和时间。

6.冲、封管应遵循生理盐水、药物注射、生理盐水、肝素盐水的顺序原则。

7.输液结束,应用20ml生理盐水脉冲式冲洗导管,用肝素盐水正压封管,封管液量应2倍于导管加辅助装置容积。

(三)指导要点。

1.告知患者保持穿刺部位的清洁干燥,如贴膜有卷曲、松动或贴膜下有汗液、渗血及时通知护士。

2.告知患者妥善保护体外导管部分。

(四)注意事项。

1.中心静脉导管的维护应由经过培训的医护人员进行。

2.出现液体流速不畅,使用10ml注射器抽吸回血,不应正压推注液体。

3.输入化疗药物、氨基酸、脂肪乳等高渗、强刺激性药物或输血前后,应及时冲管。

4.无菌透明敷料每3天更换1次,纱布敷料常规每日更换1次;出现渗血、出汗等导致的敷料潮湿、卷曲、松脱或破损时应立即更换。

5.注意观察中心静脉导管体外长度的变化,防止导管脱出。

十一、置入式静脉输液港(PORT)维护

(一)评估和观察要点。

1.根据治疗要求选择最小规格的无损伤针。

2.观察穿刺部位皮肤情况,轻触输液港,判断穿刺座有无移位、翻转。

(二)操作要点。

1.戴无菌手套,以穿刺点为中心用消毒液进行皮肤消毒,消毒面积应大于敷料面积。

2.穿刺:触诊定位穿刺隔,一手找到输液港注射座的位置,拇指与食指、中指呈三角形,将输液港拱起;另一手持无损伤针自三指中心处垂直刺入穿刺隔(不要过度绷紧皮肤),直达储液槽基座底部;有阻力时不可强行进针。

3.穿刺成功后,抽回血,冲净无损伤针套件及输液港后,用无菌纱布垫在无损伤针针尾下方,可根据实际情况确定纱布垫的厚度,用透明敷料固定无损伤针。

4.注明更换敷料和无损伤针的日期和时间。

5.当注射液剩下最后 0.5ml 时,以两指固定泵体,边推注边撤出无损伤针,正压封管。

(三)指导要点。

1.指导患者保持穿刺输液港的部位清洁干燥,贴膜有卷曲、松动、贴膜下有汗液等及时通知护士。

2.指导患者妥善保护无损伤针方法。

(四)注意事项。

1.静脉输液港的维护应由经过专门培训的医护人员进行。

2.抽吸无回血时,应立即停止输液治疗,寻找原因,必要时行胸部 X 线检查,确认输液港的位置。

3.敷料、无损伤针至少应每 7 天更换 1 次。

4.不应在连接有植入式输液港的一侧肢体上进行血流动力学监测和静脉穿刺。

5.冲、封导管和静脉注射给药时必须使用 10ml 以上注射器,防止小注射器的压强过大,损伤导管、瓣膜或导管与注射座连接处。

6.输高粘性液体每 4h 生理盐水冲管 1 次,输血后应立即冲管,两种药物之间有配伍禁忌时应冲净输液港再输入,治疗间歇应每4周冲、封管一次。

7.禁用于高压注射泵推注造影剂。

十二、静脉给药辅助装置应用

(一)肝素帽、输液接头、三通接头使用。

1.评估和观察要点。

(1)评估肝素帽、输液接头、三通接头的更换时间、有效期及包装完整性。

(2)肝素帽、输液接头、三通接头与输液装置系统各部位吻合、紧密情况。

(3)肝素帽、输液接头、三通接头内无血液残留、完整性良好。

2.操作要点。

(1)根据治疗及管路维护需要选择输液辅助装置。

(2)将肝素帽、输液接头、三通接头与输液器无菌连接,常规排气。

(3)连接输液通路。

(4)使用肝素帽和输液接头输液结束后,脉冲正压式封管,当封管液剩余 0.5~1ml 时边推边关闭导管夹;使用三通接头时,输液完毕按需关闭或移除三通接头。

3.指导要点。

(1)指导患者避免用力过度或剧烈活动,防止导管滑脱。

(2)指导患者不应随意触碰输液辅助装置,如有液体渗出立即通知护士。

4.注意事项。

(1)按照产品使用说明书的要求定期更换输液辅助装置。

(2)保证输液辅助装置连接紧密。

(3)妥善固定输液辅助装置,预防由于重力所致导管脱出。

(二)输液泵。

1.评估和观察要点。

(1)评估患者病情、意识、过敏史、自理能力、合作程度、穿刺肢体血供状况。

(2)了解药物的作用、副作用及药物配伍禁忌,观察用药后反应。

(3)评估输液泵功能状态。

2.操作要点。

(1)备好静脉输液通路。

(2)输液管路排气后备用。

(3)固定输液泵,接通电源。

(4)打开输液泵门,固定输液管路,关闭输液泵门。

(5)设置输液速度、预输液量。

(6)启动输液泵,运行正常后将输液泵管与静脉通路连接。

3.指导要点。

(1)指导患者应用输液泵的目的、方法及注意事项。

(2)告知患者发生任何异常情况及时通知护士。

4.注意事项。

(1)特殊用药需有特殊标记,避光药物需用避光输液泵管。

(2)使用中,如需更改输液速度,则先按停止键,重新设置后再按启动键;如需打开输液泵门,应先夹闭输液泵管。

(3)根据产品说明使用相应的输液管路,持续使用时,每24h更换输液管道。

(4)依据产品使用说明书制定输液泵维护周期。

(三)微量注射泵。

1.评估和观察要点。

(1)评估患者病情、意识、自理能力及合作程度。

(2)了解患者过敏史、用药史、药物的作用和副作用及药物配伍禁忌,观察用药后反应。

(3)评估微量注射泵功能。

2.操作要点。

(1)备好静脉输液通路。

(2)核对医嘱和患者,准备药液,注明药名、浓度、剂量、速度。

(3)连接微量泵的辅助导管,排气后安装到微量泵上。

(4)固定微量泵。

(5)遵医嘱设置输注速度、量。

(6)连接静脉通路,启动微量泵,记录。

(7)更换药液时,应先夹闭静脉通道,暂停微量泵输注,取出注射器,更换完毕后,放回微量泵,复查注射程序无误后,再启动微量泵开始注射。

3.指导要点。

(1)指导患者应用微量泵的目的、方法及注意事项。

(2)告知患者微量泵使用过程中不可自行调节。

(3)告知患者出现任何异常情况及时通知护士。

4.注意事项。

(1)需避光的药液,应用避光注射器抽取药液,并使用避光泵管。

(2)使用中,如需更改输液速度,则先按停止键,重新设置后再按启动键;更换药液时,应暂停输注,更换完毕复查无误后,再按启动键。

(3)持续使用时,每24h更换微量泵管道及注射器。

(4)依据产品使用说明书制定输液泵预防性维护周期。

十三、密闭式静脉输血

(一)评估和观察要点。

1.评估患者年龄、病情、意识状态、自理能力、合作程度。

2.了解血型、输血史及不良反应史。

3.评估局部皮肤及血管情况。

4.观察有无输血反应。

(二)操作要点。

1.按相关法规要求双人核对输血相关信息。

2.建立静脉通路。

3.输注生理盐水。

4.床边双人再次核对。

5.消毒血袋导管,插入输血器。

6.调节滴速,输血起始速度宜慢,观察15min患者无不适后根据病情、年龄及输注血液制品的成分调节滴速。

7.输血完毕,用生理盐水冲管,记录。

(三)指导要点。

1. 告知患者输血目的、方法,告知患者及家属输血中的注意事项。

2.告知患者输血反应的表现,出现不适及时通知医护人员。

(四)注意事项。

1.血制品不得加热,禁止随意加入其他药物,不得自行贮存,尽快应用。

2. 输注开始后的 15min 以及输血过程应定期对患者进行监测。

3. 1 个单位的全血或成分血应在 4h 内输完。

4. 全血、成分血和其他血液制品应从血库取出后 30min 内输注。

5. 连续输入不同供血者血液制品时，中间输入生理盐水。

6. 出现输血反应立即减慢或停止输血，更换输液器，用生理盐水维持静脉通畅，通知医生，做好抢救准备，保留余血，并记录。

7. 空血袋低温保存 24h，之后按医疗废物处理。

十四、局部给药

(一)雾化吸入。

1. 评估和观察要点。

(1)评估患者病情、意识、自理能力、合作程度、呼吸道、面部及口腔情况。

(2)了解患者过敏史、用药史。

(3)检查雾化器各部件性能。

2. 操作要点。

(1)协助取舒适体位。

(2)配制药液，置入雾化容器内：①超声雾化吸入时，将药液倒入雾化罐内，检查无漏水后，将其放入水槽，预热机器；②空气压缩泵雾化吸入时，将药液倒入喷雾器药杯内；③氧气雾化吸入时，将药液倒入雾化器的药杯内。

(3)设定雾化时间、调节雾量；氧气雾化吸入时，连接雾化器与氧气装置，通过调节氧流量来调节雾量。

(4)放置口含嘴或面罩。

(5)雾化后,协助患者擦干面部,指导或协助患者排痰。

3.指导要点。

(1)告知患者雾化吸入法的目的、方法、注意事项和配合方法。

(2)告知患者出现不适及时通知医护人员。

4.注意事项

(1)出现不良反应如呼吸困难、发绀等,应暂停雾化吸入,吸氧,及时通知医生。

(2)使用激素类药物雾化后及时清洁口腔及面部。

(3)更换药液前要清洗雾化罐,以免药液混淆。

(二)皮肤给药。

1.评估和观察要点。

(1)评估患者病情、意识、合作程度、皮损情况,观察有无新发皮疹。

(2)了解患者对用药计划的了解、认知程度,过敏史、用药史等。

(3)评估环境温度及隐蔽程度。

2.操作要点。

(1)取合适体位,充分暴露用药部位。

(2)清洁局部皮损,清除原有药液、血迹、体液、分泌物等。

(3)根据皮肤受损面积确定药量。

(4)涂抹药物时,将药物涂于皮肤表面,沿毛发方向揉擦;湿敷药物时,将湿敷垫与皮肤紧密接触;涂抹药量稍多时,可采用封包法用保鲜膜将用药部位包裹两圈,用胶布粘好。

3.指导要点。

(1)告知患者皮肤给药的目的、注意事项和配合方法。

(2)告知患者出现不适及时通知医护人员。

4.注意事项。

(1)给药前应评估局部皮肤状况。

(2)使用喷雾性药剂时,将患者头部转离喷雾器。如果病变在脸上,应遮盖患者的眼、口、鼻,嘱患者在喷药时做呼气运动,以免刺激或损伤呼吸道黏膜。

(三)眼内给药。

1.评估和观察要点。

(1)评估患者病情、意识状态、过敏史、自理能力、合作程度、药物性质。

(2)评估眼睑、结膜、角膜有无异常、有无眼球穿通伤。

(3)观察用药后反应。

2.操作要点。

(1)滴眼药水法:协助患者取坐位,头稍后仰或平卧位,操作者站在患者对面或头侧,一手拇指轻轻向下拉开下眼睑,一手持眼药瓶,先弃去 1~2 滴,嘱患者向上注视,距眼 2~3cm 处将眼药水滴入下穹窿 1~2 滴,以干棉签擦拭流出的药液,并嘱患者轻轻闭目 1~2min。

(2)涂眼药膏法:①玻璃棒法:检查玻璃棒的完整和光滑度,一手分开患者上下眼睑,嘱患者眼球上转,一手持玻璃棒蘸眼膏并水平放入穹窿部,放开眼睑,告知患者轻闭眼睑,同时转动玻璃棒从水平方向抽出;②软管法:手持药膏软管,将药膏直接挤入患者下穹窿部结膜囊内,告知患者轻闭眼睑,轻轻按摩眼睑使眼膏均匀分布于结膜囊内。

3.指导要点。

(1)告知患者用药的方法、目的,以取得患者的合作。

(2)告知患者用药后要闭眼休息,勿用手揉眼睛。

(3)告知角膜溃疡、眼球穿通伤及手术后患者勿压迫眼球。

(4)告知患者如有不适及时通知医护人员。

4.注意事项。

(1)给多位患者用药,操作中间应洗手或进行快速手消毒。

(2)易沉淀的眼药水(如可的松)在使用前应充分摇匀。

(3)眼药水不宜直接滴在角膜上,药瓶或滴管勿触及睑睫毛,以免污染或划伤。

(4)同时滴用数种药物时,每种药物需间隔2~3min。先滴眼药水,后涂眼药膏;先滴刺激性弱的药物,后滴刺激性强的药物;若双眼用药应先滴健眼,后滴患眼,先轻后重。

(5)滴毒性药物后,应用棉球压迫泪囊部2~3min。

(6)用眼药膏宜在晚间睡前或于手术后使用。

(7)眼药要保持无菌,放置在阴凉、干燥、避光的地方保存。

(四)耳内给药。

1.评估和观察要点。

(1)评估患者病情、意识状态、过敏史、自理能力、合作程度、药物性质。

(2)评估耳部情况。

(3)观察用药后反应。

2.操作要点。

(1)取坐位或仰卧位,头偏向健侧,患耳朝上,向外上轻拉耳廓,充分暴露耳道。

(2)用棉签轻拭外耳道内的分泌物。

(3)将药液滴入2~3滴后,轻压耳屏。

3.指导要点。

(1)告知患者耳内用药的方法、目的,取得合作。

(2)告知患者滴药后保持原卧位5~10min。

(3)滴入耵聍软化液前,告知患者,滴入药液量比较多,滴药后可有耳塞、闷胀感。

4.注意事项。

(1)滴药时药液不宜过凉。

(2)有鼓膜穿孔者禁止进行耳内滴药。

(3)按照解剖特点,成人向后上方牵拉耳廓,小儿向后下方牵拉耳廓,使外耳道变直。

(4)滴药时滴管口不可触及耳部,以免污染药液。

(五)鼻腔给药。

1.评估和观察要点。

(1)评估患者病情、意识状态、过敏史、自理能力、合作程度、药物性质。

(2)评估鼻部情况。

(3)观察用药后反应。

2.操作要点。

(1)鼻腔滴药法:患者取垂头仰卧位或者侧卧位,清洁鼻腔,充分暴露鼻腔,手持滴鼻剂距患者鼻孔约2cm处轻滴药液2~3滴,轻捏鼻翼。

(2)鼻腔喷药法:患者取坐位,头稍前倾,手持喷鼻剂,将喷嘴平行稍伸入前鼻孔喷药。

3.指导要点。

(1)告知患者鼻内用药的方法、目的,以取得合作。

(2)鼻腔喷药时告知患者轻吸气。

(3)滴药后保持原卧位2~3min。

4.注意事项。

(1)药瓶不要与患者鼻腔皮肤接触。

(2)混悬剂在使用前应充分摇匀。

(六)口腔给药。

1.评估和观察要点。

(1)评估患者病情、意识状态、过敏史、自理能力、合作程度、药物性质。

(2)评估口腔情况。

(3)观察用药效果及不良反应。

2.操作要点。

(1)患者舒适卧位。

(2)遵医嘱使用温水或漱口液漱口。

(3)指导或协助患者正确放入药物。

3.指导要点。

(1)告知患者口腔给药的方法、配合要点。

(2)告知患者如有难以接受的异物感、不适、异味、口干、流涎、刺激等症状或将药物误服等,及时通知医护人员。

4.注意事项。

(1)使用口腔崩解片期间严密观察患者用药反应。

(2)不能配合口腔给药的患者不宜使用。

(七)直肠给药。

1.评估和观察要点。

(1)评估患者病情、意识状态、自理能力及合作程度。

(2)评估肛周情况,有无直肠给药禁忌证。

(3)评估环境温度及隐蔽程度。

(4)观察用药后反应。

2.操作要点。

(1)患者取左侧卧位,膝部弯曲,暴露肛门。

(2)戴上指套或手套,将栓剂沿直肠壁朝脐部方向送入6~7cm。

3.指导要点。

(1)给药时告知患者放松,深呼吸。

(2)告知患者用药后至少平卧15min。

(3)告知患者用药后不适及时通知医护人员。

4.注意事项。

(1)直肠活动性出血或腹泻患者不宜直肠给药。

(2)确保药物放置在肛门括约肌以上。

(3)自行使用栓剂的患者,护士应给予指导。

(4)婴幼儿直肠给药,可轻抬臀部5~10min。

(八)阴道冲洗。

1.评估和观察要点。

(1)评估病情、年龄、婚姻状况、合作程度及药物性质。

(2)评估环境温度及隐蔽程度。

(3)冲洗中观察阴道壁、宫口状况及分泌物性状。

(4)观察用药后反应。

2.操作要点。

(1)患者取膀胱截石位,臀下垫治疗单。

(2)冲洗筒高于床沿 60~70cm,排去管内空气。

(3)窥阴器张开阴道。

(4)边冲洗边轻轻旋转窥阴器。

(5)冲洗液约剩 100ml 时,再次冲洗外阴部。

(6)轻压窥阴器外端,使阴道内液体流出。

(7)取出窥阴器,擦干外阴。

3.指导要点。

(1)告知患者阴道冲洗的目的及配合要点。

(2)告知患者冲洗后注意阴道流出物的性状,有异常及时就医。

(3)告知患者治疗期间禁止性生活。

4.注意事项。

(1)有活动性出血者,禁止冲洗。

(2)产后或人工流产术后宫口未闭者,一般不做阴道冲洗。

(九)阴道给药。

1.评估和观察要点。

(1)评估病情、年龄、婚姻状况、合作程度、药物性质。

(2)评估是否在月经期。

(3)评估环境温度及隐蔽程度。

(4)观察用药效果及不良反应。

2.操作要点。

(1)阴道后穹窿塞药:患者取仰卧屈膝位,臀下垫治疗垫,带手套,用纱布分开小阴唇,将药物放阴道内,并推入后穹窿。

(2)宫颈上药:患者取仰卧屈膝位,臀下垫治疗垫,窥阴器张开阴道,暴露宫颈,有尾线的纱布蘸药物塞至宫颈处,线尾露于阴道口外,取出窥阴器。

3.指导要点。

(1)放置药物或窥阴器时告知患者放松。

(2)药物放置后告知患者卧床30min,12~24h后取出纱布。

(3)告知患者治疗期间禁止性生活。

(4)指导患者自行用药的方法和注意事项。

4.注意事项。

(1)月经期或子宫出血者不宜从阴道给药。

(2)睡前置入药物可延长药物作用时间,提高疗效。

第十三章 化学治疗、生物治疗及放射治疗的护理

接受化学治疗、生物治疗及放射治疗的患者,护理内容主要包括严格按照操作规程给药、密切观察放化疗及生物治疗不良反应,预防药物毒副反应的发生,做好患者和家属健康教育,使其了解各种治疗的作用、不良反应及预防措施,积极配合治疗,加强患者自我护理能力,减轻焦虑、恐惧心理。

一、化学治疗穿刺静脉的选择

(一)评估和观察要点。

1. 评估患者病情、意识、合作程度、静脉状况,已有血管通路状况。

2.了解药物的性质、剂量、给药方法、用药周期等。

(二)操作要点。

1.选择静脉通路的原则

(1)按照先远后近、左右交替使用的原则,选择粗直、弹性好、

无静脉弯曲及分叉的血管,避开手指、腕部等关节部位、静脉瓣以及肌腱、神经走行的部位。

(2)持续静脉给药选择中心静脉通路。

(3)输入发疱剂和刺激性强的药物选择中心静脉通路。

(4)不了解药物性质时选择中心静脉通路。

(5)非发疱类和非刺激性药物可选择外周静脉通路。

(6)经外周静脉留置针给予化疗药后,留置针不宜留置。

2.建议选择的静脉通路。

(1)深静脉(PICC、锁骨下静脉、颈内静脉、输液港等)。

(2)手臂大静脉。

(3)若有上腔静脉压迫症选择股静脉。

3.不宜选择穿刺的部位。

(1)手术区域侧肢体,⊖如乳房切除术、截肢等。

(2)24h 内有穿刺史的静脉及穿刺点以下的静脉。

(3)肿瘤(新生物)侵犯的部位。

(4)肘窝或其它有潜在肌腱或神经损伤可能的部位。

(5)炎症、硬化、瘢痕部位。

(6)下肢外周静脉。

二、化学治疗药物静脉外渗的预防与护理

(一)评估和观察要点。

1.了解药物性质、使用方法和注意事项。

2.评估患者的血管、局部皮肤情况。

(二)操作要点。

1.用生理盐水建立静脉通路。

2.确保静脉通路末端在血管内,回血良好。

3.静脉注射时边抽回血边输注,静脉滴注时,输注前后及滴注过程中均需观察回血及局部皮肤有无渗出情况,输注后输入生理盐水或葡萄糖液。

4.先输注等渗或刺激性弱的药物,后输注高渗或刺激性强的药物,两种药物之间应用生理盐水或5%葡萄糖液冲洗管道。

5.非发疱类和非刺激性药物的外渗处理。

(1)停止输注,更换输液部位。

(2)遵医嘱局部处理。

6.发疱类和强刺激性药物外渗的处理。

(1)停止输注,尽量回抽残留药物。

(2)抬高患肢。

(3)遵医嘱局部处理。

(4)局部组织坏死,及时报告医生。

(三)指导要点。

1.告知患者输液部位出现不适及时报告医护人员。

2.告知患者输液过程中尽量避免肢体活动,不要自行调节输液速度。

(四)注意事项。

植物碱类化疗药物外渗,局部不能冷敷。

三、化学治疗引起口腔炎的护理

(一)评估和观察要点。

1.评估口腔黏膜损伤的部位及程度。

2.了解患者有无进食困难,吞咽困难,味觉异常等。

(二)操作要点。

1.协助患者用软毛牙刷刷牙,必要时给予口腔护理。

2.协助患者进食前后漱口,根据病情或遵医嘱选择合适的漱口液。

3.口唇涂润滑剂。

4.遵医嘱用药,给予营养支持。

(三)指导要点。

1.告知患者口腔卫生的重要性。

2.告知患者刷牙动作轻柔,勿用牙签剔牙。

3.告知患者进食清淡易消化软食,忌食辛辣刺激性食物。

四、脱发的护理

(一)评估和观察要点。

1.观察脱发程度。

2.评估脱发后患者的心理感受。

(二)指导要点。

1.使用温和的洗发用品和宽齿梳子。

2.及时清理脱发,避免不良刺激。

3.鼓励患者表达自己的感受。

4.建议患者开始脱发时剪短或剃光头发。

5.建议患者在脱发前选择合适的假发、帽子或者头巾。

五、骨髓抑制的护理

(一)评估和观察要点。

1.了解化疗前后的血象、骨髓象。

2.评估生命体征,活动耐力。

3.评估口腔、会阴、肛周皮肤黏膜以及各种置管处的皮肤。

4.观察有无出血倾向。

(二)操作要点。

1.病室清洁,空气清新,定期消毒。

2.根据病情适当实施保护性隔离。

3.血小板低于 $50\times10^9/L$ 时应注意预防出血,有创操作后延长穿刺点压迫时间。

4.病情严重者绝对卧床休息。

5.观察患者用药反应。

(三)指导要点。

1.多饮水,进食高蛋白、高热量、高维生素饮食,避免进食生、冷食物。

2.适当活动、保持充足睡眠。

3. 预防感冒,加强个人卫生,保持口腔、会阴、肛周等处的清洁。

4.血小板低于 $50\times10^9/L$ 时,卧床休息,减少活动,避免磕碰,进软食,保持大便通畅,避免抠鼻、剔牙、用力咳嗽、擤鼻涕等动作。

5.血小板低于 $10\times10^9/L$ 时,绝对卧床休息,如出现恶心、头痛等症状及时报告。

6.血红蛋白低于或等于 $60g/L$ 时,卧床休息,活动时动作要缓慢,避免突然体位改变。

7.女性患者月经期间出血量及持续时间异常,及时报告。

(四)注意事项。

白细胞低于 $1\times10^9/L$,中性粒细胞低于 $0.5\times10^9/L$ 时,宜采取保护性隔离,有条件者可安置于层流病房,严密监测体温。

六、生物治疗过敏反应的护理

(一)评估和观察要点。

1.了解过敏史和既往用药史。

2.了解药物性质、使用方法和注意事项。

3.监测生命体征,观察用药后反应。

(二)操作要点。

1.按照输注时间、配制方法、输注速度给药。

2.首次生物治疗应缓慢静脉滴注,建议使用输液泵。

3.备好抢救物品,输注过程观察病情变化,出现过敏反应立即停药,报告医生处理。

(三)指导要点。

告知患者输液过程中有不适立即报告。

(四)注意事项。

1.首次用药缓慢静脉滴注,严密观察。

2.根据药物使用说明书要求进行药物过敏试验。

七、生物治疗皮肤反应的护理

(一)评估和观察要点。

观察生物治疗后的皮肤反应程度。

(二)操作要点。

1.丘疹脓疱样病灶。

(1)保持皮肤清洁,沐浴时避免水温过高及长时间沐浴,使用中性、温和且不含碱性皂液的洗浴用品。

(2)穿宽松柔软内衣,避免摩擦有丘疹、脓疱的部位。

(3)遵医嘱局部用药。

2.皮肤干燥。

(1)选择不含酒精、香料、色素的保湿润肤剂涂抹全身,可依干燥程度增加涂抹次数。

(2)嘱患者减少日晒。

3.甲沟炎。

(1)减少对手指及脚趾的摩擦和刺激,遵医嘱局部用药。

(2)修剪指(趾)甲时宜平剪,避免过短。

(3)接触水或清洁剂时要戴手套,穿宽松、透气鞋袜。

(三)指导要点。

1.告知患者避免进食刺激性和可能致敏性食物。

2.告知患者不要搔抓或自行挤破丘疹、脓疱。

(四)注意事项。

进行护理操作时要注意无菌操作。

八、生物治疗流感样症状的护理

(一)评估和观察要点。

观察体温,评估有无肢体乏力、困倦、打喷嚏、流涕、咽痛、头痛、关节痛等症状。

(二)操作要点。

1.遵医嘱提前给予解热镇痛药物。

2.密切观察病情变化,出现寒战,体温异常时报告医生,给予相应处理。

(三)指导要点。

指导患者注意休息,多饮水。

九、放射治疗性皮肤反应的护理

(一)评估观察要点。

1.了解放射治疗的部位、面积、放射源种类、照射剂量。

2.依据急性放射损伤分级标准评估照射野皮肤(附录8)。

(二)操作要点。

1.充分暴露反应区皮肤,切勿覆盖或包扎,外出注意防晒。

2.遵医嘱局部用药,勿用手抓挠。

(三)指导要点。

1.穿柔软宽松、吸湿性强的纯棉内衣,颈部有照射野时穿质地柔软或低领开衫,避免阳光直射。

2.照射野皮肤,可用温水软毛巾温和清洗,禁用碱性肥皂搓洗,不可涂酒精、碘酒及其他对皮肤有刺激性的药物,局部保持清洁干燥,特别是多汗区如腋窝、腹股沟、外阴等处。

3.照射野皮肤局部禁贴胶布,禁用冰袋和暖具,禁止剃毛发,宜用电剃须刀,禁做注射点。

4.禁止搔抓照射野局部皮肤,皮肤脱屑切忌用手撕剥。

十、放射性口腔黏膜反应的护理

(一)评估和观察要点。

1.了解放射治疗的部位、面积、放射源种类、照射剂量。

2.依据急性放射损伤分级标准评估口腔黏膜的损伤程度。

3.了解患者进食、口咽疼痛、口干情况。

(二)操作要点。

1.放疗前治疗或拔除龋齿,修复破损的牙齿或义齿。

2.协助患者用软毛牙刷、含氟牙膏刷牙,必要时给予口腔护理。

3.协助患者进食前后用生理盐水或醋酸氯已定或碳酸氢钠漱口水含漱,指导正确含漱方法。

4.遵医嘱口腔冲洗上药、雾化吸入和营养支持。

5.进食疼痛明显者,可协助患者于进食前 10~15min 含漱利多卡因或服用利多卡因胶浆。

(三)指导要点。

1.指导患者保持口腔卫生,勤漱口,每日 5~6 次,刷牙动作轻柔,勿用牙签剔牙。

2.指导患者进食清淡易消化温凉软食,忌食辛辣刺激性食物,多饮水。

3.告知患者 3 年内禁止拔牙。

第十四章 孕产期护理

孕产期护理是孕产妇保健的重要组成部分。产科护士应以良好的护理技术,在孕期促进孕妇健康,预防并发现妊娠期并发症;在分娩期关心和支持产妇,及时发现产程异常,科学接生,避免分娩合并症,促进母婴安全;产褥期及时评估和观察产妇、新生儿状况,按照产科护理常规给予产妇和新生儿护理,实施母乳喂养,指导产妇康复和新生儿护理知识,促进母婴健康。

一、子宫底高度和腹围的测量

(一)评估和观察要点。

1.评估孕周、是否为高危妊娠、腹形及腹壁张力。

2.评估环境温度、光线、隐蔽程度。

3.评估孕妇的反应。

(二)操作要点。

1.孕妇排空膀胱,取仰卧屈膝位。

2.皮尺一端放在耻骨联合上缘中点,另一端贴腹壁沿子宫弧度到子宫底最高点为宫高。

3.皮尺经脐绕腹 1 周为腹围。

(三)指导要点。

告知孕妇测量宫高和腹围的意义和配合事项。

(四)注意事项。

1.以厘米为单位。

2.注意子宫敏感度。

3.皮尺应紧贴腹部。

二、四步触诊

(一)评估和观察要点。

1.评估孕周及是否为高危妊娠。

2.评估环境温度、光线、隐蔽程度。

3.评估孕妇的反应。

(二)操作要点。

1.仰卧屈膝位,暴露腹部。

2.第一步:检查者面向孕妇,双手置于子宫底部,了解子宫外形、子宫底高度,估计胎儿大小与妊娠周数是否相符,然后以双手指腹相对轻推,判断在宫底部的胎儿部分。

3.第二步:两手分别置于腹部左右两侧,一手固定,另一手轻轻深按检查,两手交替,分辨胎背及胎儿四肢的位置。

4.第三步:右手置于耻骨联合上方,拇指与其余4指分开,握住胎先露部,查清是胎头或胎臀,并左右推动。

5.第四步:检查者面向孕妇足端,两手分别置于胎先露部的两侧,向骨盆入口方向下压再次判断,先露部的诊断是否正确,并确定先露部入盆程度。

(三)指导要点。

1.告知孕妇四步触诊的意义及配合方法。

2.告知孕妇检查前排尿。

(四)注意事项。

1.动作轻柔,以取得配合。

2.注意保暖,保护隐私。

三、胎心音听诊

(一)评估和观察要点。

1.评估孕周、胎位及腹部形状。

2.了解妊娠史及本次妊娠情况。

(二)操作要点。

1.仰卧位,暴露腹部。

2.用胎心听诊器或胎心多普勒在相应位置听诊胎心,记录。

(三)指导要点。

1.告知孕妇听诊胎心音的意义和正常值范围。

2.指导孕妇自我监测胎动。

(四)注意事项。

1.与子宫杂音、腹主动脉音及脐带杂音相鉴别。

2.胎心>160/min 或<120/min 立即吸氧并通知医生。

3.临产产妇在宫缩间歇期听胎心。

4.保持环境安静,注意保暖和遮挡。

四、胎心电子监测

(一)评估和观察要点。

1.评估孕周、胎位及是否为高危妊娠。

2.评估环境光线、温度及隐蔽程度。

(二)操作要点。

1.孕妇取半卧位或坐位,暴露腹部。

2.胎心探头涂耦合剂,固定于胎心音最强位置。

3.宫腔压力探头固定于宫底下约两横指处。

4.胎动记录器交给孕妇,指导其使用方法。

5.启动监护仪,无宫缩时将宫腔压力归零。

6. 观察胎心音、宫缩、胎动显示及描记情况,注意有无不适主诉。

(三)指导要点。

告知孕妇胎心监护的意义及配合方法。

(四)注意事项。

1.尽量避免仰卧位,避免空腹监护。

2. 固定带松紧适度,注意探头是否有滑脱现象,及时调整部位。

3.每次监测20min,如有异常可延长时间,并通知医生。

五、胎动计数

(一)评估和观察要点。

评估孕周及是否为高危妊娠。

(二)操作要点。

1.孕妇取舒适卧位。

2.每天早、中、晚平静状态下各1h计数胎动。

3.3次胎动数相加乘以4,为12h胎动总数。

(三)指导要点。

1.告知孕妇计数胎动的方法。

2.告知孕妇胎动次数减少或在短时间内突然增加,立即就诊。

(四)注意事项。

孕28周到临产均应计数胎动,应坚持每日监测。

六、分娩期护理

(一)评估和观察要点。

1.了解妊娠经过及既往分娩史、疾病史、心理状态。

2.评估生命体征、胎心、子宫收缩、宫口扩张、胎头下降、胎膜情况。

3.观察胎盘剥离征象、软产道情况、子宫收缩及阴道出血情况。

4.评估新生儿情况。

(二)操作要点。

1.鼓励产妇进食及适当活动。

2.协助产妇及时排便、排尿。

3.严密观察产程进展,适时胎心监护,适时肛查。

4.准备接生及新生儿所需物品。

5.协助胎儿娩出,行新生儿 Apgar 评分。

6.协助娩出胎盘并检查是否完整。

7.胎儿娩出后及时给缩宫素。

8.检查软产道是否有损伤,必要时缝合会阴伤口。

(三)指导要点。

1.指导产妇配合呼吸减轻疼痛的方法。

2.指导分娩时的配合要点。

(四)注意事项。

1.重视产妇主诉,给予个性化、人性化的全面护理。

2.胎儿娩出后 2h 内应密切观察子宫收缩和阴道出血情况,监测血压变化。

3.鼓励产妇产后尽早自行排尿。

七、外阴部消毒

(一)评估和观察要点。

1.评估孕、产妇合作程度及会阴部皮肤状况。

2.评估环境温度及隐蔽程度。

(二)操作要点。

1.孕妇仰卧外展屈膝位,臀下垫会阴垫。

2.用肥皂水棉球擦拭外阴部,顺序是小阴唇、大阴唇、阴阜、大腿内上 1/3、会阴体及肛门,温水冲净,2 遍。

3.消毒液棉球擦拭,顺序同上,2 遍。

4.更换会阴垫。

(三)指导要点。

1.告知孕、产妇外阴消毒的目的及配合要点。

2.告知孕、产妇不要用手触碰已消毒部位。

(四)注意事项。

1.保暖,动作轻柔。

2.使用消毒棉球前应擦净血渍及分泌物,酌情增加肥皂水棉球擦洗次数。

八、会阴保护

(一)评估和观察要点。

1.评估妊娠期及产程进展情况。

2.观察胎儿大小、胎位及胎头拨露情况。

3.观察会阴部状况。

(二)操作要点。

1.会阴部铺消毒巾。

2.宫缩时,胎头拨露后,会阴后联合紧张时,一手大鱼际紧贴会阴体,向上内方抬托,同时另一手轻轻下压胎头枕部,协助胎头俯屈控制胎头娩出速度。

3.胎头枕部在耻骨弓下方露出时,协助胎头仰伸。

4.胎肩娩出后,保护会阴的手方可放松。

(三)指导要点。

1.告知产妇分娩过程的配合要点。

2.根据宫缩指导产妇用力及放松的方法。

(四)注意事项。

1.宫缩间歇期,保护会阴的手稍放松。

2.保护会阴的手要向内上方托起,而非堵压。

3.双手应协调配合,控制胎儿娩出速度。

4.面部外露时先挤出口鼻腔内黏液。

5.娩前肩时避免用力压迫会阴。

九、会阴切开缝合

(一)评估和观察要点。

1.评估妊娠期及分娩期情况。

2.观察胎儿大小及胎位。

3.评估会阴部状况。

(二)操作要点。

1.产妇取膀胱截石位,消毒会阴。

2.阴部神经阻滞麻醉及局部皮下浸润麻醉。

3.左手中指、食指伸进阴道内,撑起阴道壁,以指引切口方向和保护胎儿先露部,宫缩时行会阴侧斜切开(与后联合中线呈45°角)或会阴正中切开术。

4.纱布压迫止血,必要时用止血钳止血。

5.胎儿胎盘娩出后,查宫颈有无裂伤、切口有无延裂。

6.阴道内塞一尾纱,尾线留阴道口外。

7.从里向外逐层缝合。

8.取出阴道内尾纱。

9.肛查。

(三)指导要点。

1.告知产妇会阴切开的目的和方法。

2.指导产妇产后保持外阴清洁的方法。

3.告知产妇如有不适及时报告医护人员。

(四)注意事项。

1.根据产妇及胎儿情况选择切开方式及切口大小。

2.缝合时从切口顶端上开始缝合,逐层对齐。

3.术毕注意清点纱布和缝针。

十、会阴护理

(一)评估和观察要点。

1.评估病情、自理能力、合作程度。

2.观察外阴部皮肤、黏膜及伤口情况。

3.观察恶露性质和量。

4.评估环境温度及隐蔽程度。

(二)操作要点。

1.产妇取膀胱截石位,臀下垫防护垫、便盆。

2.消毒液及棉球擦洗外阴,边擦边冲。

(三)指导要点。

1.告知产妇会阴护理的目的及配合方法。

2.勤换会阴垫。

3.会阴有伤口应以健侧卧位为宜。

(四)注意事项。

会阴水肿、切口用红、肿、热、痛、硬结、愈合不良时遵医嘱给予局部治疗,观察治疗效果。

十一、子宫复旧护理

(一)评估和观察要点。

1.评估分娩方式、新生儿体重。

2.评估子宫底高度、宫缩情况。

3.观察恶露性质、量及气味。

(二)操作要点。

1.按摩子宫底,观察宫底高度。

2.倾听产妇主诉。

(三)指导要点。

1.告知产妇观察宫缩及恶露的目的。

2.告知产妇及时排空膀胱。

3.告知产妇恶露异常及时报告医护人员。

(四)注意事项。

1.每天在同一时间观察子宫底高度。

2.按摩子宫后再评估宫底高度。

十二、母乳喂养

(一)评估和观察要点。

1.评估分娩方式、身体状况及乳房情况。

2.评估母乳喂养方法掌握的程度。

3.评估新生儿状况。

(二)操作要点。

1.哺乳前,洗净双手,清洁乳房及乳头。

2.选择舒适体位。

3.新生儿与母亲胸贴胸、腹贴腹、下颌贴乳房。

4.拇指在上,其余四指在下,轻托住乳房,将乳头和大部分乳晕放在新生儿口中。

5.新生儿停止吸吮,张口后,抽出乳头。

6.挤出少许乳汁涂在乳头上,自然干燥。

(三)指导要点。

1.告知产妇一侧乳房吸空后再吸吮另一侧,两侧交替吸吮。

2.指导产妇哺乳后将新生儿抱起轻拍背部 1~2min。

3.指导按需哺乳。

(四)注意事项。

1.哺乳时能看到吸吮动作,听到吞咽声音。

2.防止乳房堵住新生儿鼻腔。

3.乳头凹陷者,每次哺乳前牵拉乳头。凹陷严重者,宜用吸奶器吸出后喂哺。

十三、乳头皲裂护理

(一)评估和观察要点。

1.观察哺乳方法和姿势。

2.评估乳头状况。

(二)操作要点。

1.含接姿势正确。

2.哺乳后挤出少许乳汁涂在乳头上,自然干燥。

(三)指导要点。

1.告知产妇乳头皲裂的原因及纠正方法。

2.指导产妇先喂哺皲裂较轻的一侧。

(四)注意事项。

1.尽早指导产妇正确的哺乳姿势。

2.勿用消毒剂擦拭乳头。

十四、乳房按摩

(一)评估和观察要点。

1.评估母乳喂养知识及技能掌握程度。

2.评估乳房及乳汁分泌情况。

(二)操作要点。

1.清洁乳房。

2.一只手固定乳房一侧,另一只手用大小鱼际从乳房边缘向乳头中心做环形按摩。

(三)指导要点。

1.告知产妇母乳喂养相关知识、哺乳的方法。

2.指导产妇配戴合适的乳罩。

3.指导产妇自我按摩乳房的技巧。

(四)注意事项。

按摩时,既要照顾产妇的感觉,又要达到按摩效果。

十五、产褥期保健操

(一)评估与观察要点。

了解分娩方式,评估产妇身体状况。

(二)操作要点。

1.穿宽松及弹性好的衣裤。

2.仰卧位,双手放于身体两侧。

3.深吸气,腹肌收缩,呼气。

4.进行缩肛与放松动作。

5.双腿轮流上举与并举,与身体呈直角。

6.髋、腿放松,膝稍屈,尽力抬高臀部及背部。

7.跪姿,双膝分开,双手平放床上,肩肘垂直,做腰部旋转。

8.全身运动,跪姿,双臂支撑床上,左右腿向后交替高举。

(三)指导要点。

1.产后第 2 天开始。每 1~2 天增加 1 节,每节做 8~16 次。

2.产后 6 周可选择其他锻炼方式。

(四)注意事项。

1.避免进食前后 1h 内运动。

2.运动前排空大、小便。

十六、引产术护理

(一)评估和观察要点。

1.评估孕妇及胎儿情况。

2.了解引产指征及引产方式。

3.评估孕妇及家属心理状况。

(二)操作要点。

1.遵医嘱使用宫缩药。

2.观察子宫收缩情况。

3.观察产程进展及胎心变化,发现异常及时处理。

4.做好剖宫产准备。

5.做好产妇及新生儿抢救准备。

(三)指导要点。

1.告知产妇引产的目的及配合方法。

2.给药前告知使用宫缩药可能出现的不适。

3.指导产妇配合呼吸减轻疼痛的方法。

(四)注意事项。

1.密切观察宫缩、胎心及产程进展情况。

2.根据原发病给予相应护理。

第十五章　新生儿及婴幼儿护理

新生儿、婴幼儿许多生理特点、病种、病理特点均不同于其他年龄组患者,因此,护理人员应严密观察患儿,客观评估患儿生长发育状况,根据患儿生理特点,实施安全准确的护理措施,同时与患儿家长沟通,共同促进患儿康复。

一、眼部护理

(一)评估和观察要点。

观察眼部及评估身体状况。

(二)操作要点。

1.用生理盐水棉签从内眦到外眦清洁眼部。

2.遵医嘱选择眼药水或眼药膏。

(三)指导要点。

告知家属保持小儿眼部清洁、预防感染的方法。

(四)注意事项。

1.动作轻柔。

2.1根棉签只能擦拭1次。

3.发现异常及时处理。

二、脐部护理

(一)评估和观察要点。

观察脐部及周围皮肤状况。

(二)操作要点。

1.暴露脐部。

2.环形消毒脐带根部。

3.如脐轮红肿并有脓性分泌物,加强换药,必要时送分泌物做细菌培养。

(三)指导要点。

告知家属保持脐部干燥,勿强行剥落脐带,发现异常及时报告。

(四)注意事项。

1.观察脐部及周围皮肤状况,如有异常及时报告,结扎线如有脱落应重新结扎。

2.保持脐部的清洁、干燥,每日彻底清洁消毒脐部 1~2 次,直至脱落。

3.沐浴时注意保护好脐部,沐浴后要及时擦干脐部。

三、臀部护理

(一)评估和观察要点。

观察臀部皮肤及评估身体状况。

(二)操作要点。

1.撤掉尿布,温水冲洗臀部,用柔湿巾擦干净。

2.根据臀红程度不同,采取相应护理措施。

(三)指导要点。

告知家属预防臀红的方法。

(四)注意事项。

1.选择合适的尿布,勤换尿布,保持臀部清洁、干燥。

2.采取暴露法要注意保暖,远红外线灯照射时要专人看护,避免烫伤。

四、沐浴

(一)评估和观察要点。

1.评估环境温度。

2.评估身体及皮肤情况。

(二)操作要点。

1.调节室温 26℃~28℃,用手腕内侧试水温。

2.流动水洗浴顺序由头到脚,先正面后背部、会阴、臀部。

3.洗毕,用毛巾包裹,擦干并给予相应护理。

4.更换衣物。

(三)指导要点。

1.告知家属避免在喂奶前后 1h 内沐浴。

2.指导家属新生儿沐浴方法和注意事项,避免耳、眼、口、鼻进水。

3.告知家属保持皮肤皱褶处清洁、干燥。

(四)注意事项。

1.减少暴露时间,动作轻快。

2.沐浴过程观察新生儿反应。

五、奶瓶喂养

(一)评估和观察要点。

评估日龄、体重、病情、发育及喂养情况。

(二)操作要点。

1.配奶,用手腕内侧测试温度,注意奶嘴孔大小及流速。

2.颌下垫小毛巾。

3.将奶嘴送入患儿口中。

4.喂奶后擦净口角。

5.抱起患儿轻拍背部排出奶嗝,取右侧卧位。

(三)指导要点。

1.告知家属喂奶过程中奶嘴应充满奶液,不能有空气。

2.告知家长当奶嘴吸瘪时,稍转动奶瓶,负压即消失。

3.指导家长选择奶嘴孔大小合适的奶嘴。

(四)注意事项。

1.出现呛咳或发绀时,暂停喂奶,观察患儿面色及呼吸,待症状缓解后再继续喂奶。

2.喂奶时持奶瓶呈斜位,使奶嘴充满乳汁,防止吸奶的同时吸入空气,哺喂完毕轻拍小儿背部,驱除胃内空气。

3.奶具需经灭菌后使用,严禁混用。

六、非营养性吸吮

(一)评估和观察要点。

评估生命体征,吸吮能力。

(二)操作要点。

1.将安慰奶嘴放入患儿口中。

2.每次吸吮时间5~10min。

(三)指导要点。

告知家属喂奶前、后均可使用,使用过程中观察患儿反应。

(四)注意事项。

1.哭闹患儿使用安慰奶嘴前,应先查明哭闹原因。

2.使用安慰奶嘴前要保证呼吸道通畅,必要时吸痰。

3.安慰奶嘴应煮沸消毒,严禁混用。

七、经胃、十二指肠管饲喂养

(一)评估和观察要点。

1.给奶或给药前查看喂养管位置、刻度。

2.观察腹部情况,听诊肠鸣音。

(二)操作要点。

1.遵医嘱确定给奶量。

2.经胃管饲喂养

(1)确认胃管在胃内。

(2)抽取胃内残留液,胃内残留液超过管饲奶量的 1/4 时,报告医生酌情减量或禁食。

3.经十二指肠管饲喂养

(1)用 5ml 注射器抽取十二指肠残留液,检测 pH 在 6~9 之间,确认喂养管在十二指肠内。

(2)十二指肠残留液超过 0.5ml,报告医生酌情减量或禁食。

4.奶液的温度保持在 38℃~40℃,缓慢注入。

5.管饲后,抽温开水 1~2ml,冲净喂养管。

6.封闭喂养管末端。

(三)指导要点。

告知家属肠内营养的重要性,以取得配合。

(四)注意事项。

1.使用一次性无菌注射器,严禁重复使用。

2.每天口腔护理 2 次,每周更换胃管 1 次。

3.必要时使用营养泵泵入奶液。

4.观察患儿耐受情况。

八、经皮氧饱和度(TcSO₂)监测

(一)评估和观察要点。

1.评估缺氧程度、呼吸型态及频率。

2.观察传感器探头接触部位皮肤完整性。

3.观察光照条件,是否有电磁波干扰。

(二)操作要点。

1.清洁传感器探头及其接触的局部皮肤。

2.将传感器正确安放于患儿手、足、耳垂或手腕处,确保接触良好。

3.根据患儿病情设置报警界限。

(三)指导要点。

告知家属监测的目的和意义,避免在监测仪附近使用手机或其他带有电磁干扰的设备。

(四)注意事项。

1.下列情况影响监测结果:休克、体温过低、黄疸、皮肤色素、局部动脉受压以及周围环境光照太强、电磁波干扰等。

2.患儿体温过低时,采取保暖措施。

3.观察患儿局部皮肤情况,定时更换传感器探头位置,防止局部皮肤损伤。

4.监测结果异常时及时报告。

九、吸氧

(一)评估和观察要点。

1.评估病情、缺氧程度。

2.观察呼吸型态及吸氧效果。

(二)操作要点。

1.清理呼吸道。

2.遵医嘱给予适宜的吸氧方式和流量。

3.观察呼吸状况及吸氧效果。

（三）指导要点。

1.告知家属不可随意摘除吸氧管或调节氧流量。

2.告知家属用氧安全知识。

（四）注意事项。

1.每天更换湿化液,保持吸氧管道通畅。

2.在氧疗过程中,应密切监测吸入氧浓度(FiO_2)、经皮氧饱和度($TcSO_2$)等并记录;早产儿在吸氧条件下,应以最低的氧浓度维持经皮氧饱和度在 85%~93%。

十、暖箱护理

（一）评估和观察要点。

评估胎龄、日龄、出生体重、生命体征。

（二）操作要点。

1.调节暖箱温度及相对湿度。

2.患儿穿单衣、裹尿布后放入暖箱。

3.关好暖箱门。

（三）指导要点。

告知家属不可随意调节暖箱温度,不可随意开暖箱门。

（四）注意事项。

1.暖箱应避免阳光直射,冬季避开热源及冷空气对流处。

2.使用暖箱时室温不宜过低。

3.每日清洁暖箱,更换蒸馏水。

4.治疗、护理应集中进行,如需抱出患儿时,注意保暖。

5.每周更换暖箱并进行彻底消毒,定期进行细菌学监测。

6.经常检查,暖箱出现异常及时处理。

十一、光照疗法

(一)评估和观察要点。

1.评估黄疸的范围及程度、黄疸消退情况。

2.评估生命体征及胆红素检查结果。

(二)操作要点。

1.清洁皮肤、戴护眼罩,除会阴部用纸尿裤遮盖外,其余均裸露,男婴注意保护阴囊。

2.记录入箱时间及灯管开启时间。

3.根据体温调节箱温,体温保持在 36℃~37℃为宜。

4.单面光疗应定时翻身。

5. 严密观察患儿体温及箱温变化,若患儿体温超过 38.5℃要暂停光疗,待体温恢复正常后再继续。

6.光疗后观察皮肤黄疸情况,仔细检查患儿皮肤有无破损,观察有无光疗不良反应,记录。

(三)指导要点。

告知家属患儿皮肤不要擦抹爽身粉或油剂。

(四)注意事项。

1. 光疗过程中随时观察患儿眼罩、会阴遮盖物完好,皮肤无破损。

2.保证水分及营养供给。

3.最好在空调病室中进行,冬天注意保暖,夏天防止过热。

4. 灯管应保持清洁并定时更换。

十二、气管插管内吸痰

(一)评估和观察要点。

1.观察双侧呼吸音情况。

2.评估生命体征、血氧饱和度、血气分析、呼吸机参数等。

3.观察痰液的性状、量及患儿对吸引的耐受程度。

(二)操作要点。

1.调节负压在 0.02~0.04MPa。

2.吸痰前给高浓度氧(基础氧浓度+10%~20%)1min。

3.戴无菌手套,连接吸痰管在负压吸引管上。

4.一名护士从呼吸机上取下气管插管,另一名护士将吸痰管迅速插入气管插管内,遇到阻力后上提 1cm 后吸引,并螺旋快速拔出吸痰管。

5.气管插管与呼吸机连接,冲洗管路关闭负压。

6.观察血氧饱和度变化,调整吸入氧浓度(FiO_2)到基础值并记录。

(三)指导要点。

告知家属吸痰的重要性。

(四)注意事项。

1.需 2 人同时进行。

2.吸引过程中出现发绀、心率减慢,应立即球囊加压给纯氧,病情稳定后再次行吸引。

3.吸痰时间不超过 10~15s。

4. 吸痰时先清除气管插管内分泌物,再吸引口腔及鼻腔分泌物。

5.吸痰管插入深度是气管插管深度加 0.5~1cm。

十三、脐静脉插管换血疗法护理

(一)评估和观察要点。

1.评估身体状况、黄疸的程度、进展等。

2.观察脐带情况。

(二)操作要点。

1.消毒腹部皮肤配合医生脐静脉插管。

2.换血中密切监测心率、呼吸、血压、血氧饱和度及胆红素、血气、血糖变化。

3.详细记录每次出量、入量、累积出入量及用药等。

4.换血后配合医生拔管、结扎缝合、消毒,覆盖纱布,轻轻压迫固定。

5.继续蓝光治疗,密切观察病情变化和伤口情况。

(三)指导要点。

告知家属脐静脉换血的目的。

(四)注意事项。

1.换血过程中抽注速度均匀,注射器内不能有空气。

2.注意保暖;输入的血液要预先加热。

3.观察生命体征及全身反应。

4.在换血前、中、后抽取血标本。

5.观察伤口出血情况。

十四、脐静脉置管术后护理

(一)评估和观察要点。

1.观察脐部有无渗血、渗液、脐部有无红肿及异味。

2.观察有无腹胀、肠鸣音是否减弱。

3.观察双下肢及会阴部有无水肿。

4.观察脐静脉置管的深度、输液各接头是否完好。

(二)操作要点。

1.观察病情变化,发现问题及时处理。

2.妥善固定,防止牵拉导管,记录导管外露长度。

3.每日更换输液器及输液接头。

4.留置期间应连续输液,输液速度≥3ml/h。

5.观察有无脐炎、败血症、空气栓塞、静脉栓塞、急性肺水肿等并发症。

(三)指导要点。

告知家属导管保留7天左右,一旦出现感染、血栓、空气栓塞等异常情况应立即报告。

(四)注意事项。

1.未证实导管进入下腔静脉前不能输液。

2.不能从导管处取血。

3.宜采用输液泵输入,严格控制输液速度。

十五、外周动、静脉同步换血疗法

(一)评估和观察要点。

1.评估身体状况、黄疸的程度、进展等。

2.观察外周动、静脉情况。

(二)操作要点。

1.换血前暂停喂奶1次,保持患儿安静。

2.外周动、静脉留置套管针,标识清楚。

3.换血过程要匀速,密切监测心率、呼吸、血压、血氧饱和度及胆红素、血气、血糖变化。

4.详细记录每次出量、入量、累积出入量及用药等。

5.换血后继续光疗,密切观察病情变化。

(三)指导要点。

告知患儿家属观察换血后黄疸变化情况。

（四）注意事项。

1.换入换出通道同步进行，观察患者生命体征及全身反应。

2.注意保暖。

3.在换血前、中、后抽取血标本。

十六、新生儿复苏

（一）评估和观察要点。

1.了解产妇妊娠史、羊水性状。

2.评估新生儿 Apgar 评分。

（二）操作要点。

1. 判断新生儿无自主呼吸，将新生儿置于远红外复苏台上保暖，头轻度向后仰，头部处于"鼻吸气位"。

2.清理呼吸道分泌物，再次判断有无自主呼吸。

3.快速擦干全身，必要时给予刺激（用手拍打或用手指轻弹新生儿足底或摩擦背部）诱发自主呼吸，如新生儿仍无呼吸或喘息样呼吸，给予正压通气。

4.选择适宜面罩扣住口鼻，给予气囊面罩正压通气，按压频率40~60 次/min，氧流量 5~10L/min，按压与放松气囊的持续时间比为 1:2。

5.经 30s 气囊面罩正压通气后，如心率<60 次/min，开始胸外按压，操作者将一手拇指或食指、中指置于新生儿胸骨体下 1/3（两乳头连线下方），按压深度为胸廓前后径的 1/3；同时进行正压通气，胸外按压与正压呼吸的比例为 3:1（胸外按压 90 次/min；正压呼吸 30 次/min）。

6.胸外按压和正压通气 30s 后应重新评估心率，如心率仍<60次/min，除继续胸外按压外遵医嘱使用肾上腺素。

（三）注意事项。

1.持续气囊面罩正压通气时间较长时可产生胃充气,可插入新生儿胃管,用 20ml 注射器抽吸胃内容物及气体。

2.早产儿吸入氧浓度应<40%。

3.注意保暖,动作轻柔,复苏后密切监护。

十七、体重测量

（一）评估和观察要点。

评估月龄、病情、意识状态、合作程度。

（二）操作要点。

1.清洁布垫于婴儿磅秤上,调整零点。

2.脱去患儿衣服、尿裤或尿布测量。

3.待指针稳定后读数并记录。

（三）指导要点。

1.告知家长应空腹测量体重。

2.告知家长测量时注意小儿安全,保暖。

（四）注意事项。

1.测量前磅秤调至零点。

2.1 个月后的婴儿测量单位为千克。

3.两次体重相差较大时,应重新测量。

4.年龄较大的患儿可用成人磅秤,先固定秤盘,待患儿站稳后,再测量体重。

5.不合作的患儿,测量者可将患儿抱起一同测量,测量后再减去测量者的体重及患儿的衣服。

6.体温低或病重患儿,可着衣物一同测量,测量后再减去衣物重量。

十八、身高测量

(一)评估和观察要点。

评估患儿年龄、病情、意识状态、合作程度。

(二)操作要点。

1.选择合适的测量工具。

2.身长测量法：3岁以内儿童使用仰卧位身长测量法。将清洁布铺在测量板上，协助患儿脱去帽、鞋，仰卧于测量板中线上，头顶部接触测量板顶端，双手自然放置于身体两侧，双脚并拢，测量者按住患儿双膝，右手推动滑板贴至双足底部。

3.身高测量法：3岁以后可立位测量身高。脱去鞋、帽，立正姿势足跟靠拢，足尖分开，足跟、臀部和两肩胛同时靠在量杆上，将推板至头顶。

(三)指导要点。

告知幼儿测量时平视前方。

(四)注意事项。

1.测量者应站立于婴儿一侧。

2.测量者的眼睛要与滑测板同一水平。

3.不宜选用塑料尺。

十九、头围、胸围、腹围测量

(一)评估和观察要点。

评估病情、意识状态、合作程度。

(二)操作要点。

1.头围：软尺零点放于眉弓连线的中点，沿眉毛、枕骨粗隆绕回到眉弓连线中点读数。

2.胸围：脱去衣服安静站立，两臂下垂，均匀呼吸，软尺上缘经背侧两肩胛骨下角下缘绕至胸前两乳头连线的中心点测量。

(1)呼气末吸气开始前为平静状态下胸围。

(2)深吸气末为吸气胸围。

(3)深呼气末为呼气胸围。

3.腹围:解开上衣露出腹部,松开腰带,平脐将皮尺环绕腰部1周,待呼气末读数。

4.以厘米为单位,记录到小数点后一位。

(三)指导要点。

告知患儿家属测量时的配合方法。

(四)注意事项。

1.注意保暖,安静状态下测量。

2.软尺贴紧皮肤,左右对称,不宜选用纯塑料尺。

二十、婴幼儿喂养

(一)评估和观察要点。

1.评估月龄、病情、体重、进食情况。

2.观察有无口腔溃疡、唇腭裂等。

3.了解既往史、过敏史。

4.评估并选择合适的进食餐具。

(二)操作要点。

1.佩戴围嘴。

2.根据患儿进食能力,选择喂食或自行进食。

3.待充分咀嚼并吞咽后,方可递送下一口。

4.擦净口角残留食物。

(三)指导要点。

1.告知家长4个月时逐渐增加动物血、蛋黄等富含铁的食物。

2.告知家长辅食添加应遵循从稀到稠、从细到粗、从少到多（每次添加一种）的原则。

3.告知家长食物种类应多样化、合理搭配，不宜选用坚果类食物，烹调时注意切碎、煮烂。

4.告知家长不可被动喂食或强迫进食，养成定时间、定场所进食的习惯。

（四）注意事项。

1.餐具需消毒处理。

2.婴儿患病期间不添加新的辅食。

3.呛咳或发绀时，要暂停进食，排除气管内异物，观察患儿面色及呼吸，待症状缓解后，可继续进食。

二十一、口服给药

（一）评估和观察要点。

1.评估年龄、体重、意识状态、疾病状况、合作程度及用药情况。

2.评估吞咽能力，有无口腔或食管疾患、有无恶心、呕吐等。

3.了解患儿及家长对所服药物相关知识的了解程度。

（二）操作要点。

1.发药前，双人核对后执行。

2.床前再次核对。

3.必要时将药片捣碎加水调匀。

4.年长儿：倒温开水协助患儿服药。

5.婴幼儿：将患儿头部抬高，头侧位。用小毛巾围于患儿颈部。操作者左手固定前额并轻捏其双颊，右手拿药杯从患儿口角倒入口内，并停留片刻，直至其咽下药物，服药后服少许温开水或糖水。

喂药完毕仍使患儿头侧位。也可将婴儿抱起放在两膝之间喂药。

（三）指导要点。

根据药物性能，指导患儿及家长合理用药，以提高疗效，减少不良反应。

（四）注意事项。

1.根据药物及患儿的情况选择给药方式。

2.婴儿喂药应在喂奶前或两次喂奶间进行。

3.任何药物不得与食物混合喂服。

4.婴儿哭闹时不可喂药，以免引起呕吐呛入气管。

5.服药后不宜立即平卧，防止呕吐窒息。

6.因故暂不能服药者，暂不发药，并做好交班。

第十六章　血液净化专科护理操作

自20世纪60年代血液透析操作技术问世以来，血液净化操作技术迅猛发展。治疗的指征也从单纯的肾脏替代治疗扩展到血液病、风湿病、自身免疫性疾病、药物或毒物中毒、重症肝炎以及危重患者抢救等多个领域。护士在血液净化治疗中发挥着重要作用。护士不仅需要掌握规范的操作流程，严格遵循无菌原则，准确、安全、熟练地进行技术操作；同时也需要严密监测患者的生命体征及各项指标的变化，预防和处理并发症；更要为长期透析的患者提供健康指导，促进他们自我管理和康复。

一、血液透析

（一）评估和观察要点。

1.评估患者的临床症状、血压、体重等，合理设置脱水量和其他治疗参数。

2.评估血管通路的状态,如动静脉内瘘局部的触诊和听诊,中心静脉置管的评估等,及时发现相关并发症,并确保通路的通畅。

3.透析过程中,认真巡视,检查机器的运转情况,血管通路的情况,体外循坏情况,定时测量生命体征,及时发现血液透析相关并发症并及时处理,如出血、溶血、肌肉痉挛、心律失常、低血压等。

(二)操作要点。

1.透析前准备。

(1)备齐用物,核对患者姓名、透析器、透析管路的型号及有效期、透析机及透析方式。

(2)准备机器,开机,机器自检。

2.检查血液透析器及透析管路有无破损,外包装是否完好,查看有效日期、型号,遵循无菌原则按照体外循环的血流方向依次安装管路和透析器。

3.预冲。

(1)启动透析机血泵 80~100ml/min,用生理盐水先排净透析管路和透析器血室(膜内)气体,生理盐水流向为动脉端→透析器→静脉端,不得逆向预冲。

(2)将泵速调至 200~300ml/min,连接透析液接头与透析器旁路,排净透析器透析液室(膜外)气体。

(3)生理盐水预冲量,应严格按照透析器说明书中的要求进行;进行闭式循环或肝素生理盐水预冲,应在生理盐水预冲量达到 500ml 后再进行。

(4)推荐预冲生理盐水直接流入废液收集袋中,并将废液收集袋放于机器液体架上,不得低于操作者腰部以下;不建议预冲生理盐水直接流入开放式废液桶中。

(5)冲洗完毕后再次核对,根据医嘱设置治疗参数。

4.动静脉内瘘穿刺。

(1)检查患者自身血管通路:有无红肿,渗血,硬结;并摸清血管走向和搏动。

(2)选择好穿刺点,消毒穿刺部位。

(3)根据血管的粗细和血流量要求等选择穿刺针。

(4)采用阶梯式、钮扣式等方法,以合适的角度穿刺血管;先穿刺静脉,再穿刺动脉,以动脉端穿刺点距动静脉内瘘口 3cm 以上,动静脉穿刺点之间的距离在 10cm 以上为宜,固定穿刺针。

(5)根据医嘱推注首剂量肝素(使用低分子肝素作为抗凝剂,应根据医嘱上机前静脉一次性注射)。

5.穿刺针与透析管路连接,透析开始。

6.检查是否固定好患者的内瘘针及管路,测患者血压、脉搏,再次核对各项参数,记录。

7.处理用物。

8.透析结束,回血。

(1)调整血液流量至 100ml/min。

(2)打开动脉端预冲侧管,用生理盐水将残留在动脉侧管内的血液回输到动脉壶。

(3)关闭血泵,靠重力将动脉侧管近心侧的血液回输入患者体内。

(4)夹闭动脉管路夹子和动脉穿刺针处夹子。

(5)打开血泵,用生理盐水全程回血。回血过程中,可使用双手揉搓滤器,不应挤压静脉端管路。生理盐水回输至静脉壶、安全夹自动关闭后,停止继续回血。不宜将管路从安全夹中强制取出,将管路液体完全回输至患者体内。

(6)夹闭静脉管路夹子和静脉穿刺针处夹子。

(7)拔出动脉内瘘针后再拔静脉内瘘针，压迫穿刺部位2~3min。

(8)弹力绷带压迫止血，松紧要适度，压迫后能触及动脉搏动，嘱患者压迫15~20min后摘除止血带并观察有无出血，听诊内瘘杂音是否良好。

9.整理用物，测量生命体征，记录。

(三)指导要点。

1.告知患者血液透析的原理、透析过程中可能发生的问题及如何预防和处理。

2.告知患者血管通路的居家护理技巧。

3.告知患者饮食、用药、运动、并发症管理等自我管理的知识和技巧。

(四)注意事项。

1.中心静脉留置导管，应消毒后用注射器回抽导管内封管肝素，回抽量为动、静脉管各2ml左右，确认管路通畅后连接透析回路，禁止使用注射器用力推注导管腔。

2.血液透析治疗过程中，询问患者自我感觉，测血压、脉搏，监测机器运转情况，观察穿刺部位有无渗血、穿刺针有无脱出移位，并记录。

二、血液灌流

(一)评估和观察要点。

同血液透析技术。

(二)操作要点。

1.操作前准备。

(1)备齐用物,核对患者姓名、透析器、灌流器、管路的型号及有效期、透析机及透析方式。

(2)开机自动自检。

2.安装透析器、灌流器及管路。

3.预冲。

(1)开启血泵调至 100ml/min,开始预冲。

(2)生理盐水冲至动脉除泡器(动脉小壶)向上的透析管路动脉端的末端处,关闭血泵,连接灌流器。

(3)待透析器、灌流器、透析管路连接后,继续生理盐水预冲,排净灌流器、透析器中的气体,用肝素生理盐水预冲,预冲总量按照灌流器说明书要求执行。

(4)最后一袋肝素盐水剩至 250ml 左右时关泵,同时夹闭静脉管路末端,夹闭废液袋,等待患者上机。

4.连接体外循环。

5.治疗过程中,观察机器的运转情况,各项压力监测的情况,患者的主诉和生命体征变化,如有异常,及时汇报和处理。

6. 灌流治疗一般为 2~2.5h, 灌流治疗结束后, 回生理盐水 200ml 左右, 取下灌流器, 继续血液透析治疗, 或者结束治疗, 回血。

(三)指导要点。

1.告知患者血液灌流的原理和目的,治疗过程中配合的技巧。

2.告知患者治疗过程中可能发生的并发症,嘱患者有任何不适及时汇报。

(四)注意事项。

1.透析管路动脉端充满盐水后,再停血泵连接血液灌流器,按照灌流器上标注的血流方向连接管路。

2.遵医嘱抗凝治疗并严密观察各项压力的变化,及时发现灌流器堵塞情况。

3.血液灌流与血液透析并用时,为避免透析脱水后血液浓缩发生凝血,应将灌流器串联在透析器前。

三、血浆置换

(一)评估和观察要点。

1.评估中心静脉留置导管管路通畅情况。

2.观察患者生命体征的变化,记录血压、脉搏、血氧饱和度及各种治疗参数。

3.观察患者的各项压力指标包括动脉压、静脉压、跨膜压、血浆压、血浆入口压等。

(二)操作要点。

血浆置换分为单重血浆置换和双重血浆置换。

1.单重血浆置换。

(1)洗手,戴口罩、戴清洁手套,遵医嘱备齐用物。

(2)核对患者姓名、血浆分离器的型号及有效期、置换液及置换方式。

(3)开机自检,按照机器要求进行管路连接,预冲管路及血浆分离器。

(4)遵医嘱设置血浆置换参数、报警参数,连接体外循环。

(5)血浆置换治疗开始时,全血液速度宜慢,观察2~5min,无反应后再以正常速度运行。

(6)观察患者生命体征和机器运行情况,包括全血流速、血浆流速、动脉压、静脉压、跨膜压变化等。

(7)置换量达到目标量后回血,观察患者的生命体征,记录病情变化及血浆置换治疗参数和结果。

2.双重血浆置换。

(1)洗手,戴口罩、戴清洁手套,遵医嘱备齐用物。

(2)核对患者姓名、血浆分离器、血浆成分分离器的型号及有效期、置换液及置换方式。

(3)开机自检,按照机器指引进行血浆分离器、血浆成分分离器、管路、监控装置安装连接,预冲。

(4)遵医嘱设置血浆置换参数、各种报警参数:如血浆置换目标量、各个泵的流速或血浆分离流量与血流量比率、弃浆量和分离血浆比率等。

(5)血浆置换开始时,全血液速度宜慢,观察 2~5min,无反应后再以正常速度运行。通常血浆分离器的血流速度为 80~120ml/min,血浆成分分离器的速度为 25~30ml/min 左右。

(6)密切观察患者生命体征和机器运行情况,包括全血流速、血浆流速、动脉压、静脉压、跨膜压和膜内压变化等。

(7)血浆置换达到目标量之后,进入回收程序,按照机器指引进行回收,观察并记录患者的病情变化、治疗参数、治疗过程及结果。

(三)指导要点。

1.告知患者血浆置换的原理和意义,以及如何配合的技巧。

2.告知患者血浆置换过程中可能发生的并发症,嘱患者如有不适及时汇报。

(四)注意事项。

1.置换中出现低血压,可将分浆速度减慢,加快补浆速度使血压回升,症状不缓解可停止分浆。

2.操作过程中动作轻柔,及时调整各种参数。

3.血浆等置换液应干式加温,经加温后输入。

4.治疗完毕后测量生命体征,嘱咐患者卧床休息 30min,下床时动作缓慢勿用力过猛。

四、血液滤过

(一)评估和观察要点。

同血液透析技术。

(二)操作要点。

1.操作前准备。

(1)洗手,戴口罩、戴清洁手套。

(2)备齐用物,核对患者姓名、核对滤器、管路的型号及有效期、透析机及治疗方式。

(3)开机自动自检。

2.按照机器的指引正确安装滤器、透析管路、置换液管路、血滤管路。

3.预冲。

(1)启动透析机血泵 80~100ml/min,用生理盐水先排净管路和血液滤过器血室气体。生理盐水流向为动脉端→透析器→静脉端。

(2)机器在线预冲:通过置换液连接管,使用机器在线产生的置换液按照体外循环血流方向密闭冲洗。

(3)冲洗完毕后根据医嘱设置治疗参数。

4.准备血液通路,连接体外循环。

5.治疗过程中,观察机器运转、各项压力情况、患者主诉和生命体征变化,有异常及时汇报和处理。

6.治疗结束,回血,机器在线回血或生理盐水回血。

(三)指导要点。

1.告知患者血液滤过的原理和目的。

2.告知患者治疗过程中可能出现的并发症,如有不适及时汇报。

(四)注意事项。

生理盐水预冲量应严格按照血液滤过器说明书中的要求;需要进行闭式循环或肝素生理盐水预冲时,应在生理盐水预冲量达到后再进行。

五、持续不卧床腹膜透析换液(CAPD)

(一)评估和观察要点。

1.评估患者既往病史、化验检查情况、生命体征、意识状况、有无水肿及消化道症状、有无腹膜透析禁忌证。

2.评估外出口和伤口的情况。

3.观察患者腹透液灌入和引流是否流畅、引流液有无絮状物及浑浊。

(二)操作要点。

1.备齐用物,准备操作环境。

2.检查透析液,检查透析管路有无破损。

3.悬挂透析液,确认透析短管上的旋钮已关紧,将透析短管与透析液管路对接。

4.打开透析短管开关,引流腹腔内液体,结束后关闭短管开关。

5.入液管路排气,排气时慢数 5 下。

6.打开透析短管开关,入液,结束后关闭透析短管开关。

7.打开并检查碘伏帽,分离,戴碘伏帽。

8.固定短管,将透析短管放入腰包中。

9.整理用物,观察引流液的性状,测量计算超滤量并做记录。

(三)指导要点。

1.指导患者清洁和固定腹膜透析导管的方法、合理使用清洁或消毒剂清洁及消毒腹透管。

2.告知患者保持大便通畅,放液时排空膀胱,保证引流畅通。

3.指导并教会患者准备居家腹透环境,掌握洗手、腹透换液的操作方法。

4.指导患者饮食、运动、用药、病情监测、并发症预防和处理等自我管理的知识和技巧。

(四)注意事项。

1.禁止在导管附近使用剪刀或其他利器。

2.临时停止腹透时,要每周进行腹透液冲管处理。

六、自动化腹膜透析(APD)

(一)评估和观察要点。

1.评估患者既往病史、化验检查情况、生命体征、意识状况、有无水肿及消化道症状、有无腹膜透析禁忌证。

2.评估外出口和伤口的情况。

3.观察机器是否正常运转,观察患者腹透液灌入和引流是否通畅,患者有无不适;观察引流液有无絮状物及浑浊。

(二)操作要点。

1.准备操作环境,遵医嘱备齐用物;护士洗手,戴口罩。

2.开机自检。

3.遵医嘱设置治疗参数,包括治疗方式、总治疗量、末袋量、总治疗时间、循环数等。

4.安装管路,连接透析液。

5.按照机器的指引排气。

6.连接患者端透析短管,开始治疗。

7.固定短管和透析液连接管路,避免打折或扭曲。

8.巡视,观察机器的运转情况,评估患者的生命体征和主诉,及时处理报警。

9.腹膜透析治疗结束,评估患者的生命体征、超滤量及引流液的性状并记录。

10.按照机器的指引分离患者,卸下管路,处理用物。

(三)指导要点。

1.告知患者使用 APD 的目的及配合的技巧。

2.必要时培训患者居家 APD 的操作技术和处理报警的技巧。

3.告知患者可能发生的并发症,嘱患者如有不适及时通知护士进行处理。

(四)注意事项。

1.APD 管路每日更换。

2.机器报警时需要仔细检查可能发生的原因并予以排除。

七、更换腹膜透析短管

(一)评估和观察要点。

1.评估患者的病情、体位、合作情况。

2.评估外出口。

3.评估腹透管腹壁外部分有无老化磨损,管路保护是否合理。

(二)操作要点。

1.准备操作环境,备齐用物。

2.夹闭近端腹膜透析管路,将一次性短管从钛接头处取下并丢弃,迅速将钛接头浸入 0.5%碘伏液中泡至 10~15min。

3.检查新短管的有效期、有无裂隙、包装是否完好及开关灵活度。

4.撕开短管及无菌纱布包装,戴无菌手套。

5.取出外接短管,关闭短管开关。取无菌纱布包裹并保护钛接头部分,钛接头方向朝下,将无菌短管拉环取下并迅速与钛接头连接并拧紧。

6.更换一次性碘伏帽,评估外出口并换药。

7.整理用物,对产品的批号及换管日期进行登记。

8.可进行一次腹膜透析换液操作。

(三)指导要点。

1.指导患者更换外接短管的目的及配合方法。

2.指导患者检查和正确保护管路,发现腹透管腹壁外部分或外接短管有破损及时通知医护人员。

(四)注意事项。

1.定期检查腹透管及外接短管有无破损、老化,发现问题及时更换处理。

2.外接短管至少每半年更换一次。

3.按照产品使用说明书消毒腹膜透析短管。

八、腹膜透析导管外出口处换药及护理

(一)评估和观察要点。

1.评估患者的病情、合作情况。

2.评估伤口愈合情况。

3.评估外出口,观察外出口皮肤颜色,有无肿胀或硬化、疼痛、分泌物流出。

(二)操作要点。

1.准备操作环境,备齐用物。

2.弃去旧敷料,评估伤口和外出口。

3. 擦拭导管,用棉签蘸取生理盐水由内向外擦洗外出口周围导管。

4.用棉签蘸取生理盐水擦洗外出口周围,然后用无菌棉签轻轻吸干或晾干。

5.消毒外出口周围皮肤,用棉签蘸取温和、无刺激的 0.5%碘伏溶液,以出口处为圆心,距出口 0.5cm 由里向外环形擦洗周围皮肤,注意勿使碘伏溶液触及导管。

6.顺应导管自然走向覆盖无菌敷料。

(三)指导要点。

1.指导患者正确换药、护理及沐浴方法。

2.指导患者使用清洁剂、消毒剂清洁消毒外出口的方法。

3.指导患者如何观察外出口感染的相关知识。

(四)注意事项。

1.手术后 1 周开始常规外出口护理,每日 1 次,6 周后根据外出口评估情况可酌情减少频率,淋浴后、出汗多、外出口损伤、敷料不洁时应立刻护理。

2.拆除纱布或敷料时,勿率拉导管外出口处。

3.不应强行撕扯痂皮,可用无菌棉签沾取生理盐水或双氧水浸湿泡软后,慢慢取下。

4.感染的外出口应加强换药,每日 2 次,留取分泌物培养,遵医嘱使用使用抗生素和外用药物。

九、腹膜平衡试验(PET)

(一)评估和观察要点。

1. 评估患者灌入和引流腹透液的时间、引流液的性状及超滤量。

2.观察患者有无不适,及时处理。

(二)操作要点。

1.提前一天将2.5%腹透液2L灌入腹腔内存腹。

2. 放出透析液,嘱咐患者仰卧,将2.5%腹透液2L灌入腹腔内。每灌入400ml时,嘱患者左右翻身1次。

3. 腹透液全部灌入时开始计算时间,120min时引流出200ml透析液,留取10ml标本,其余灌回腹腔内,分别检测葡萄糖、尿素氮和肌酐浓度。

4.120min时留取血标本,检测葡萄糖、尿素氮和肌酐浓度。

5.4h后,用20min排空腹腔,测定引流液量,计算超滤量,并留取10ml标本检测葡萄糖、尿素氮和肌酐浓度。

(三)指导要点。

1.告知患者腹膜平衡试验的目的、意义及配合方法。

2.指导患者按时灌入和放出腹透液,并留取标本,及时送检。

(四)注意事项。

1.严格按照操作时间灌入和排出腹透液,留取标本必须准时,并及时送检。

2.肌酐检测时应注意腹透液中葡萄糖浓度。

十、腹膜透析新患者培训

(一)评估及观察要点。

1.评估患者病情、病史、年龄、视力和自理情况。

2.了解患者教育背景及对疾病相关知识了解程度。

3.了解患者居家环境和家庭支持情况。

(二)指导要点。

1.根据评估的结果选择恰当的培训和教育方式,制定合理的培训计划。

2.介绍肾脏的功能、腹膜透析的原理和基本知识,让患者了解为什么要透析,透析能解决什么问题,腹膜透析是怎么回事。

3.腹膜透析换液操作技术培训,包括居家腹膜透析环境的准备,六步洗手法技术,无菌的概念,透析液加温和换液操作的步骤。

4.腹膜透析其他相关操作技术的培训,包括出口处护理、淋浴技术等。

5.腹膜炎相关知识培训,包括细菌的来源,腹膜炎的预防、症状、危害和处理方法等。

6.如何保持容量平衡,包括容量出入平衡的概念,每日尿量、超滤量、体重、血压监测及记录,限盐的重要性等。

7.营养和饮食知识教育,包括如何合理饮食摄入,如何做好饮食记录,如何限盐等。

8.特殊药物的作用、副作用、保存方法和正确服用方法指导,包括促红细胞生成素皮下注射的指导,口服铁剂、磷结合剂等的正确服用方法等。

9.出院指导:操作技术和腹透相关知识考核,介绍门诊随访的流程、相关注意事项、透析液的运输和保存方法等。

(三)注意事项。

1.根据患者的病情、耐受程度和接受能力合理安排每次的培训时间和进度。

2.培训结束考核合格后方可出院开始居家腹膜透析。

3.培训时注意合理应用成人学习理论，尊重患者，鼓励患者参与和实践，增强培训效果。

第十七章　心理护理

患者心理护理的目的主要在于通过语言和非语言的交流方式与患者建立信任关系，安抚患者情绪，提供心理支持，促进患者的身心康复。在护理过程中，应当了解患者以往的心理社会健康状况及引发患者心理问题的相关因素，最大限度地维护患者尊严，预防和减轻患者精神心理问题，增进心理舒适度。

一、收集心理社会资料

(一)评估和观察要点。

评估患者的病情、意识情况，理解能力和表达能力。

(二)操作要点。

1.收集患者的一般资料　年龄、性别、民族、文化程度、信仰、婚姻状况、职业环境、生活习惯、嗜好。

2.收集患者的主观资料　患者对疾病的主观理解和态度，对疾病的应对能力，患者的认知能力、情绪状况及行为能力，社会支持系统及其利用。

3.收集患者的客观资料　护士通过体检评估患者生理状况，患者的睡眠、饮食及性功能方面有无改变，与心理负担的关系。

4.记录有关资料。

(三)注意事项。

1.与患者交谈时确立明确的目标，获取有效信息。

2.沟通时多采用开放式提问,鼓励患者主动叙述,交谈后简单小结,核对或再确认交谈的主要信息。

3.交谈时与患者保持适度的目光接触。

4.维护患者的隐私权与知情权。

5.用通俗语言解释与疾病相关的专业名词。

二、护患沟通

(一)评估和观察要点。

1.患者的意识状态和沟通能力。

2.患者对沟通的心理需求程度。

(二)操作要点。

1.患者候诊时,提供信息,介绍出诊医师、利用候诊时间,通过电视、录像、宣传栏等,介绍就医须知、宣传疾病防治及保健知识。

2.入院介绍时,用通俗易懂的语言向患者及家属介绍护士、病房环境和病房制度。

3.检查治疗过程中,向患者说明检查治疗的目的、检查治疗约定的时间、检查治疗的部位、治疗过程,需要患者配合的具体事项。

4.出院时,向患者及家属交代注意事项及有关锻炼的方法,介绍饮食、用药、复诊时间等。

5.倾听时,注视对方眼睛,身体微微前倾,适当给予语言回应,必要时可重复患者语言。

6.适时使用共情技术,尽量感受和理解患者的情绪和感受,并用语言和行为表达对患者情感的理解,表示愿意帮助患者。

7.陪伴时,对患者使用耐心的、鼓励性的、指导性的话语,适时使用治疗性抚触。

(三)注意事项。

1.言语沟通时,语速缓慢清晰,用词简单易理解,信息告知清晰简短,注意交流时机得当。

2.非言语沟通时,衣着整洁、修饰得当,表情亲切、诚恳。

3.技术操作轻柔、熟练。

三、患者情绪调节

(一)评估和观察要点。

1.评估患者面部表情、体态姿势、言语表情等变化,判断情绪特点。

2.通过语言表达方式评估患者的情绪状况。

3.通过测量和观察心率、血压、神经系统、内分泌系统的变化及食欲、睡眠状况等观察患者的情绪反应。

(二)操作要点。

1.焦虑情绪的调节。

(1)应用陪伴技巧及非语言行为传达对患者的关怀(如:默默不语、触摸安抚、任其哭泣或诉说)。

(2)鼓励患者用语言来表达感受、感觉。

(3)提供能使患者转移注意力的活动以降低紧张程度。

(4)协助患者对即将发生的事件做出符合现实的描述。

(5)提供有关疾病诊断、治疗及预后的实际信息。

(6)指导使用放松方法减轻焦虑。

(7)帮助患者获得有力的社会支持,适时鼓励家属陪伴患者。

(8)遵医嘱适当地给予药物以减轻焦虑。

2.抑郁情绪的调节。

(1)帮助患者制定能够获得快乐或树立信心的短期活动计划。

(2)鼓励患者放弃悲观和自我责备的想法。

(3)向患者保证在其痛苦时护士会随时给予支持。

(4)帮助患者寻求社会支持。

(5)在患者能耐受的情况下鼓励患者多与人交往。

(6)病情严重的患者考虑使用药物调节。

(7)评估有无自杀的可能,需要时进行严密的看护。

3.恐惧情绪的调节。

(1)对可能产生恐惧的原因进行评估。

(2)采取有效措施减少或消除引起恐惧的有关因素。

(3)去除有威胁性的刺激,避免突然的和可能引起疼痛的刺激。

(4)鼓励患者表达自己的感觉。

(5)对可能发生的情境进行预测,环境有变化尽可能提前通知患者。

(6)向患者解释治疗、检查的程序,包括在过程中可能体验到的各种感受。

(7)要求家属或其他亲人陪伴患者。

(8)陪伴患者直到恐惧消失,倾听患者述说或保持安静。

(9)介绍一些能增加舒适和松弛的方法(读书、听音乐、呼吸练习等)。

4.愤怒情绪的调节。

(1)与患者建立良好的信任关系。

(2)根据患者认知和生理功能来确定表达愤怒的适当行为。

(3)鼓励患者当感到压力增加时寻求护士或其他可信赖人员的帮助。

(4)协助患者识别愤怒的来源。

(5)鼓励患者采取协作的态度解决问题。

(6)预测到可能发生的攻击行为并在发生前给予干预。

(7)教会患者能够让自己冷静下来的方法（如暂停活动、深呼吸）。

(8)支持患者使用控制愤怒的策略和适当表达愤怒。

(9)当患者用不适当的方式表达愤怒时，必要时用外部控制方法。

(10)适时给予药物。

5.情绪疏导。

(1)鼓励患者表达自己的情绪。

(2)告知患者调节情绪的重要性。

(3)帮助患者寻找调节情绪的途径。

6.呼吸放松训练。

(1)请患者躺在床上，短暂休息。

(2)请患者将注意力集中在自己的呼吸上。

(3)恰当使用放松指导语。

7.音乐放松。

(1)鼓励患者选择喜欢的音乐。

(2)帮助患者选择适宜的音乐活动方式，如听录音、看录像等。

(3)询问患者表达音乐欣赏后的情绪和想法。

(三)注意事项。

1.降低环境中的不良因素。

2.尊重患者，维护患者的尊严。

3.帮助患者认识焦虑、抑郁、恐惧和愤怒的情绪。

4.确认患者情绪反应对患者产生的影响。

5.鼓励患者倾诉以缓解情绪反应。

6.使用表达支持或同情的语言。

四、压力与应对

(一)评估与观察要点。

1.观察患者与压力相关的生理指标、面部表情以及行为表现。

2.评估患者的情绪、行为表现以及受压力的影响程度。

(二)操作要点。

1.心理支持。

(1)建立良好的护患关系,与患者深入沟通交流。

(2)分析应激产生的原因和经过,进行解释疏导。

(3)指导患者如何应对应激、消除应激源。

(4)鼓励家属对患者的支持,缓冲患者的应激反应,使其树立治疗和战胜疾病的信心。

2.改善内外环境。

(1)对患者所处的环境进行评估,如果是外环境导致的应激反应,需要指导帮助患者自己去改变或离开不利环境。

(2)减少应激源体验,促使患者应激反应症状缓解。

3.鼓励患者学习放松方法。

(1)介绍放松的作用:可以消除焦虑、克服恐惧、安定情绪、调整心态、消除疲劳、促进睡眠、改善记忆力、增强反应灵敏度,长期训练可以改善性格。

(2)介绍放松练习的四要素:一是环境要安静、二是身体姿势要舒适、三是引导言语声音要安详有节奏,如果自己意念引导,应缓缓默念放松等字句,四是全身肌肉要逐步彻底放松,全身心进入一种平和、安详的松弛状态,并且保持一段时间。

（三）注意事项。

1.应激反应评估时仔细分析刺激的性质和强度，刺激与疾病的时间关系及症状内容的联系，避免把疾病的发生归咎于与疾病无关的生活事件。

2.注意评估沟通的效果。

3.在护理的过程中，护士要进行阶段性的护理效果评价，不断根据患者情况和需求调整护理计划和方式。

五、尊重患者权利

（一）评估和观察要点。

1.评估患者是否由于族群、文化和信仰的差异而存在特殊的习俗。

2.评估患者知情权和隐私权是否受到损害。

（二）操作要点。

1.对入院患者进行入院需知的宣教。

2.在创伤性操作、治疗和护理操作前，应告知患者或家属治疗目的和方案，药物的作用及可能出现的副作用。

3.在护理工作中为患者提供医疗护理信息，包括治疗护理计划，允许患者及其家属参与医疗护理决策、医疗护理过程。

4.尊重患者的价值观与信仰，对患者宗教信仰和精神支持的要求做出回应。

5.诊疗过程中保护患者隐私。

（三）注意事项。

1.站在患者的角度保护患者的利益，尊重患者的权利。

2.在诊疗护理过程中能平等地对待患者，不仅要重视技能的提高，同时要重视对患者的关怀。

六、利用社会支持系统

（一）评估和观察要点。

1.观察患者在医院的适应情况。

2.评估患者的人际关系状况，家属的支持情况。

（二）操作要点。

1.对患者家属进行教育，让家属了解治疗过程，参与其中一部分心理护理。

2.鼓励病友之间的交流。让已经病愈的患者以自己的亲身经历鼓励其他患者积极面对疾病，起到"现身说法"的作用。

3.鼓励其亲朋好友在规定的探视时间内陪在患者身边，给以鼓励。

（三）注意事项。

1.根据患者疾病的不同阶段选择不同的社会支持方式。

2. 指导患者要积极地寻求社会支持，充分发挥社会支持的作用。

七、疼痛评估与控制

（一）评估和观察要点。

1.观察患者疼痛的程度、表现和变化情况。

2.评估患者疼痛控制方法的有效性。

（二）操作要点。

1.交流与沟通：与患者的沟通和交流，因势力导，调动患者积极的心理因素，帮助患者分析疼痛的反复性，解释与疼痛有关的问题，减轻患者的心理压力。

2.松弛和意念干预：节律性呼吸或有规律地使肌肉紧张和松弛，减轻或减少环境刺激，放松全身和提高痛阈。

3.社会支持:鼓励患者参加社会活动,争取亲属、朋友支持及社会的支持,使患者受到正性的影响,以积极的心理情感阻断疼痛的恶性循环。

(三)注意事项。

1.介绍,解释诊疗计划。

2.简述患者的话,以确定你理解了他的意思,对患者使用恰当的语言和术语。

3.同情和关爱患者,尊重和信任患者的诉说,避免出现一种施救者的态度。

4.结合药物、理疗等措施进行疼痛的综合照护。

5.避免直接下结论。

八、临终关怀

(一)评估与观察要点。

1.观察临终患者的情绪表现。

2.评估临终患者的心理需要和生活质量。

(二)操作要点。

1.有意识、有计划地组织一些娱乐活动。

2.帮助临终患者与周围的亲朋保持联系,鼓励患者与亲友通过电话、信件、E-mail 联系。

3.认真做好生活护理,满足患者的基本生理需要。

4.了解患者的心理需求,对临终患者表达理解和关爱。

5.营造安详和谐的环境让患者和家人倾诉衷肠,有助于家属对患者的心理安慰。

6.倾听临终患者的诉求。

7.满足临终患者文化与信仰方面的需求。

(三)注意事项。

1.尊重患者的隐私。

2.充分认识患者的个性化需求。

3.以不同文化与信仰的患者为中心。

4.将地方文化的信仰、仪式、习惯同医院的医疗救治相结合。

5.从哲学、医学、法律、伦理和宗教的角度认识临终关怀,包括各年龄段对临终与死亡的态度、临终患者的心理状态、对不同年龄临终患者及家属的辅导技巧以及丧葬礼仪及习俗等。

附录 1 Waterlow 压疮危险因素评估表（2005 年）

体质指数（BMI）

类别	描述	分值
20~24.9	一般	0
25~29.9	高于一般	1
>30	肥胖	2
<20	低于一般	3

BMI=体重(kg)/身高(m)^2

皮肤类型

类别	分值
健康	0
薄如纸	1
干燥	2
水肿	3
潮湿、颜色异常	2
破溃	3

性别和年龄

类别	分值
男	1
女	2
14~49	1
50~64	2
65~74	3
75~80	4
>81	5

营养状况评估工具

A—近期体重下降	B—体重下降评分	
是 到 B	0.5~5kg	=1
否 到 C	5~10kg	=2
不确定 =2 并到 C	10~15kg	=3
	>15kg	=4
	不确定	=2

C—病人进食少或食欲	营养评分
差	如果营养评分>2，参考营养评估/干预措施
否=0	
是=1	

失禁

完全控制/导尿	分值
完全控制/导尿	0
小便失禁	1
大便失禁	2
大小便失禁	3

运动能力

类别	分值
完全	0
躁动不安	1
冷漠的	2
限制的	3
卧床	4
轮椅	5

组织营养状况

类别	分值
恶液质	8
多器官衰竭	8
单器官衰竭（呼吸、肾脏、心脏）	5
外周血管病	5
贫血(Hb<8)	2
吸烟	1

特殊因素

神经系统缺陷	分值	大手术或创伤	分值
糖尿病	4~6	骨/脊柱手术	5
运动/感觉异常	4~6	手术时间>2小时	5
截瘫	4~6	手术时间>6小时	8

药物

类别	分值
细胞毒性药物，长期大剂量服用类固醇，抗生素	最多为 4

如果评分≥10，则患者有发生压疮的危险，建议采取预防措施

附录 2 Norton 压疮危险因素评估表

参数	身体状况				精神状况				活动能力				灵活程度				失禁情况			
结果	好	一般	不好	极差	思维敏捷	无动于衷	不合逻辑	昏迷	可以走动	帮助下可以走动	坐轮椅	卧床	行动自如	轻微受限	非常受限	不能活动	无失禁	偶有失禁	常常失禁	完全大小便失禁
分数	4	3	2	1	4	3	2	1	4	3	2	1	4	3	2	1	4	3	2	1

评分≤14 分,则病人有发生压疮的危险,建议采取预防措施

附录 3 Braden 压疮危险因素评估表

项　目	1 分	2 分	3 分	4 分
感觉	完全受限	非常受限	轻度受限	未受损
潮湿	持续潮湿	潮湿	有时潮湿	很少潮湿
活动力	限制卧床	可以坐椅子	偶尔行走	经常行走
移动力	完全无法移动	严重受限	轻度受限	未受限
营养	非常差	可能不足够	足够	非常好
摩擦力和剪切力	有问题	有潜在问题	无明显问题	

评分≤18 分,提示病人有发生压疮的危险,建议采取预防措施

附录 4　美国国家压疮咨询委员会(NPUAP)2007 年压疮分期

1.可疑深部组织损伤　由于压力或剪力造成皮下软组织损伤引起的局部皮肤颜色的改变(如变紫、变红),但皮肤完整。

2.Ⅰ期　皮肤完整、发红,与周围皮肤界限清楚,压之不退色,常局限于骨凸处。

3.Ⅱ期　部分表皮缺损,皮肤表浅溃疡,基底红,无结痂,也可为完整或破溃的血泡。

4.Ⅲ期　全层皮肤缺失,但肌肉、肌腱和骨骼尚未暴露,可有结痂、皮下隧道。

5.Ⅳ期　全层皮肤缺失伴有肌肉、肌腱和骨骼的暴露,常有结痂和皮下隧道。

6.不能分期　全层皮肤缺失但溃疡基底部覆有腐痂和(或)痂皮。

附录 5　静脉炎分级标准

美国静脉输液护理学会静脉治疗护理实践标准 2006 版

级别	临床分级标准
0	没有症状
1	输液部位发红伴有或不伴有疼痛
2	输液部位疼痛伴有发红和(或)水肿
3	输液部位疼痛伴有发红和(或)水肿,条索状物形成,可触摸到条索状静脉
4	输液部位疼痛伴有发红和(或)水肿,条索状物形成,可触及的静脉条索状物长度>2.5cm(1 英寸),有脓液流出

附录 6　糖尿病足的 Wagner 分级法

分级	临床表现
0 级	有发生足溃疡的危险因素,目前无溃疡
1 级	表面溃疡,临床上无感染
2 级	较深的溃疡,常合并软组织炎(cellulitis),无脓肿或骨的感染
3 级	深度感染,伴有骨组织病变或脓肿
4 级	局限性坏疽(趾、足跟或前足背)
5 级	全足坏疽

附录 7　儿童气管插管型号选择标准

新生儿体重(g)	导管内径(mm)
<750	2.0
1000	2.5
2000	3.0
3000	3.5
4000	4.0

经口气管插管的深度为体重(kg)+6

附录 8　皮肤急性放射损伤分级标准

美国放射肿瘤协作组(RTOG)皮肤急性放射损伤分级标准

分级	皮肤反应
0 级	无变化
1 级	滤泡样暗红色红斑,干性脱皮或脱发,出汗减少
2 级	触痛性或鲜色红斑,皮肤皱褶处有片状湿性脱皮,或中度水肿
3 级	皮肤皱褶以外部位融合的湿性脱皮,凹陷性水肿
4 级	溃疡、出血、坏死